很老很灵的小偏方
小儿疾病一扫光

张昊 编著

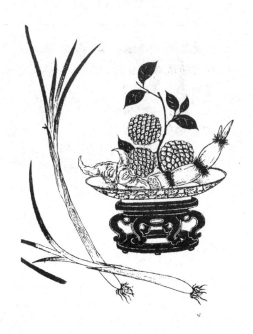

天津出版传媒集团

天津科学技术出版社

图书在版编目（CIP）数据

很老很灵的小偏方，小儿疾病一扫光 / 张昊编著
.-- 天津：天津科学技术出版社，2017.9（2023.10 重印）
ISBN 978-7-5576-3585-5

Ⅰ.①很… Ⅱ.①张… Ⅲ.①小儿疾病－土方－汇编 Ⅳ.
① R289.2

中国版本图书馆 CIP 数据核字（2017）第 196950 号

很老很灵的小偏方，小儿疾病一扫光
HENLAO HENLING DE XIAO PIANFANG XIAOER JIBING YISAOGUANG

策划编辑：杨　譞
责任编辑：孟祥刚
责任印制：兰　毅
出　　版：天津出版传媒集团
　　　　　天津科学技术出版社
地　　址：天津市西康路 35 号
邮　　编：300051
电　　话：（022）23332490
网　　址：www.tjkjcbs.com.cn
发　　行：新华书店经销
印　　刷：德富泰（唐山）印务有限公司

开本 680×980　1/16　印张 16　字数 256 000
2023 年 10 月第 1 版第 3 次印刷
定价：39.80 元

前言

　　偏方是中医理论与实践在民间应用的结晶，是千百年来中医学家和广大民众不断摸索、不断积累起来的经验之方。它们或是来自老百姓日常生活的偶然发现，或是来自传内不传外的家族秘方，或是来自历代医家在民间诊病时开具的药方，因使用有效而流传下来。这些偏方历经反复验证，流传甚广，生命力极强，一直以来，因其实用简单、价廉、疗效独特而深受老百姓的喜爱，也为中华民族的繁衍和人类健康作出了巨大的贡献。

　　在成长过程中，孩子总是容易出现大大小小的疾病，因此让做父母的担心。比如发烧、呕吐、拉肚子、痉挛、摔倒、跌落等，在这种情况下，很多家长不知道正确的处理方法，还有很多新手爸妈，不能正确和理性判断孩子情况的严重程度，只要孩子稍有异常，妈妈就马上带宝宝到医院检查，这样不仅增加了交叉感染的概率，还导致家长和孩子都很疲累。如果能平静分析孩子症状，再掌握一些效果好、使用方便的预防和治疗方法，家长就不会手忙脚乱，孩子也能得到及时的护理和帮助。

　　偏方一直以来都深受人们的喜爱，许多家长也在打听、寻找各种偏方，偏方之所以受欢迎，原因主要有四点：第一，偏方疗效显著，除了日常生活中的小毛病，对许多慢性病、疑难杂症及一些突发情况等也有很好的治疗效果。第二，偏方取材方便、经济实用，偏方多采用一些常见的药材和姜、枣、鸡蛋等日常食物，材料简单、易找，且价格低廉。第三，偏方操作简便，只需对药材或食物进行简单处理，如煎煮、泡酒、煮药膳或外敷，即可奏效。第四，偏方副作用小，因其多取材于人们日常饮食，所用的药材也是来自大自然的天然植物，且仅仅采用几味药材，甚至是单味药材治病，如板蓝根治疗感冒，治病方式比较温和，副作用极小。

本书针对生活中孩子常见的消化系统疾病、呼吸道疾病、五官科疾病、皮肤问题、跌打损伤、营养性疾病以及生活小杂病等方面遇到的问题及特效偏方呈献给广大家长，书中所取偏方均删繁就简，贴近生活，更为实用，家长们可根据宝宝的症状选择使用，让宝宝远离疾病，健康成长。

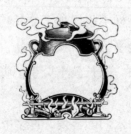

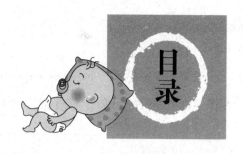

目录

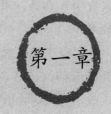

第一章

小孩日常护理中的小偏方

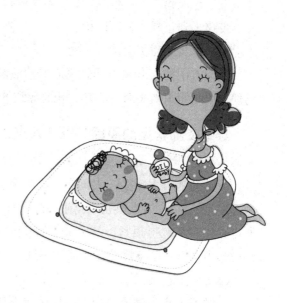

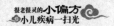
夜啼

病症： 在晚上睡眠时，出现间歇哭闹或抽泣。

偏方： 大人用一小撮绿茶放口内嚼碎，每晚睡前敷小儿肚脐，用布包好，次日晨揭去，连用3天。

宝宝在晚上睡眠时，出现间歇哭闹或抽泣，这就是夜啼。孩子一般不会无缘无故地哭，如果他哭个不停，一定是有哪里不舒服。经常出现夜啼不仅会使孩子睡眠不足而影响其生长发育，也会影响父母的休息。所以，防止孩子夜啼并不是小事。

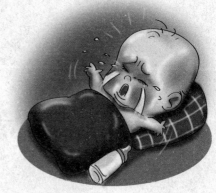

夜啼是指孩子晚上间歇哭闹或抽泣。

引起小孩夜啼的原因很多，父母应该细心地观察一下，如果怀疑是疾病所致，就要带孩子到正规专科医院检查一下，只要找到了原因，及时加以治疗，小宝宝一定会甜甜美美地入睡的。

此偏方中的茶叶具有提神清心、清热解暑、消食化痰、清心除烦等药理作用。绿茶敷脐对于心热、积滞导致的夜啼有一定的治疗作用。

导致夜啼常见的原因有以下几点，家长朋友可参考判断

1. 环境不适应

睡觉的地方太嘈杂、太闷热，或衣服包被过多或过少。其中衣服包被过多是最常见的，尤其是刚出生头几个月，大人们总认为宝宝容易着凉，所以穿得多又包得很紧，其实宝宝的新陈代谢率较大人高，怕热，衣服包被过多会造成宝宝燥热，反而睡不好。

2. 上火引起

饥饿或上火，都容易引起宝宝晚上哭闹的现象。宝宝的脾胃娇嫩，胃肠道功能尚未发育完善，容易出现胃肠积食和积热，从而引起消化不良、回乳、腹胀、厌食、小便短赤等上火不适，这也可能是引起宝宝夜间哭

闹的原因。

3. 疾病影响

感冒、中耳炎、咽喉炎、毛细支气管炎、肺炎、肠胃炎，少见的如脑膜炎、败血症，都有可能造成宝宝睡不安稳。一部分的感染会合并发热，且各个感染症常会有本身特殊的表现，所以当宝宝睡不安稳同时有其他症状时，父母应带宝宝及时去医院寻求医生的帮助。

4. 睡眠时间安排不当

有的宝宝早晨起不来，到了午后 2～3 点才睡午觉，或者午睡时间过早，以至晚上提前入睡，半夜睡醒，没有人陪着玩就哭闹。

5. 睡前情绪兴奋

如常在睡前逗笑或惊吓婴儿，让其情绪突然亢奋，会因为精神过于兴奋而晚上无法入睡，进而哭闹。

孩子日常生活安排

1. 保持室内环境清新

让孩子保持良好心情，要给宝宝创造一个良好的睡眠环境：室温适宜、安静，光线较暗。盖的东西要轻、软、干燥。睡前应先让宝宝排尿。如果发现孩子穿太多，或经常燥热脸红，家长要根据环境适量减少宝宝身上衣物，以免穿太厚引起上火。

2. 缓解上火症状

尽量选择母乳喂养，有上火症状时，尽量采用天然植物调配而成的清火产品，可缓解孩子的上火症状，达到"一清二润三舒畅"的降火效果。要注意挑选值得信赖且口碑良好的清火产品。

3. 睡前不可玩得太兴奋

帮助孩子养成早睡早起的良好作息习惯，按时睡觉：在宝宝入睡前0.5～1 小时，应让宝宝安静下来，睡前不要玩得太兴奋，更不要过分逗弄宝宝。免得宝宝因过于兴奋、紧张而难以入睡。不看刺激性的电视节目，不讲紧张可怕的故事，也不玩新玩具。

4. 注意与孩子沟通时的态度语气

孩子夜里醒来的时候，可以用很低的声音跟他说话，房间最好不要开灯，他如果提出去房间外，尽量不要满足他。但此时家长要用一种柔

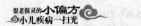

和的、很轻的语调跟他说话，这样让孩子感觉到爸爸妈妈很关心他，但对一些孩子提出的过分要求不要去理会他。一两天以后，会产生一种"睡眠的延迟反馈"。所以两三天以后，孩子可能就会接受你这种带养方式，就不再要求去外面。

如果每次都满足孩子那些不合理的要求，逐渐会变成生物钟，形成习惯后，这样就很难纠正。所以夜间孩子出现各种问题时，处理方法一定要慎重，有一次、两次妥协之后孩子很有可能形成一种不良习惯。

5. 不要把宝宝喂得过饱

由于小儿新陈代谢旺盛，过度地摄入食物会造成食物在胃部的"积食"，从而引起肠胃不适，这也可能成为孩子夜晚不能正常睡眠的原因。

6. 缓解夜啼的按摩

对于总是夜啼的孩子，父母可以为其按摩一些相关穴位，可收到不错的效果。

具体做法：家长用大拇指从孩子的拇指指尖处沿拇指外侧推向孩子的掌根处，做 50 ~ 100 次；由无名指指尖沿掌面推向掌根处，做 50 ~ 100 次；沿前臂掌面正中，从腕关节推向肘关节，20 ~ 30 次；从腕关节沿前臂大拇指掌侧面向肘关节推 30 次，掐掐孩子手掌面与腕的横纹中点；掐掐孩子手指尖的十宣穴；揉孩子头顶百会穴 20 ~ 50 次；自下而上为孩子捏脊 3 遍。经常做其中一种或几种按摩对孩子的身体健康很有好处。

吐奶

病症：婴儿大量吐奶，或者频繁多次吐奶。

偏方：对溢乳频繁的患儿，应先排除肠梗阻、幽门痉挛、颅内出血、先天性食管闭锁等情况。如无上述疾病，可用以下推拿疗法来防治。

吐奶是 6 个月以内婴儿的常见表现。若因婴儿吸奶过多而致吐奶，不属病态；若大量吐奶，或连续、多次吐奶就是病态，此时须带宝宝及时就医。

吐奶也称"溢乳"，是新生儿常见症状。与新生儿消化道形态及生理有关。新生儿的胃呈水平位，胃肌尚未发育完全，贲门肌较弱，幽门肌紧张度高，因乳汁入胃不能很好存留，而致溢乳。此外母亲乳头内缩凹陷，新生儿吮乳费力，随着吞咽动作，而咽下大量空气，造成胃部膨胀，而致溢乳。另外，人工喂养的小儿，如奶瓶橡皮奶头穿孔过小，小儿吸不出奶而咽下太多空气；或用奶瓶喂奶时，瓶中奶液平面未达到橡皮奶头处，因而吮咽下过多空气，胃部收缩时，发生溢乳。如溢乳过多过频，易导致小儿营养不良，体重增加缓慢，影响小儿正常发育。

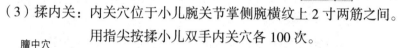

内关穴

（1）推脾土：脾土位于小儿手拇指端骨掌面。用拇指螺纹面在小儿两手脾土部位轻柔地向指尖轻推各100次。

（2）推胃经：胃经位于小儿拇指第一指骨掌面。用拇指螺纹面来回推小儿双手胃经各200次。

（3）揉内关：内关穴位于小儿腕关节掌侧腕横纹上2寸两筋之间。用指尖按揉小儿双手内关穴各100次。

膻中穴

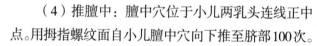

（4）推膻中：膻中穴位于小儿两乳头连线正中点。用拇指螺纹面自小儿膻中穴向下推至脐部100次。

（5）揉腹：医者用手掌在小儿腹部顺时针方向轻揉5分钟。

（6）按揉足三里：足三里位于小儿髌骨下3寸，胫骨外侧1寸。医者用拇指指尖轻按揉小儿足三里各100次。

用上法每日推拿1次，连续推拿3次，即能使小儿溢乳次数减少，渐渐溢乳停止，食欲增强而愈。

刚出生后的婴儿脾胃比较虚弱，而且吞咽功能尚未发育完全，因此常出现吐奶的情况。有的小儿吐奶与喂养方式相关，有的则与小儿或喂养母亲的情绪有关。如果小儿大量吐奶、频繁吐奶，或者吐出呈黄绿色或咖啡色的液体，均为病态，应及时就医。首先，应及时就医，以排除肠梗阻、幽门痉挛、颅内出血、先天性食管闭锁等疾病。其次，要保持小儿和喂养的母亲有着良好的心情。当小儿生气时（表现为叹气），这时奶水就会随之吐出；母亲心情不好气郁则会经络不通，影响乳汁的质量，如出现温度低的奶水。

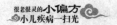

减少吐奶的 7 大守则

（1）适量喂食，切勿过多。

（2）少量多餐，以减少胃部所承受的压力。

（3）每次喂奶中及喂奶后，让宝宝竖直趴在大人肩上，轻拍宝宝背部，这个动作可将吞入胃中的空气排出，以减少胃的压力。

（4）喂奶时不要太急、太快，中间应暂停片刻，以便宝宝的呼吸更顺畅。

（5）奶瓶开孔要适中，开孔太小则需要大力吸吮，空气容易由嘴角处吸入口腔再进入胃中；开孔太大则容易被奶水淹住咽喉，阻碍呼吸气管的通路。

（6）在喂食完毕后，不要让宝宝马上平躺，先把上半身挺直坐一会儿，并轻拍其背部。在躺下时，也应将宝宝上半身垫高一些，最好是右侧卧，这样胃中的食物不易流出。

（7）在喂食之后，不要让宝宝有激动的情绪，也不要随意摇动或晃动宝宝。

打嗝

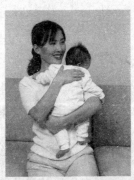

症状： 持续打嗝，呃逆。

偏方： 把宝宝竖直抱起靠在肩上，轻拍宝宝后背，让他通过打嗝排出吸入胃里的空气，或者喂一点儿温开水，再轻轻拍宝宝后背。

妈妈给宝宝拍嗝的正确姿势。

宝宝在胎儿期就会出现打嗝，不过最常发生频繁打嗝的年龄，还是在刚出生的几个月，这是因为宝宝神经系统发育的不太成熟，通常在 1 岁以后就会好转。宝宝打嗝是由横膈膜肌肉突然强力收缩造成的，同时还会伴随不自主的"嗝"声，一般经过很短的时间会停止，这对宝宝的健康没有影响，宝宝长大些后会自然缓解。与大孩子相比，大部分的小宝宝似乎不会感到任何的不适，除非连续过长时间的打嗝，才会干扰到饮食等正常生活。如果宝宝持续打嗝时间过长或者发作过于频繁，甚至导致宝宝脸面发青、呼吸困难、影响睡眠，那么爸爸妈妈一定要引起注意，及时带宝宝就医。

从中医角度来说，打嗝是外感寒邪，内伤于胃，胃气失去和降造成的。另外一方面，对母乳或者对配方奶中的牛奶蛋白过敏（不耐受）或吃了寒凉之物，气滞不行，脾胃功能减弱，胃气失于和降而上逆，也会导致打嗝。从现代医学角度而言，宝宝打嗝是因为膈肌痉挛，横膈膜连续收缩引起的。膈肌属于宝宝呼吸肌，膈肌运动是受自主神经支配，宝宝刚出生，调节横膈肌的自主神经发育尚未完善，当宝宝受到轻微刺激时，如吸入冷空气、吸奶太快，膈肌就会突然收缩，引起快速吸气，诱发打嗝。等宝宝神经系统发育完善后，会自然好。

所以，当宝宝发生打嗝，家长不必惊慌，分清宝宝打嗝的原因，通过一些小方法就能很快缓解宝宝打嗝症状。

如果宝宝在刚喝完奶时发生打嗝，这一般是宝宝在吃奶时哭闹或在喂食时吃得太急而吞入大量的空气造成的。遇到这种宝宝因吃奶后腹部胀气打嗝的现象，家长可以在宝宝喝完奶后多抱一会儿，轻轻拍打宝宝背部，或是轻柔按摩其腹部来帮助排气，半小时后再让宝宝平躺着。还可以将宝宝抱起，用一只手的食指指尖在宝宝嘴边或耳边轻轻搔痒，一般至宝宝发出哭声，打嗝自己就会消失，因为宝宝的耳边及嘴边神经比较敏感，搔痒可使神经放松，打嗝也就消失了。

妈妈在给宝宝喂奶时要注意以下事项：①给宝宝喂奶要选择在安静的环境中，千万不可在宝宝过度饥饿及哭得很凶的时候喂奶；②喂奶姿势要正确，避免宝宝进食时太急、太快、过冷、过烫；③让宝宝在喝奶的中间休息一下，在宝宝吃得差不多时让宝宝直立站在你的腿上，或趴在你的肩头，轻轻地拍其背部排气，这样有助于避免连续打嗝；④在宝宝打嗝时可用玩具或轻柔的音乐来转移、吸引宝宝的注意力，以减少打嗝的频率；⑤宝宝4个月后可添加米粉或麦粉以增加奶的黏稠度，这也有防止打嗝的作用。

新生儿黄疸

症状：皮肤、黏膜、巩膜发黄，宝宝食欲不振、不安躁动，体温可能也会有所上升。

偏方：准备冬瓜皮、玉米叶各3克；将冬瓜皮和玉米叶洗净，放入

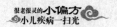

清水中煎汤为宝宝服用。

许多宝宝在出生不久，会出现皮肤和眼睛渐渐变得暗黄，食量相对出生时减退的情况，这种现象通常被称为"黄疸"。这种病症通常并不严重，只要找对方法就能让宝宝安然无恙。

黄疸，通常会在宝宝未满月（出生不足 28 天）的时候发生，医学上把这种病症称为"新生儿黄疸"。新生儿黄疸是新生儿中一种很常见的疾病，临床上有 60% 的足月产宝宝在出生后一周内会出现黄疸，80% 的早产儿会在出生后 24 小时内出现黄疸。

"新生儿黄疸"的病征也比较显著，主要表现为皮肤、黏膜、巩膜发黄，宝宝食欲不振、不安躁动，部分宝宝的体温也会有所上升。

"新生儿黄疸"发病的主要原因是胆红素浓度过高。这个时期宝宝的肝脏功能发育不完善，胆红素代谢异常，血液中的胆红素浓度升高引起黄疸病症，具体又可以分为生理性黄疸和病理性黄疸。

这一节的偏方主要针对生理性黄疸。生理性黄疸一般出现在足月宝宝降生后的 2 ~ 3 天，4 ~ 5 天最明显，7 ~ 10 天自然消退。早产宝宝的黄疸可能会较重，可持续 2 ~ 3 周。生理性黄疸的宝宝除了皮肤黄染外，在食欲和精神方面都没有多大影响，而且一般在一个月内症状就会自动消除。

本节推荐一款有助于缓解新生儿黄疸的偏方：玉米冬瓜汤。父母可以取用冬瓜皮、玉米叶各 3 克，将冬瓜皮，玉米叶洗干净，两者放入清水中煎汤饮服即可。

此方原理在于：冬瓜皮清热消毒，玉米须具有清热、平肝、利胆的功能，主治黄疸肝炎等，两者同时服用可有效缓解黄疸症状。

除了偏方之外，新生儿黄疸，要及时去医院诊断治疗，光照疗法被现代医学认为是一种比较安全有效的方法。

光照治疗是一种通过荧光灯照射治疗宝宝高胆红素血症的辅助疗法。具体方法是让宝宝脱光衣服躺在婴儿床里（眼睛和会阴需要遮蔽），然后在蓝色的荧光灯下照射。患儿入箱前须进行皮肤清洁，禁忌在皮肤上涂爽身粉或油类，双眼佩戴遮光眼罩，避免光线损伤视网膜，男宝宝还要注意保护阴囊。若使用单面光疗箱一般每 2 小时更换体位 1 次，可以仰卧、侧卧、俯卧交替更换。俯卧照射时要有专人巡视，以免口鼻受压而影响呼吸。光照治疗通常可以缓解新生儿黄疸，因为紫外线能把胆红素转变成一种更容易通过宝宝的尿液排出体外的物质。

除了生理性黄疸，另一种是病理性黄疸。病理性的黄疸经常在宝宝出生后24小时内出现，持续时间在2周以上，早产宝宝在3周以上，黄疸可能会在消失后重复出现并且病情加重，重症的黄疸可以合并核黄疸。病理性黄疸的宝宝不但有皮肤变化，通常会又哭又闹又拒奶，这种情况下家长必须尽快带宝宝到医院接受治疗，否则会引发核黄疸，后果非常严重。

对于"新生儿黄疸"这种婴幼儿疾病，虽说较为普遍，治愈率高，但也不能掉以轻心。在新生儿黄疸的护理方面，爸爸妈妈尤其需要注意以下几个方面的问题。

1. 注意宝宝大便颜色

要注意宝宝大便的颜色，如果是肝脏胆管发生问题，大便会愈来愈淡，趋向白色。如果同时身体突然又有变黄的现象，最好第一时间看医生。这是因为在正常的情况下，肝脏处理好的胆红素会由胆管被送到肠道后排泄，粪便因此带有颜色，但当胆管闭锁时，胆红素堆积在肝脏无法排出，则会造成肝脏受损，这时必须在宝宝两个月内时进行手术，才能使胆管畅通或另外造新的胆管来改善。

2. 时刻观察宝宝黄疸情况

黄疸通常是从宝宝头部开始黄，从脚开始退，而眼睛是最早变黄的，最晚退的，所以可以先从眼睛观察起。专家建议可以按压宝宝身体任何部位，只要按压的皮肤处呈现白色就没有关系，是黄色就要注意了。只要觉得宝宝看起来愈来愈黄，精神及胃口都不好，或者体温不稳、嗜睡，容易尖声哭闹等状况，最好及时就医。

3. 多让宝宝接触自然光照

宝宝出院回家之后，保持家中光线充足，白天宝宝尽可能接近窗户旁边的自然光。如果在医院时，宝宝黄疸指数超过15mg/dL，医院会照光，让胆红素由于光化的反应，而使结构改变，变成不会伤害到脑部的结构而代谢。回家后继续要照自然光的原因是，自然光里任何波长都有，照光或多或少会有些帮助，但要注意，不能让宝宝直接晒到太阳，会有晒伤或者紫外线的伤害。

4. 最好喂母乳

如果证明是因为饮食问题产生的黄疸，妈妈尽量坚持母乳喂养，

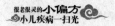

千万不要以为宝宝吃不够或因持续黄疸，就用配方奶粉甚至糖水代替母乳。不知道宝宝是否喂食充足的妈妈，可以观察尿尿的次数，一天6次以上的排尿，以及宝宝体重持续增加，就表示饭食分量足够。但如果黄疸退了而体温又升高就说明有问题，一定要及时去医院检查。

鼻塞

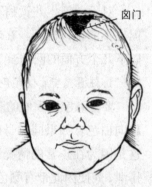
囟门

囟门的位置。

症状：鼻子不通气，呼吸不畅，流清涕，严重的甚至影响宝宝睡眠和进食。

偏方：川芎、川乌、细辛（生用），比例按照2：2：1的比例共研细末，装入瓶中备用。每次取药末3克，用食醋（或藿香正气水更佳）调成糊状，涂敷囟门，外用纱布封贴，每日换药1次，一般1～3次即可起效。

宝宝出气时哼哧哼哧的，睡觉或吃奶时烦躁不安，表现为宝宝喝几口奶就得张口呼气，夜里也常常哭闹。有时候有鼻涕，分泌物黏稠，鼻涕顺着后鼻孔下流。以上都是宝宝鼻塞的症状。

宝宝鼻塞有两大类原因，一是疾病性的鼻塞，二是非疾病性的鼻塞。家长如果发现自己的宝宝有鼻塞症状，一定要根据实际情况进行分析，然后再采取相应的措施。

首先，来看看有哪些疾病会导致鼻塞。感冒是引起鼻塞的主要原因之一，宝宝鼻腔狭窄，鼻腔黏膜血管丰富，容易受到外界因素刺激出现鼻腔黏膜水肿、渗出、鼻涕增多，而小宝宝们是不会自己清理鼻腔的。如果积存的分泌物不及时清理，干燥后结为鼻痂，干湿分泌物会堵塞鼻孔，这就导致宝宝鼻子不通气。这个时候，千万不要自行给宝宝服用普通感冒药和滴鼻药，以免产生副作用。妈妈可以去药店买三味中药，川芎、川乌、细辛（生用），按照2：2：1的比例共研细末，装入瓶中备用。每次取上药末3克，用食醋（或藿香正气水更佳）调成糊状，涂敷在宝宝的囟门上，外用纱布封贴，每日换药1次，一般1～3次即可起效。

这个偏方非常适合囟门未闭合的小儿。三味中药川芎、川乌、细辛具有温肺散寒，宣通鼻窍的功效，常用来治风寒头痛、鼻塞等，而藿香正气水能解表化湿，理气和中，用于外感风寒、内伤湿滞或夏伤暑湿所致的感冒。小儿肌肤柔嫩，头皮血管丰富表浅，囟门上下连贯，百会相通，为诸窍治通道，更是施行外治法的独到之处。加之此三味中药辛温宣通，气味巨厚，非常易于吸收和渗透。正如吴师机所说的："变汤液而为薄贴，实取其气，从窍入，以气相感。"这个偏方简单便捷，完全没有副作用，安全而有效，非常适合宝宝使用。

还有一类是非疾病引起的鼻塞，比如宝宝眉弓或者脸颊上有小红疹，或眉弓上有像头皮样的东西，那么宝宝很可能是"渗出体质"，这种体质的孩子往往比较容易出现鼻塞。一般而言，"渗出体质"的孩子比较胖，有过敏倾向，易得湿疹，感冒时容易喘。不过，家长也不必太担心，2岁以后宝宝的这种情况就会逐渐好转。如果宝宝的父母在婴儿期也有过鼻子不通气、湿疹的病史，就基本可断定这是遗传性体质的关系。

无论是何种原因导致的鼻塞，无论是否需要进行药物治疗，鼻塞本身都应及时处理。否则，宝宝长期用口呼吸，吸入的气体量较用鼻吸气时小，吸氧量减少，会引起体内血中红细胞和血红蛋白携氧量减少；还会因为吸入的空气不能经过鼻腔加温、杀菌、湿化，直接进入肺部而损伤呼吸道黏膜和纤毛运动功能，引起呼吸道感染等疾患；还容易使空气进入消化道，出现消化不良或肠炎；长期经口呼吸会使孩子口腔变形，上腭前突。所以，妈妈应该及时帮宝宝清理鼻腔的分泌物。也可同时配合推拿手法缓解鼻塞，用食指和中指从上而下，轻轻按摩宝宝鼻子两侧，还可以用热毛巾进行热敷，这样可以减轻鼻黏膜充血，缓解鼻塞症状，然后用婴幼儿专用棉签轻轻帮宝宝把鼻涕清理出来。及时清理鼻痂，还可以有效清除分泌物中的病毒、细菌。如果是鼻痂引起的鼻塞，妈妈切勿用手或硬物直接挖，以免损伤宝宝鼻黏膜。妈妈可以在宝宝鼻腔中滴一滴母乳，待分泌物软化后，再用棉签蘸水把分泌物卷出。

尿布疹

症状：在下腹部、大腿根、臀部皮肤发红、粗糙，有小丘疹。

偏方：将鸡蛋打碎，去除蛋清，将蛋黄置于铁勺内，用文火煎至蛋黄成黑褐色胶体，此时会有黏稠黑褐色油液不断地溢出，这便是蛋黄油。

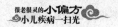

可以将蛋黄油装入密封的小瓶中，用时将无菌纱布条浸入蛋黄油内。

尿布疹是指尿布覆盖部位的皮肤因沾染大小便、汗水及未清净的潮湿尿布，经常摩擦皮肤，引起臀部皮肤损伤。本病多见于尿布更换不勤或腹泻的小儿。

尿布疹的发生与下列原因有关：尿布上的洗涤剂没有漂洗干净，刺激皮肤引起反应；尿布脏了未及时更换，大便或尿液中的细菌分解尿素，产生氨，氨是一种碱性物质，对皮肤有很大的刺激性；宝宝腹泻时，大便中含有的酸质对皮肤刺激也可致尿布疹；霉菌引起的霉菌性皮炎。宝宝皮肤娇嫩，角质层发育尚未完善，毛细血管分布在皮肤的浅层，皮肤防御功能差，特别容易擦伤而继发感染，出现尿布疹。

家长要注意观察宝宝的小屁股，如果宝宝出现尿布疹，皮肤会首先发红、粗糙，有细小鳞屑。继而出现斑丘疹或疱疹，偶可有针尖样小脓疱，重者有糜烂、渗液，甚至溃疡，这种情况更有利于细菌或念珠菌的感染。病患部常位于尿布覆盖部位，可向外蔓延至腹壁、大腿等处。宝宝蜷曲睡眠时，足跟长时间紧贴湿热尿布，亦可得皮炎。腹股沟、臀缝等处皮肤褶缝处，因两面皮肤紧贴，不接触尿布，无皮炎发生。

一旦发现宝宝患尿布疹，不要着急用药，以免有副作用，也不要用一般的爽身粉，因为大多爽身粉含有滑石粉，会刺激宝宝娇嫩的皮肤。妈妈可以给宝宝涂点儿蛋黄油试一试，首先用 3% 的双氧水和生理盐水清洗皮肤，特别是糜烂创面，待创面清洁后，将浸在蛋黄油内的无菌纱布敷在创面上，每次换尿布（尤其是大便后）应该换药一次。轻者 1 天即可治愈，重者 3 天后，局部皮肤即可光滑。这是因为蛋黄油内含有大量的脂肪和蛋白质，对创面有营养和保护的作用，它不仅能促进肉芽组织迅速生长，而且又有很好的收敛 / 止血功效，能减少毛细血管的通透性，改善其脆性，减少创面渗出，抑制细菌生长。蛋黄油还含有维生素 E 和抗氧化成分，能提供人体基本所需的营养，增强细胞的抗氧化能力，有利于糜烂面的修复。而且蛋黄油取材方便，简便易行，疗效也较好，妈妈们不妨一试。

虽然说蛋黄油对治疗尿布疹有较好的疗效，但是最好还是提前预防宝宝尿布疹，以免因尿布疹给宝宝增加痛苦。家长在预防宝宝尿布疹时尤其要做好以下几个方面：①一定要注意勤换尿布，换尿布的时候动作要轻柔；②尿布的材料应选用细软、吸湿力强、本白色的棉织物做尿布，白度很高的棉织物因用荧光增白剂漂染，会刺激小儿皮肤，不宜选用；③清洗尿布时一定要用中性肥皂或洗衣粉，并且要洗净，最好能将洗过的尿布用沸水烫一下，然后在太阳下晒干；④冬天或阴雨天可烤干。在垫尿布时不要用塑料布包，以免透气不好，导致发生尿布皮炎。

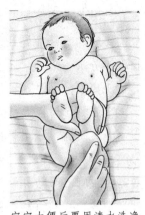

宝宝大便后要用清水洗净臀部，保持臀部干燥，以预防尿布疹。

同时宝宝大便后要用清水洗净臀部，轻轻擦干，保持皮肤干燥，不要马上就给宝宝包上尿布，可以让宝宝的小屁屁多透会儿气。天气暖和而宝宝又无病时，可适当将其臀部暴露在空气中，每天 1 ~ 2 小时。这样，既可保持臀部的干燥，又能防止尿布疹的发生。为防止尿布疹的发生，妈妈还应做到合理喂养、积极治疗和预防肠炎等消化道疾病。

流涎

症状： 流口水（脾虚型），口水清稀、无臭味，食欲不佳，形体消瘦，大便稀溏等。

偏方： 按揉百会、补脾经、补肺经、补肾经各 5 分钟，运内八卦、推三关各 3 分钟，摩腹（补法）5 分钟，按揉足三里、揉龟尾各 3 分钟。捏脊：自长强穴向上至大椎穴 3 ~ 5 遍。

口角流涎，即流口水。初生儿一般在 3 个月以内口水比较少，3 ~ 4 个月唾液腺发育逐渐成熟，唾液分泌量增加，所以开始流口水，尤其在给婴幼儿添加米粉等淀粉类食物时，会刺激唾液腺反射性分泌，但此时宝宝吞咽功能不健全，这样就会出现流口水的现象。5 ~ 6 个月时唾液腺已发育成熟，唾液分泌明显增多，但婴幼儿口腔比较浅，且宝宝还不能及时吞咽所分泌的唾液，因此会出现口水外流现象。一般来说口水流得最多的时期，出现在婴幼儿的出牙期。乳牙萌出时顶出牙龈，刺激牙龈上的神经，也可刺激唾液腺反射性地分泌增加。这些都属于正常的生理现象，大多数宝宝能在 2 岁之前逐渐有效控制吞咽动作，停止流口水。

如果宝宝到了两三岁还在流口水，家长就要多注意了。这有可能是宝宝口腔内有炎症导致的，如鹅口疮、牙周炎、咽炎等都有可能刺激口腔腺体分泌。另外，还有一些重大疾病，如脑瘫、面瘫等神经性疾病可导致流口水，但是这种情况比较少见。家长如果排除这两大类原因，那么宝宝流涎多与脾虚有关。

中医认为，涎与脾相关。脾具有吸收、输布水液，防止水液在体内停滞的作用。所以，脾的运化水液，也可称运化水湿。人体所摄入的水液需经过脾的吸收和转化以布散全身而发挥滋养、濡润的作用；同时，脾又把各组织器官利用后的多余水液，及时地转输给肺和肾，通过肺和肾的作用，转化为汗和尿排出体外。如果脾脏受冷，不能正常运化与固摄津液，口角就会流清涎。如果流涎清稀没有臭味的是脾胃虚寒。

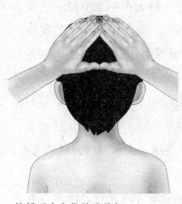

按揉百会穴能补脾益气。

治疗脾虚，补脾益气是根本，而最简单安全的方法就是推拿法。按摩前，妈妈要洗净双手，并尽量让手部保持温热。①先按揉百会（头顶部前后正中线与两耳尖连线的交点处）5分钟。②补脾经：用一手拇指自宝宝拇指指尖推向指根方向，即沿拇指桡侧赤白肉际直推5分钟。③补肺经：以拇指螺纹面自小儿无名指指尖向第二指间关节横纹推其末节掌面螺纹面5分钟。④补肾经：一手拇指指端，自小儿小指指根向小指指尖方向推小指末节掌面之螺纹面5分钟。⑤运内八卦：以小儿掌心为圆心，从圆心至中指指根横纹约2/3处半径作圆周，以一手拇指做顺时针运动3分钟。⑥推三关：一手握住小儿的手，用另一手拇指指腹沿小儿前臂桡侧自腕横纹推向肘横纹，即推阳池至曲池3分钟。⑦摩腹：用四指或全掌摩于婴幼儿整个腹部5分钟。⑧按揉足三里：用拇指按揉宝宝足三里穴（膝盖外侧陷凹下3寸）3分钟。⑨让小儿俯卧，用拇指指端或中指指端揉小儿尾椎骨末端3分钟，以产生温热感为度。⑩捏脊：以拇指指面与其余四指指面相对用力，由尾部向颈部大椎，沿小儿背部正中线以及两旁的肌肉向上轻轻提捏3～5遍。妈妈可以每天给小儿按摩1次，每次40分钟，5次为1个疗程，每个疗程休息 2 日后进行下一疗程。一般 2 ~ 3 个疗程就会痊愈。

中医认为：百会为诸阳之会，按揉百会穴具有安神镇静、升阳通窍止痛的作用。补脾经和按揉足三里具有健脾和胃、消食和中的作用，主治乳食内伤、腹泻、消化不良等症。补肺经可补益肺气；补肾经，具有补肾益脑、温养下元的作用；推三关，具有温阳散寒、补气行气、发汗解表的作用，主治阳气不足引起的四肢厥冷、面色无华、食欲不振、疳积、吐泻

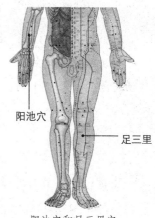

阳池穴

足三里

阳池穴和足三里穴。

等症；逆时针摩腹，能健脾止泻，用于脾虚、寒湿性腹泻；运内八卦能宽胸利隔、理气化痰、行滞消食；揉龟尾，具有通调督脉之气、提升阳气、调理大肠的作用，既能止泻，也能通便。

和其他治疗手段一样，婴幼儿按摩也不可能包治百病或一次治疗就手到病除，需要家长坚持才能收到良好的疗效。

脾虚还与饮食不节制有关，宝宝三餐无规律、暴饮暴食、过量吃甜食及生冷油腻的食物，都会导致脾虚。这里也给家长推荐四味药膳，以配合按摩法。

1.益智仁茯苓粥

材料：益智仁 30 克，白茯苓 30 克。

做法：两味药材烘干后一并研为细末。大米（或糯米）50 克淘净后煮成稀粥，待粥将熟时，调入上述药粉 3 ~ 5 克，稍煮即可。也可用米汤调药粉 3 ~ 5 克稍煮。每次趁热服食，每日早晚各 1 次，连用 3 ~ 5 日。

2.红枣竹叶陈皮汤

材料：红枣 5 枚，陈皮、竹叶各 5 克。

做法：红枣、陈皮、竹叶洗净后入锅中，加水适量，煎 20 分钟后即可。每日 1 次，分 2 次饮服，连服 3 ~ 5 剂。

3.灯芯石膏栀子粥

材料：灯芯草 6 克，石膏 10 克，栀子 3 克。

做法：将上述材料洗净后放入锅中煎煮，30 分钟后去渣取汁，加入粳米 30 克，共煮成粥，每日 2 次服食。

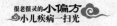

4.菱角汤

材料：菱角 70 克，生姜 30 克。

做法：菱角和生姜一同放入锅中，加水适量，煮沸后再煮片刻即成。饮汤吃菱角，每日 1 剂，分早晚食用，连用 7～10 日为 1 个疗程。

肚脐疝气

症状： 肚脐里向外凸起一个大包，用手按压大包就消失了，但宝宝哭闹时大包又会出现。

偏方： 松紧带、纽扣、按扣、棉花、布料；自制成一个环绕宝宝腹部的肚脐带，固定在宝宝的患处，利用松紧带的"松紧"作用协助突起的疝气包复原。

"脐疝"一般发病于出生后不久的宝宝，发病率约 2.6%，女孩多于男孩，1 岁以下的婴儿多见。具体可见到宝宝脐部有鼓起的圆形小肿块，小的像樱桃，大的像核桃，安静或躺着时小肿块可消失。但是宝宝坐起、站立、咳嗽、哭闹时小肿块又

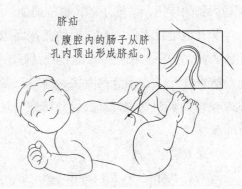

脐疝
（腹腔内的肠子从脐孔内顶出形成脐疝。）

宝宝脐疝的形成原理。

会鼓起来，有时可鼓得大而紧绷。若用手轻轻一压就能压回去，同时还可听到"咕嘟"一声响，感到有一股气把小肿块挤回肚子里去了，这就是脐疝。

"脐疝"的症状从宝宝的生理反应上不易猜测，有时宝宝哭闹不安，解开衣服看到脐疝突出来了，家长就以为是脐疝引起的哭闹。其实通常患脐疝的宝宝并无痛苦，个别会因局部膨胀而有不适感，很少有宝宝因为肿块过度膨胀而出现腹痛、呕吐等症状。

发生脐疝的主要原因是，宝宝在这个时期腹肌发育相对没有肠道肌肉发育得好，所以宝宝的腹内有气体时容易在腹部表面鼓起。同时，由于脐孔两边的腹直肌还没有能相互合拢，脐疝只由一层薄弱的瘢痕性皮

16

肤覆盖，当腹部压力增高时，腹腔内的肠子就从脐孔内顶出形成脐疝。较小的脐疝，如直径小于1.5厘米，随着年龄的增长，腹肌逐渐发达，一般在1～2岁，迟者在3～5岁，疝孔可逐渐缩小到闭合。

对于宝宝脐疝一症，本节推荐的偏方是自制肚脐带。虽然现在市面上有卖小儿专用脐疝护理带，但事实上家长朋友可以完全自己做一个用于护理脐疝的带子，既干净又实用。

具体方法：家长需要准备一条松紧带，一个纽扣，一对暗扣，一些柔软的布或棉花。用松紧带在宝宝腰上量出合适的长度，能固定住又不会勒到宝宝的肚子为准，再留有缝暗扣的位置。剪好松紧带后在两头分别缝上两个暗扣，用布或棉花包住纽扣，以防摩擦宝宝皮肤；然后把纽扣缝到松紧带上，位置要选在带子缠上时暗扣在腰的侧边（小心暗扣卡到宝宝），这样一来，纽扣压住肚脐缠好，自制肚脐带就基本成型了。

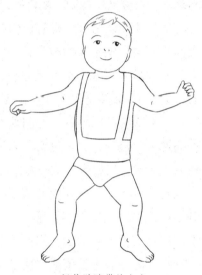

佩戴肚脐带的宝宝。

肚脐带的原理是基于宝宝的腹肌发育特征，通过肚脐带的固定方式，可以协助宝宝腹肌和肠道肌肉间达到一个受力平衡，防止脐疝的发生。

另外，虽然在所有类型的疝气中，脐疝是比较轻的一种，但并不代表脐疝没有危害，所以家长一旦发现宝宝患有脐疝，还是要抓紧治疗。鉴于婴儿脐疝很少发生嵌顿，可先采取非手术治疗，用胶布贴敷疗法，即取宽条胶带将腹壁两侧向腹中线拉拢贴敷，适当地固定以防疝块突出，并使脐部处于无张力状态，而脐孔得以逐渐愈合闭锁，每周更换一次胶布，如有胶布皮炎，可改用腹带适当加压包扎。

这里我们再推荐一款中医偏方：将艾叶烤干，磨成粉状，糊在宝宝肚脐眼上，垫一层纱布，再用医用胶布黏住，由于艾叶本身有祛风的效果，对小儿肚脐疝气有很好的疗效。如果宝宝已逾两岁而脐疝仍未自愈，家长应考虑将宝宝送往正规医院，予以手术治疗。

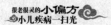

睡觉打鼾

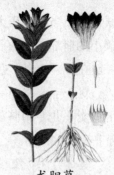

龙胆草

症状：睡觉时发出鼾声，伴有张口呼吸的症状。

偏方：取龙胆草、当归各10克。熬药方法：浸泡1小时以上，先用大火煮开后转用小火煮20分钟，倒出药水后再用同样方法熬第二遍。两遍药水混在一起分两次服用。睡前服用，连服三晚有效。

父母往往认为宝宝打鼾证明是睡得香甜。其实夜间打鼾会影响宝宝的睡眠，进而影响宝宝的身心发育。因为打鼾多伴有气道或鼻腔阻塞不畅，从而引起缺氧，而缺氧常可导致肺动脉高压、心律失常，易发生危险。当宝宝出现打鼾的情况时，不要认为这是小事儿。

《本草纲目》记载："龙胆草性味苦，涩，大寒，无毒。主治骨间寒热、惊病邪气，继绝伤，定五脏，杀虫毒。"如果小儿服用此偏方后打鼾症状并未缓解，父母应当重视并及时带宝宝去医院诊治。

由于宝宝本身的呼吸通道如鼻孔、鼻腔、口咽部比较狭窄，故稍有分泌物或肿胀就易阻塞。通常，当睡眠姿势不好时易打鼾，譬如面部朝上而使舌头根部向后倒，阻塞了咽喉处的呼吸通道，气流进出鼻腔、口咽和喉咙时，附近黏膜或肌肉产生振动就会发出鼾声。宝宝长期打鼾，最常见的诱因是扁桃体和增殖腺肥大，其他的原因包括鼻子敏感和慢性鼻窦炎。体胖也是引起宝宝打鼾的可能原因之一，肥胖的宝宝咽部的软肉构造较肥厚、扁桃体肿大。因此，睡觉时口咽部的呼吸道更易阻塞，所以出现鼾声，严重时甚至会有呼吸暂停的现象。宝宝长期打鼾与父母遗传有一定关系，父母多为鼻子敏感或鼻窦炎患者。患有哮喘的宝宝，长期打鼾将使哮喘情况加剧或发作得更频繁。

睡觉前，清理鼻腔分泌物，侧卧，双手不要压在胸口处，盖被应轻暖，室内空气需新鲜，温度适宜，这些方法都可对减轻打鼾起一定的作用。发现打鼾时，可翻动一下宝宝的身体，变换睡姿，这样可适当减轻宝宝打鼾。宝宝的枕头不要太高，这也可使打鼾得到缓解。如果打鼾的宝宝肥胖，先要想办法减肥，让口咽部的软肉消瘦些，呼吸管径变宽。变瘦的身体对氧气的消耗也相应减少，呼吸也会变得较顺畅。

当改变睡觉姿势和减肥无用时，应请儿科医师仔细检查宝宝鼻腔、咽喉、下巴部位有无异常或长肿瘤，或是宝宝的神经、肌肉功能有无异常。如果鼻口咽腔处的腺状体、扁桃体或多余软肉确实肥大，以至于阻挡呼吸通道，严重影响正常呼吸时，可考虑手术割除。

盗汗

症状：生理性盗汗，睡眠时出汗，汗水浸湿衣服和枕头，熟睡后 1 小时渐渐收敛，醒后汗止。

偏方：九味汤：准备桑叶、玄参、麦冬、白芍、当归各 10 克，乌梅 6 克，五味子 3 克，天花粉 10 克，甘草 6 克。水煎服，每日 1 剂，分 2 ～ 3 次服。

小儿盗汗是指小儿在睡中出汗，醒即汗止，这大多是由于小儿脏腑娇嫩，形气未充，腠理不密，以致阴阳偏盛偏衰，腠理开阖失调，以致寐则汗出、醒则汗止的一种病症。

小儿盗汗并不一定是病态，它分为两种。一种为生理性盗汗：由于幼儿新陈代谢旺盛，神经系统发育还不健全，调节功能也不完善，活动时容易出汗。再加上小儿皮肤含水量大，如遇天气炎热，室温过高，穿衣盖被太多，机体为了调节人体体温，通过出汗把机体过多的热排出体外，也会在睡眠时出汗。如果宝宝入睡前活动过多，或吃过东西，胃液分泌增加，汗腺分泌也会随之增加，孩子熟睡后，有时会有出汗现象。如果不伴有其他症状，只要孩子的精神、饮食、面色、大小便都正常，则无须治疗，过段时间就会自愈。

还有一种为病理性盗汗，这种出汗往往发生在小儿安静的状态时，也可见全身或半身大汗淋漓或出汗不止。小儿夜间出汗较多，一般是体弱的小儿，在白天过度活动，晚上入睡后往往多汗，深睡后，汗逐渐消退，如缺钙、患佝偻病的小儿多见这类出汗。如果小儿不仅前半夜多汗，后半夜甚至天亮前也多出汗，这种出汗也就是医学上称的小儿盗汗。小儿盗汗多见于患活动性结核病，是活动性结核病病菌感染的中毒症状。注意，患结核病的小儿不但出现盗汗，还常伴有小儿消瘦，午后低热等症状。

如果你的宝宝只是在睡后一两个小时之内出汗，这属于正常现象，不必过于担心。也可以帮孩子做好预防工作：睡前注意调节室内的温度

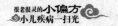

和湿度，保证室内空气新鲜，避免穿堂风；睡前不要剧烈地活动和吃得太饱；睡觉时不要穿太多衣物，以防热得出汗。

要是宝宝盗汗严重，且能排除疾病原因，那么就可以试着煮九味汤给孩子喝。取桑叶、玄参、麦冬、白芍、当归各 10 克，乌梅 6 克，五味子 3 克，天花粉 10 克，甘草 6 克，一同煎水，每日 1 剂，分 2～3 次服用。

中医认识：小儿盗汗，自古以来常按自汗气虚、盗汗阴虚论治，但是临床上这两者很难分辨清楚，而且导致盗汗的原因并非纯粹气虚或阴虚。《阴阳别论》中说："阳加于阴谓之汗。"小儿盗汗乃寐则卫阳乘虚而入，血气无以固表，故腠理开而汗出，醒则阳气复旧于表，其汗乃止。总之，汗之为病，正如："以阳气为运用，以阴津为材料。"汗发于阴而出于阳，其根本在于阴中之营气，而启闭则由阳中之卫气，故汗证之因，总由阴阳偏胜所致。而本偏方九味汤兼治表里，调和营卫，使阳生阴长、阴阳平衡，则汗自止。桑叶甘寒微苦，能疏散风热，疏表散邪，解表清热，养阴生津；天花粉清热生津润燥；麦冬与玄参并用，滋阴降火，益胃生津；以当归配白芍，补血敛阴，养血润燥；以乌梅、五味子，酸收敛汗；且合甘草，以酸甘化阴。全方合用则津液充而郁热除，卫表固而腠理实，安内攘外，盗汗除也。

盗汗的小儿要注意个人卫生，勤换衣被，保持皮肤清洁和干燥，妈妈给小儿拭汗时要用柔软干毛巾或纱布擦干，勿用湿冷毛巾，以免受凉。平时应进行适当的体育锻炼，增强小儿体质。注意运动完之后，要多饮水，补充身体水分。

日常饮食应注意营养均衡，以增加动物蛋白质，以及维生素、矿物质的补充为主，纠正幼儿偏食、挑食等不良习惯，忌食生冷食物以及饮料，养成良好的饮食卫生习惯。多食用健脾食物：对于自汗的小儿，家长要注意多给小儿补充一些具有健脾作用的食物，如大米、薏米、山药、扁豆、莲子、红枣等，这样既能健脾益气，又能和胃。多摄入敛汗清热食物：对于盗汗的小儿，可以多吃一些清热、收敛盗汗的食物，如核桃、黑豆、桂圆、猪心、黑木耳等，这样可以安神补气，有助于病情恢复。在这里为大家推荐一款食疗方山药蛋黄粥，它具有健脾开胃、养心安神、敛汗止泻的功效，可用于调治小儿自汗、盗汗等。

山药蛋黄粥

材料：山药 20 克，芡实 10 克，熟鸡蛋黄 1 个，薏米 30 克，糯米 30 克。

做法：芡实、薏米研磨成粉末，熟鸡蛋黄压碎，备用；山药去皮后、洗净，切成小薄片或切成丁，备用；糯米淘洗干净，放入锅中，加水煮沸，改文火慢煮，调入芡实、薏米粉末，加入山药拌匀，熬煮成稀粥时，将压碎的蛋黄放入粥中，混合后，稍煮片刻，即成。

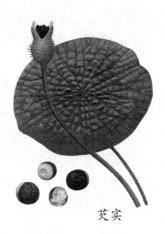
芡实

"眼屎"多

症状：眼屎多，并伴有食欲不佳、牙龈肿痛、内热、大便干结等上火现象。

偏方：清胃经、清天河水、清肝经 50 ~ 100 次，每日 1 ~ 2 次。

在正常情况下，小儿的"眼屎"为透明或淡白色，量较少，而且能及时从泪道排出，不易被人察觉。一旦眼屎增多或伴有性状的改变，即表明身体状况不佳或者眼睛发生疾病。

中医认为，眼屎和肝气密切相关。如果发现宝宝眼屎比较干硬，则是肝气旺盛的表现；如果宝宝的眼屎变得稀糊而发黏，则是肝气不足的表现。引起宝宝眼屎增多最常见的原因是"上火"。所谓的"火"是形容身体内某些热性的症状。而上火也就是人体阴阳失衡后出现的内热证。早上起床时，如果发现宝宝眼屎呈黏性或干后呈固状，往往表示宝宝出现因饮食不当而致的"胃火过旺"或情绪激动而致的"肝火过盛"等。

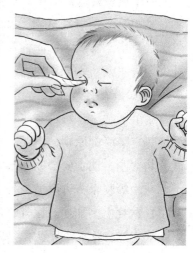
及时清理孩子眼部分泌物。

小儿胃火过旺表现为胃部烧灼反酸、疼痛、腹胀，口干口臭，牙龈肿痛，便秘或者是大便稀烂等。胃火也被俗称为

"胃热"，一般是由于饮食不当所引发的火气，通常是由湿热或食滞两方面的原因所致。胃火也有虚火与实火之分。虚火表现为胃口不佳，食欲不振，腹胀，舌红、少苔，并伴有轻微的咳嗽；实火则表现为口干口苦，大便干燥较硬，上腹部不适等。中医认为"肝主疏泄"，肝火与人的情绪密不可分。肝火是肝脏内阴阳失衡后出现的热证。一般患儿多会表现出心情烦躁，爱发脾气，情绪不稳定，另外还会出现头晕，面红耳赤以及胸胁疼痛等，还会有口苦和黄疸。肝的"实火"为肝阴正常，肝阳旺盛，导致阴不敌阳。患儿大多表现为眼屎增多、牙龈疼痛、喉痛、口舌生疮、口渴欲饮、内热、大便干结等。

如果宝宝有上述症状，妈妈可以通过推拿的方法来帮宝宝降体内的"火"，方法如下。

（1）清胃经：以一手拇指指腹或桡侧面，自小儿掌根推向拇指指根，推大鱼际外侧缘50～100次。清胃经主治消化道疾病，缓解呕呃嗳气、烦渴善饥、食欲不振、胃火旺等症。

（2）清天河水：按摩者用一手食、中二指指腹沿小儿前臂内侧正中，自腕横纹至肘横纹，即推大陵至洪池50～100次。清天河水主治外感发热、潮热、内热、烦躁不安、口渴、寒热往来等一切热证和弄舌、重舌、惊风。

（3）清肝经（平肝经）：以一手握住小儿的手，使其掌心向上，以另一手拇指螺纹面自小儿食指指根向食指指尖推食指末节掌面螺纹面50～100次。清肝经常用于肝胆系疾病，如烦躁不安，急、慢惊风，伤风感冒，伤寒发热，目赤，昏闭，肝郁脾虚泄泻，五心烦热，口苦咽干肝炎等病症。可平肝泻火，熄风镇惊，解郁除烦。每日给宝宝按摩1～2次，症状缓解后停止。

除了推拿法，妈妈要注意对小儿饮食的调理。中医在治疗胃火时遵循清热、清滞的原则，不要吃过热、过甜、辛辣刺激性的食物，要以清淡食物为主，饮食要节制，不宜食用高热量上火的食物，如油炸类、饼干、花生等坚果，可以适当补充时令性的果蔬，注意口腔卫生。降胃火除了在饮食上多加注意以外，还应该注意规律生活，提高睡眠质量。如果睡眠不好，身体过度劳累，就极易产生胃火。小儿要保持良好的作息，晚上尽量早点儿休息，保证一定的睡眠时间，便于增强体质。同时，宝宝要养成早晚刷牙的良好习惯，吃完饭后要及时漱口，用质地柔软的牙刷清理舌苔，抑制口腔细菌生长，减少口臭的发生。

在食疗方面，鲜萝卜汁、绿豆粥、西瓜都是去除胃火的很好的选择，具有清热解毒，消暑止渴的功效。莲子、芡实、淮山药等也是健脾开胃的食物。对于胃火过热的小儿，可以通过吃西瓜来降胃火，当然脾胃虚寒的小儿还是要尽量少吃。

日常保护宝宝的眼睛要从细节做起，尽量不要让宝宝用手揉眼睛，宝宝的洗脸毛巾、脸盆要经常消毒和晾晒；如果家里有人得了眼病要少接触宝宝，个人用品一定要分开，以免交叉感染；房间要经常开窗透气，保持屋内空气流通。

眼屎可能还提示宝宝有某些眼科疾病，比如眼部感染发炎。如果宝宝一出生就眼泪汪汪，并且经常有眼屎、分泌物或感染发炎的症状，则可能有先天性鼻泪管阻塞，那就需要到医院经过专科医生的检查后才能确诊。

口腔溃疡

症状：口腔内唇、舌、颊黏膜、齿龈等处出现淡黄色或白色，单个或多个不等的小溃疡面，宝宝不愿进食，身体消瘦，发热等。

偏方：将连翘 55 克、黄芩 55 克、紫草 45 克、冰片 30 克、延胡索 40 克，混合研磨成细末，装入密封罐中备用。用药前先用浓茶水拭去溃疡面上的假膜，然后再把药物吹在溃疡面上。

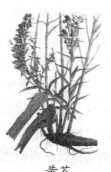

黄芩

口腔溃疡又称"口疮"，是指口舌浅表溃烂的一种病症，以小儿发病较多。小儿口腔黏膜娇嫩，血管丰富，唾液腺分泌较少，如果给孩子吃过热及过硬的食物，或者擦洗小儿口腔时太过用力，都容易损伤口腔黏膜而引发炎症、溃烂。现代医学认为，人体口腔内存在许多微生物。在正常情况下，它们与人体保持着相对平衡状态，不会引起什么疾病，但是当人体抵抗力有所减弱时，就会发生口腔局部的炎症或者溃疡。如当孩子患上呼吸道感染、发热及受细菌和病毒感染后，口腔内会不清洁，口腔黏膜干燥，也容易引起口疮，这种情况多见于营养不良的宝宝。

小儿患有口腔溃疡会影响进食，严重的会寝食难安，烦躁哭闹。但是，当家长发现小儿患有口腔溃疡时，千万不要自行给孩子用药，特别是不乱用抗生素。这时，家长不妨试一试中药外敷法，将连翘55克，黄芩55克，紫草45克，冰片30克，延胡索40克，混合研磨成细末，装入密封罐中备用。用药前先用浓茶水轻轻拭去溃疡面上的假膜，然后再把药物吹在溃疡面上。每次0.3克左右，每日3～4次，5天为1个疗程。一般而言，2～3个疗程后即可痊愈。在整个操作过程中，小儿不会有疼痛感，药物有清凉去痛的功效且无副作用，家长可以放心使用。

中医认为，本病主要是由于脾胃积热化火，腹泻之后正气虚损，循经上熏灼口舌，邪毒乘虚而入，与内郁之火互结腐蚀肌膜所致；也可因阴液亏损，水不制火，虚火上炎致病。而本偏方是去连翘清热解毒，清心克热；黄芩泻火解毒燥湿；紫草凉血生肌，清热解毒；冰片清热止痛；延胡索行气活血止痛。根据现代药理分析，黄芩中的黄芩苷、连翘中的连翘酚都具有抗病原微生物、抗炎、清热解毒的作用，有较广的抗菌群，还有抗病毒抗真菌的作用。连翘能抑制炎性渗出，对有害刺激所致的炎性有抑制作用，这对口腔溃疡炎症是有利的。延胡索具有良好的镇痛作用，可缓解溃疡局部疼痛。整个方子有消肿生肌、清热解毒、凉血止痛的作用，对口腔溃疡有较好的疗效。

口疮发作期间的小儿，通常痛苦不堪，拒绝吃饭，家长应耐心引导，同时以流质食物为主，如粥、汤等。注意忌口，忌食过热、过硬、过咸的食物，口疮期间食物的温度、口味都会对溃疡创面造成疼痛，为了避免儿童因疼痛拒食，应提前将食物冷却后，再进餐；辛辣食物一般对口腔黏膜刺激性较大，尤其对出现口疮的小儿是特别不利的，不但不利于创面的愈合，而且还会加剧疼痛，因此在口疮期间，家长不要给患儿吃辣椒、葱、蒜、姜、花椒等。合理安排小儿的饮食，增加富含维生素食物的摄入。这里为大家推荐三种口疮的食疗方。

1.西红柿泥

材料：西红柿1个。

做法：将西红柿洗净，切碎成泥状，盛入碗中，含服食用。

2.绿豆蛋花汤

材料：绿豆50克，鸡蛋1个。

做法：鸡蛋调成糊状，绿豆用冷水浸泡10～20分钟煮沸，沸后3～5分钟，趁绿豆尚未成熟，用绿豆水冲入鸡蛋糊内，成为蛋花状饮用。每天早晚各一次，连服3日。

3.萝卜汁

材料：鲜萝卜1个。

做法：鲜萝卜切丝，用纱布包好挤汁。每日饮汁（在口腔中多含一段时间）3次，连饮4～5日。

尿床

症状：遗尿，夜间熟睡时小便自遗。

偏方：点按气海，点揉中极，按丹田（关元），点按太溪，按揉三阴交，推上七节骨，按揉肾俞，直推腰骶，掌按膀胱经。每日1次，一个月为1个疗程。

尿床又称遗尿，是指3岁以上的小儿在睡眠中小便自遗，醒后方说的一种病症。遗尿是一种慢性病，属小儿疑难病症。遗尿症多发生在夜间熟睡时，又称夜遗尿症，也有发生在白天的，但较少见。6～7岁孩子发病率最高。本病多见于男孩，男生发病率约为女孩的两倍。多数小儿能自愈。3岁以下的小儿，由于脑髓未充，智力未健，正常的排尿习惯尚未养成；以及3岁以上儿童因贪玩少睡，精神过度疲劳，睡前多饮等，偶尔

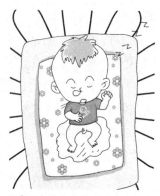

3岁以上的宝宝在睡眠中小便自遗称为夜遗尿症。

尿床者，不属病态。同时，应把尿路感染、蛲虫、脊柱裂、脊髓炎、脊髓损伤、癫痫、大脑发育不全等病所致的遗尿除外。

遗传与小儿遗尿有一定的关系。据数据眠统计，30%遗尿小儿的父亲和20%遗尿小儿的母亲，小时候曾患有遗尿病。调查显示，遗尿小儿的膀胱要比正常孩子容量小。小儿夜间睡眠过深，不能接受来自膀胱的尿意，进而发生反射性排尿，出现了遗尿。还有心理受刺激引起的遗尿，多见于2～4岁的孩子。造成刺激的因素有：亲人的离去，父母离异，

惨遭虐待，黑暗恐惧等。有的小儿在受到家长的责备后，心里害怕，使遗尿经久不愈。另外，不良排尿习惯也可导致遗尿。

中医认为，遗尿属于中医"遗溺"范畴，《诸病源候论·小便病诸候》曰："夫人有于睡眠不觉尿出者，是其禀质有阴气偏盛，阳气偏虚者，则膀胱肾气俱冷，不能温制于水，则小便多或不禁而遗尿。"以后，历代医学家均认为小儿遗尿多系肾气不足、肺脾气虚、心肾失交而致。

目前来说，通过穴位刺激治疗小儿遗尿，是一种安全、有效的治疗手段。妈妈在家就可以操作完成。

（1）点按气海：用拇指点按气海穴小儿（脐正下方1.5寸），按摩1～2分钟。

（2）点揉中极：用拇指进行点揉小儿中极穴（脐下4寸）1～2分钟。

（3）按丹田（关元）：按小儿丹田部（脐下3寸），呼气时按压，吸气时随腹壁抬起，反复5～10次。

（4）点按太溪：用拇指点按小儿太溪穴（足内踝尖与跟腱水平连线的中点）3～5次。

（5）按揉三阴交：以右手拇指按揉小儿三阴交穴（足内踝上3寸）50～100次，可主治遗尿、惊风等病症。

（6）推上七节骨：用食、中二指指面自下向上，即自小儿长强穴至命门穴直推50～10次。

（7）按揉肾俞：小儿取坐位或俯卧位，妈妈可用拇指指端揉小儿脾俞穴（第十一胸椎棘突下下，旁开1.5寸），3～5分钟。按揉肾俞可主治遗尿、尿频、腰酸乏力等泌尿生殖系统疾病和部分先天不足和部分外科病。

（8）直推腰骶：用手掌着力从下至上推搓小儿腰骶部，以手下有热感为度。

（9）掌按：以掌根或全掌轻揉小儿背部脊柱两侧肌肉3～5分钟。

（10）点按百会穴：妈妈拇指指腹置于小儿百会穴处（头顶部前后正中线与两耳尖连线的交点处）按揉50～100次。肾俞、三阴交、

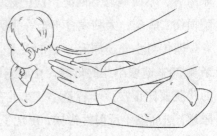

掌根按摩小儿脊柱。

26

中极这几个穴位能够补益肾气，百会穴能够提升阳气，丹田、气海有增补阳气、增强体质的功效，这些穴位加起来，就能够起到补肾益精、升举收摄、通调水道的作用。

对于遗尿小儿，要定时控制饮水量：每天下午4点以后减少进水量，晚饭少吃流质食物，宜以偏咸或偏干的食物为主，临睡前忌饮水以控制小儿摄水量，减少夜间排尿量。注意忌口：忌食生冷、辛辣、刺激性食物，以防止病情加重。由于小儿神经系统发育尚未成熟，食用这类食物会造成大脑皮质的功能失调，容易发生遗尿；睡前忌食西瓜、橘子等水果，这些食物食用后会增加膀胱夜间的储尿量，加重遗尿病情；忌食薏米、赤小豆、鲤鱼，这些食物的利尿作用较强，食用后会加重小儿病情；忌食玉米，玉米甘淡，利尿作用明显，食用可加重遗尿现象。这里再给大家推荐一款调理遗尿的食疗方——山药猪肾汤，它有补肾健脾、涩尿止遗的功效。

材料：山药100克，猪肾2只，沙参50克，枸杞子50克，盐、姜、葱各少许。

做法：猪肾洗净、除去筋膜，飞水去腥后切成小丁；山药去皮洗净切丁；锅置火上，加水适量，放入猪肾以及其他材料，先用武火烧开，转至文火炖至酥即可。

睡眠不好，多梦

症状： 一般表现为小儿睡觉时说梦话、惊醒、踢腿，甚至梦游。

偏方：（1）取柏子仁15克，大米100克，蜂蜜、醋各适量。将柏子仁、大米淘洗干净，同入锅中，加水煮粥，加蜂蜜、醋调味。每日晚餐食用1次。

（2）取酸枣仁20克，桂圆肉30克，红枣10颗，老鸡1只，盐5克。将酸枣仁、桂圆肉洗净；老鸡处理洗净，切大块，放入沸水中焯烫，盛出沥水；将2升清水放入瓦煲内，煮沸后加入酸枣仁、桂圆肉、红枣、老鸡；大火煲沸后，改用小火煲3小时，加盐调味即可。喝汤吃鸡肉及其他食材。

做梦与大脑的成熟，心理功能的发生、发展有密切的关系，多梦主要是由于小儿的大脑神经发育不健全，再加上疲劳、晚上吃得太饱，或受到惊吓，看了恐怖的电影，听了恐怖的故事而引起的。当家长发现小儿夜间睡得不踏实，有惊醒、踢腿，甚至夜惊的症状，可以给小儿吃柏子仁粥和酸枣仁鸡汤，柏子仁补心脾，滋肝肾，有"主惊悸、安五脏、益气、除湿痹"的功效。小儿食用后可养心安神、润肠通便。酸枣仁能宁心安神，补肝血；桂圆肉补血养心安神；老鸡养阴补虚。四者共煮成汤，有补血养心、解忧安神的作用，对血虚心失引起的心悸失眠有较好的作用。这两款食疗方都有助于小儿安神养心，有很好的疗效。

除此之外，每日睡前给小儿进行适当的按摩，也可以帮助小儿快速进入睡眠，保证睡眠质量。具体步骤如下。

按揉心俞： 按摩者用拇指螺纹面按揉小儿心俞穴（第 5 腰椎棘突下旁开 1.5 寸）50 ~ 100 次。

按揉神门： 按摩者用拇指指端按揉神门穴（位于手腕部位，手腕关节手掌侧，尺侧腕屈肌腱的桡侧凹陷处）30 ~ 50 次。

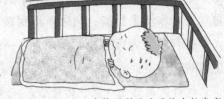
小儿睡眠不安、多梦不利于孩子的生长发育。

捣揉小天心： 按摩者一手握住小儿的手，使其掌心向上，用另一手中指指端捣揉小儿小天心（大、小鱼际交接处凹陷中）50 ~ 100 次。

按揉三阴交： 小儿坐位或仰卧位，按摩者以右手拇指按揉小儿三阴交穴（足内踝上 3 寸）50 ~ 100 次或 3 ~ 5 分钟。

按揉足三里： 按摩者用拇指按揉小儿足三里穴（膝盖外侧陷凹下 3 寸）50 ~ 100 次或 3 ~ 5 分钟。

点按太冲： 按摩者用拇指指腹点按太冲穴（位于足背侧，第一、二趾跖骨连接部位中），按揉 50 ~ 100 次或 3 ~ 5 分钟。

直推背部： 按摩者以手掌蘸少许生姜汁，沿脊柱两侧膀胱经用手掌着力推搓小儿背部，以手下有热感为度。

推搓腰部： 按摩者以手掌蘸少许生姜汁沿脊柱两侧膀胱经用手掌着力推搓小儿腰部，以手下有热感为度。

叩背部： 按摩者以虚掌叩击小儿脊柱两侧背、腰及骶部肌肉 5 ~ 10 遍，手法刺激宜稍强。

相信通过妈妈双手的抚慰，小儿一定会很快进入甜蜜的梦想，做个甜甜的美梦。

蛲虫

症状：肛门痒，常以手挠之，夜间烦躁，睡眠不安，有细小白虫在肛门周围活动。

偏方：（1）百部6克，胡黄连5克，使君子肉10克，贯众10克，槟榔5克，苦楝根皮10克，川椒3克，芦荟3克。水煎服。

（2）百部、蛇床子各15克，黄柏6克，每晚煎水200毫升，等晾温后，外洗肛门，每日1次，连用2～3次。有杀虫止痒的作用。

蛲虫病是小儿常见的和多发的肠道寄生虫病，据资料显示在我国12岁以下儿童平均感染率为23.61%。由于蛲虫具有生活史简单，虫卵发育和传播速度快的特点，致使本病存在"易治难防"的现象。

蛲虫病主要传播方式有：肛门－手－口直接感染，感染期卵对外界抵抗力强，蛲虫卵在患者指甲垢或皮肤上可活10天，故小儿吸吮手指或用不洁的手取食，均可将虫卵带入口中，是造成患儿反复感染的主要原因；间接接触感染或吸入感染，据调查患儿衣裤、被褥、室内家具和地面上，均可查出虫卵，而且虫卵还可随尘埃在空气中飞扬，因而这种通过食入附在污染物上，吸入附在尘土上蛲虫卵的感染方式，是造成蛲虫感染具有聚集性的主要原因，如一个幼儿园很多孩子都感染蛲虫病。特别是在幼儿园，一旦有蛲虫传染源的存在，常可通过儿童玩具等途径造成交叉感染。

小儿感染蛲虫后，肛周瘙痒和夜间磨牙症状比较突出，可导致失眠、烦躁不安或精神不安等；轻中度感染对儿童的体格发育，如身高、体重、头围、胸围无明显影响；而重度感染除头围外儿童的身高、体重、胸围明显低于对照儿童；长期重度感染可使儿童体格发育稍滞后于同龄人，严重影响儿童身心健康。所以一旦发现小儿感染蛲虫病，要给予高度重视，积极治疗。

家长可采用内服和外用双管齐下的方法治疗蛲虫病。取

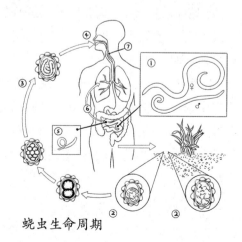

蛲虫生命周期

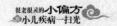

百部 6 克，胡黄连 5 克，使君子肉 10 克，贯众 10 克，槟榔 5 克，苦楝根皮 10 克，川椒 3 克，芦荟 3 克。水煎服。1 日 1 次。同时，配合外洗方：百部、蛇床子各 15 克，黄柏 6 克，每晚煎水 200 毫升，等晾温后，外洗肛门，每日 1 次，连用 2 ~ 3 次。一般情况下，2 ~ 3 日即可收到疗效。

《圣济总录蛲虫》中论述：蛲虫甚微细，若不足虑者。然其生化众多，攻心刺痛，时吐清水，在胃中侵蚀不已，日加羸弱……咬人下部痒。蛲虫虽细小如线，但其雌虫夜间在小儿肛周排卵，导致小儿肛门奇痒，影响小儿睡眠。时间长了，损伤小儿脾胃，致气血生化无源，影响小儿生长发育。这两个方子，同用到一味中药——百部。百部味甘，性微温，归肺经，《本草纲目》曰：杀蛔虫、寸白、蛲虫。百部有杀虫的作用，擅治蛲虫；还具有灭虱杀虫的功效；单味水煎内服可治疗蛔虫病、蛲虫病等；外用可治疗头虱、体虱、疥癣等。内服方中的胡黄连能清湿热，抗真菌；使君子肉克健脾胃，除虚热，治小儿百病疮癣；苦楝皮配伍槟榔、贯众、川椒和芦荟可治蛲虫。诸药并用，能清热祛湿，抗菌杀虫，对蛲虫病有良好的疗效。外洗方中的蛇床子，在《本草新编》中有记载：蛇床子，功用颇奇，内外俱可施治，而外治尤良。它能抗菌、杀虫、止痒。黄柏有清热燥湿的作用，用于湿热痢疾、湿热带下、湿热淋痛、湿热痹证及湿热黄疸。而且可泻火解毒，用于热毒疮疡、湿疮湿疹等。三方外用，可起到止痒、驱虫、杀菌的功效。

蛲虫以集体生活的儿童感染率较高，所以如果孩子正在上幼儿园，家长尤其要注意。帮孩子养成良好的卫生习惯，纠正小儿吸吮手指的坏习惯，饭前便后洗手，勤剪指甲，勤洗澡。幼儿玩具等经常进行消毒处理，以减少交叉感染。不要穿开裆裤，并且对小儿的衣、被经常进行卫生处理，如定期烫洗被褥，清洗玩具，用沸水烫或日光暴晒等方法，杀灭虫卵，以防止患儿反复自身感染。蔬菜瓜果在食用之前，一定要清洗干净，不喝生水。一旦幼儿园有别的小朋友感染蛲虫，家长要让学校配合进行消毒工作，以防孩子受到感染。只有采取综合性防治措施，才能有效地降低和控制幼儿的蛲虫感染率，保护幼儿的身体健康。

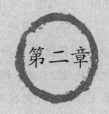

第二章

肠胃调理小偏方：消化系统疾病

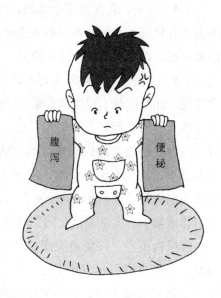

消化不良

症状： 小儿持续存在或反复发作的上腹痛、腹胀、早饱、嗳气、厌食、胃灼热、反酸、恶心呕吐等消化功能障碍。

偏方： 吴萸子30克，丁香6克，胡椒30粒。将上药共研成细粉，贮瓶备用。每次用药粉1.5克，调适量凡士林，敷于脐部，盖上纱布，外用胶布固定。每日换药1次。

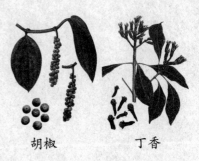

胡椒　　　　丁香

消化不良是小儿消化内科最常见的临床综合征。小儿消化不良一般有以下症状。

（1）对于小婴儿，常表现为溢奶，稍大孩子常有呕吐，一般不严重，呕吐物有酸味。

（2）患儿食欲减退、腹胀、肠鸣音亢进，甚至不用听诊器也可听到肚子的"咕噜"叫声。

（3）口臭。乳食积滞于胃脘，往往先发生口臭，特别是晨起口臭口酸为乳食停滞的表现，临床称此为高位停食。有这种现象时，可减食或停食一顿，以利于肠胃功能的恢复。

（4）大便恶臭。伴随少许不消化食物残渣，虽未稀泄，已有伤食泄之先兆，此时应马上减少饮食量，予以调整，可避免泄泻的发生。

小儿的消化器官发育还不完善，消化液分泌不充足，酶的功能也不完善，胃及肠道内黏膜柔嫩，消化功能还比较弱。如果父母不能正确地喂养孩子，什么都给孩子吃，使孩子饮食的质和量得不到保证，损伤了肠胃引起胃肠功能紊乱，孩子就会出现肚子胀、吐奶、大便稀，有酸臭味，并且排泄物中有大量未消化的食物残渣。

除喂食不当，胃肠道炎症、滥用抗生素、天气变冷、身体抵抗力低外肚子受凉也可引起消化不良。幼儿长期消化不良，会造成营养素摄入不足，消化吸收不良，影响生长发育。特别是3岁以内的小儿，这一阶段正是大脑发育最旺盛的时期，是决定智能高低的关键时期，若消化功能未能及时得到改善，影响营养素的吸收，势必影响大脑发育而遗憾终身。

当家长发现小儿有消化不良的症状时，可以取吴萸子 30 克，丁香 6 克，胡椒 30 粒。将上药共研成细粉，贮瓶备用。每次用药粉 1.5 克，调适量凡士林，敷于脐部，盖上纱布，外用胶布固定。每日换药 1 次。方中吴萸温中散寒，丁香能温中下气，胡椒亦能散寒止痛，因此对于虚寒所致的消化不良非常适宜。脐中（神阙穴）具有健运脾阳、和胃理肠等作用，药贴于此穴效果更佳。经此偏治疗的小儿消化不良疗效显著，一般外敷 1 ~ 2 次可痊愈。

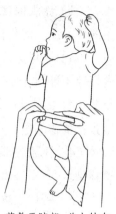

药敷于脐部，盖上纱布，外用胶布固定。

除此之外，家长还可以配合以下按摩手法来促进小儿消化。

（1）揉中脘：按摩者以右手中指指腹按顺时针方向揉小儿中脘穴（脐直上 4 寸）50 ~ 100 次。

（2）揉天枢：按摩者用拇指按顺时针或逆时针方向揉动小儿天枢穴（脐两侧旁开 2 寸）3 ~ 5 分钟。

（3）按揉脾俞、胃俞：小儿取坐位或俯卧位，按摩者用拇指指端揉小儿脾俞穴（第十一胸椎棘突下，旁开 1.5 寸），50 ~ 100 次。小儿取坐位或俯卧位，按摩者用拇指指端揉小儿胃俞穴（第十二胸椎棘突下，旁开 1.5 寸），50 ~ 100 次。按摩者以全掌为着力部位，横擦小儿肩背腰骶部，以皮肤微红透热为度。

（4）推四横纹：按摩者一手握住小儿的手，使小儿四指并拢，另一手拇指从小儿食指横纹处推向小指横纹处 50 ~ 100 次。

（5）按揉阴陵泉：按摩者以手指按揉小儿阴陵泉穴（胫骨内侧髁后下方约胫骨粗隆下缘平齐处）3 ~ 5 分钟。

（6）按揉足三里：按摩者用拇指按揉小儿足三里穴（膝盖外侧陷凹下 3 寸）50 ~ 100 次或 3 ~ 5 分钟。

（7）按揉三阴交：小儿坐位或仰卧位，按摩者以右手拇指按揉小儿三阴交穴（足内踝上 3 寸）50 ~ 100 次或 3 ~ 5 分钟。

对小儿消化不良家长平时要做好预防护理的工作。

（1）喂养要定时、定量。让孩子从小养成饮食的好习惯，使其消化器官能更好适应。对较大的幼儿应鼓励其养成自动取食的习惯。

（2）克服偏食，注意营养全面性。荤素配合要适当，克服以零食为主的坏习惯。避免食用有强烈刺激性的食物。

（3）注意保持好小儿的食欲，给宝宝创造良好的就餐环境。注意进食环境不能过于嘈杂，更不能边看电视边进食；注意不要强迫进食或对小儿饮食限制过严；不要饭前吃糖果；避免进食时小儿过于疲惫或精神紧张；食物的色、香、味要有一定的吸引力。

（4）注意腹部保暖，不要使胃肠道受寒冷刺激，同时尽量减少呼吸道感染。

（5）密切注意保持消化道通畅，帮宝宝养成定时排便习惯。

（6）注意卫生，养成宝宝饭前洗手习惯，注意食物清洁新鲜。

（7）多进食易消化食物，避免煎炸等难消化食物。

积食

症状：小儿呼出的口气中有酸腐味，食欲不振，吃饭时间长，肚腹胀满，大便干燥，恶心、腹胀、腹痛、口臭、手足发热、面色发黄、精神萎靡等。

偏方：消食散：厚朴200克，建曲、槟榔、二芽、茯苓各100克，鸡内金、陈皮各60克，以上诸药按质分炒共研细末，瓶装备用，开水泡服。每日服用2～3次，或以上诸药，取常用量煎服，每日1剂。

积食是由于乳食喂养不当，乳食停聚中脘，积而不化，气滞不行所形成的一种脾胃病症。临床上以不思乳食，脘腹胀满，嗳腐吞酸，甚至吐泻酸臭乳食或便秘为主要特征。小儿各年龄段皆可发病，但以婴幼儿多见。常在感冒、泄泻、疳证中合并出现。本病一年四季皆可发生，夏秋季节，暑湿当令，易于困遏脾气，小儿易被食伤，发病率略高。

在古代文献中，积滞病名首见于明代鲁伯嗣《婴童百问》："小儿有积滞，面目黄肿。肚热胀痛，复睡多困，哭啼不食，或大便闭涩，小便如油，或便利无禁，粪白酸臭。此皆积滞也。"积滞与伤乳、伤食、疳证等有密切关系。《幼幼集成》对"伤食""食积"的转化、预后作了简要的阐述："伤食一证，最为利害。如迁延不治则成积成癖，治之不当则成疳成痨。"若伤于乳食，经久不愈。可变成积，积久不消，迁延失治，营养缺乏，则影响小儿的生长发育，便可转化成疳证。所以有"积为疳之母，无积不成疳"之说。三者名虽异而源则一，唯病情有轻重浅深之不同。

本病的病因主要是乳食内积，损伤脾胃。病机为乳食不化，停积胃肠，脾运失常，气滞不行。积滞可分为伤乳和伤食。伤于乳者，多因乳哺不节，食乳过量或乳液变质，冷热不调，皆能停积脾胃，壅而不化，成为乳积。伤于食者，多因饮食喂养不当，偏食嗜食，饱食无度，杂食乱投，生冷不节，食物不化，或过食肥甘厚腻、柿子、红枣等不易消化之物，停聚中焦而发病。正所谓"饮食自倍，肠胃乃伤"。

如果发现小儿积食，可取厚朴200克，建曲、槟榔、二芽、茯苓各100克，鸡内金、陈皮各60克，以上诸药按质分炒共研细末，瓶装备用，开水泡服。每日服用2～3次，或以上诸药，取常用量煎服，每日1剂。家长可以根据小儿年纪，做酌量增减。1岁以内，每次5克；1～3岁，每次10克；4～7岁，每次15克；7岁以上每次20克。每日2～3次，或以上诸药，取常用量煎服，每日1剂。本方可行气消积，导滞和胃。

胃属六腑之一，《内经》云："六腑者，传化物而不藏，故实而不能满也。"正常时，六腑纳运饮食、传导水谷，虚实更替，通而不滞。胃气既有通降下行为顺，以滞塞上逆为病，今饮食内伤，阻滞于胃腑，胃气不畅，气血违和，故而百病丛生，消除积滞，是疏通胃腑的根本，腑通则诸症悉除。本方中厚朴辛苦温，行气宽中，消除膨胀，其为主药；辅以鸡内金、槟榔消宿积；建曲、二芽消食化滞为佐；茯苓、陈皮健脾和中为使。全方可消宿食而化滞、行气破积而和中。

家长对小儿的喂养要掌握科学的方法，以及合理的饮食结构，荤素搭配要合理，一日三餐宜定时定量。晚上胃肠功能下降，晚饭不宜吃得太饱，否则容易积食。早上或中午睡醒后，1小时内不宜进食。这里给妈妈们推荐一款消食可口的小零食——糖炒山楂。

材料：山楂300克，红糖适量。

做法：山楂洗净去核；锅置火上，取红糖适量入锅，用文火炒化，加入去核的山楂适量，再炒5～6分钟，闻到酸甜味即可。

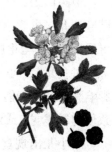

山楂

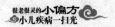

功效：此方作为零食给小儿食用，有清肺消食的功效。

食欲不振

症状：食欲不佳，没胃口，饮食较少，人较消瘦。

偏方：推天柱，运内八卦（顺运八卦），揉板门（运板门），按揉脾俞、胃俞，横擦小儿肩背腰骶部，推下七节骨，揉中脘，按揉足三里。

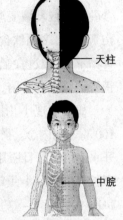
天柱穴和中脘穴的位置。

如果小儿饮食没有规律、没有节制可导致脾胃受伤，受纳运化功能减弱，出现食欲不振或厌恶乳食之症。

首先要了解孩子食欲不佳的原因，然后除去这些原因，配以相对的措施，以及合理的膳食。这样才能打开孩子的胃口，提高他们的食欲。现实生活中，引起小儿食欲不振原因常有以下几种：①饭前的剧烈运动，抑制了视丘下的食欲中枢，胃口自然不开，多见于好玩儿童。②孩子饮食无定时，给吃零食过多，使食欲中枢长期受到刺激，而后转入抑制状态。③因偏食造成某些稀有元素（如锌、铜、铁、钙）缺乏，致使参与机体组织代谢的酶失去活性，食欲自然不好。④家长对孩子活动限制过度。孩子因运动量太少，机体能量消耗量过少，缺乏饥饿感而不想吃。⑤父母对进食量较小的孩子，强迫进食，甚至采取打骂等过激手段，造成心理压抑，食欲反而下降。⑥有些孩子患有各种慢性疾病或肠寄生虫病，而未加以适当治疗处理。

中医认为，小儿食欲不振有以下病因。①乳食不节：小儿喂养的原则应当是"乳贵有时，食贵有节"。饮食没有规律、没有节制可导致脾胃受伤，受纳运化功能减弱，出现食欲不振或厌恶乳食之症。②痰湿滋生：乳母过食寒凉，小儿嗜食生冷瓜果，导致脾阳受伤，痰湿内生，壅阻中州，影响脾胃消化功能，出现厌食。③脾胃虚弱：小儿禀赋不足，后天失养，致使脾胃虚弱，或疾病迁延，损伤脾胃，使消化功能下降而致食欲不振。

当小儿出现食欲不佳症状时，爸爸妈妈可以采取以下按摩手法帮助孩子提高食欲：① 推天柱：稍低颈，按摩者上手扶小儿的头部，用另一手拇指或食、中二指自颈后发际向下至大椎穴直推，50～100次。② 运内八卦（顺运八卦）：按摩者以小儿掌心为圆心，从圆心至中指指根横纹约2/3处作圆，另一手拇指做顺时针方向运，50～100次。③ 揉板门（运板门）：小儿坐位，按摩者一手握住小儿的手，用另一手拇指指端在小儿大鱼际中点揉手掌大鱼际平面50～100次。④ 按揉脾俞、胃俞：小儿取坐位或俯卧位，按摩者用拇指指端揉小儿脾俞穴（第十一胸椎棘突下，旁开1.5寸），50～100次。小儿取坐位或俯卧位，按摩者用拇指指端揉小儿胃俞穴（第十二胸椎棘突下，旁开1.5寸），50～100次。按摩者以全掌为着力部位。⑤ 横擦小儿肩背腰骶部，以皮肤微红透热为度。⑥ 推下七节骨：按摩者用拇指桡侧面或食、中二指指面自上向下直推腰骶部，即从小儿第四腰椎命门穴至长强穴推50～100次。⑦ 揉中脘：按摩者以右手中指指腹按顺时针方向揉小儿中脘穴（脐直上4寸）50～100次。⑧ 按揉足三里：按摩者用拇指按揉小儿足三里穴（膝盖外侧陷凹下3寸）50～100次或3～5分钟。

同时根据小儿的其他症状，可增加一些按摩手法，如乳食壅滞型食欲不振，表现为有伤乳伤食史。伤乳儿呕吐乳片，口中有酸味，脘腹胀满，大便酸臭，舌质红、苔白腻，脉弦滑。伤食儿呕吐酸腐食物残渣，腹痛拒按，大便臭秽，舌苔白腻，脉弦滑，指纹多见紫滞。治疗原则：消食导滞。

按摩手法：①揉板门，并从板门推向横纹：按摩者一手拇指指端在小儿大鱼际中点揉手掌大鱼际平面的板门穴，并以拇指桡侧自小儿拇指指根大鱼际向腕横纹处直推50～100次。②逆运内八卦：按摩者以小儿掌心为圆心，从圆心至中指指根横纹约2/3处为半径作圆周，以一手拇指做逆时针运，50～100次。③捏脊：按摩者以拇指指面与其余四指指面相对用力，或四指在上，拇指在下相对用力，由尾部向颈部大椎，沿小儿背部正中线以及两旁的肌肉向上轻轻提捏3～5遍。④推六腑（退六腑）：按摩者用拇指指面或食、中二指指面沿小儿前臂尺侧自腕横纹尺侧向肘推50～100次。⑤掐揉合谷：按摩者以一手使小儿手掌侧置，桡侧在上。以另一手拇指指甲重掐并揉小儿合谷穴3～5次。

如果小儿是痰湿滋生型食欲不振，形体消瘦或虚胖，不思饮食，呕吐痰涎，大便稀，面无光泽而苍白，舌苔白腻，脉濡滑，指纹淡红。治疗原则：健脾燥湿化痰。

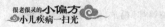

需要增加以下按摩手法：①补脾经：按摩者使小儿掌心向上，另一手拇指自小儿拇指指尖推向指根方向，即沿拇指桡侧赤白肉际直推50～100次。②掐揉一窝风：按摩者一手拇指或中指指端掐揉小儿一窝风穴（手背腕横纹正中凹陷）3～5次。③揉外劳宫：按摩者握住小儿的手，使其掌心向下，一手拇指或中指指端揉小儿外劳宫穴（掌背中央，与内劳宫相对处）50～100次。④摩腹：小儿仰卧位，按摩者用四指或全掌摩于小儿整个腹部3～5分钟。⑤逆运内八卦：按摩者以小儿掌心为圆心，从圆心至中指指根横纹约2/3处为半径作圆周，以一手拇指做逆时针运，各50～100次。⑥捏脊：按摩者以拇指指面与其余四指指面相对用力，或四指在上，拇指在下相对用力，由尾部向颈部大椎，沿小儿背部正中线以及两旁的肌肉向上轻轻提捏3～5遍。⑦推四横纹：按摩者一手握住小儿手，使其四指并拢，另一手拇指从小儿食指横纹处推向小指横纹处50～100次。

还有一些孩子精神疲惫，全身乏力，不思乳食，或拒食，伴形体消瘦，面色苍白，大便溏薄或夹有乳食残渣，舌质淡、苔白，脉细弱，这是明显的脾胃虚弱导致的食欲不振，家长需要增加以下按摩手法，治疗原则以益气健脾和中为宜。①补脾经：按摩者使小儿掌心向上，另一手拇指自小儿拇指指尖推向指根方向，即沿拇指桡侧赤白肉际直推50～100次。②掐揉一窝风：按摩者一手拇指或中指指端掐揉小儿一窝风穴（手背腕横纹正中凹陷）3～5次。③逆运内八卦：按摩者以小儿掌心为圆心，从圆心至中指指根横纹约2/3处为半径作圆周，以一手拇指做逆时针运，50～100次。④揉外劳宫：按摩者握住小儿的手，使其掌心向下，一手拇指或中指指端揉小儿外劳宫穴（掌背中央，与内劳宫相对处）50～100次。⑤补肾经：按摩者使小儿掌心朝上，以另一手拇指指端，自小儿小指指根向小指指尖推小指末节掌面的螺纹面50～100次。⑥清天河水：按摩者用一手食、中二指指腹沿小儿前臂内侧正中，自腕横纹至肘横纹直推，即推大陵至洪池50～100次。

脾胃虚弱的食欲不振在小儿临床上较多见。家长可以取莲子粉或莲子去心5克，糯米30克。先加入适量水煮莲子，微软后加入糯米，文火熬至莲子软烂，随意服食，连服数日。这非常适用于脾胃虚弱型小儿食欲不振。

为提高小儿的食欲，家长还可以从以下几个方面入手。

（1）在孩子们开始学习吃饭时，养成全家定时用餐的习惯，并且不让孩子在餐前吃零食，以免影响正餐食欲。

（2）可加强菜色上的口味及变化，由于夏季燥热，多少会影响大人和小孩的食欲，因此烹调方式可以凉拌代替，这样菜的口感清爽；或在菜肴中添加水果，例如西红柿、菠萝、杧果等食材，亦有开胃的作用。

（3）可使用较可爱，或是孩子喜欢、自己挑选的餐具，将会增进孩子们用餐的兴趣。要培养孩子们正确的饮食习惯，须以循序渐进的方式，纠正孩子爱吃零食、喝冰凉饮料的坏习惯，并以身作则，尽量让全家一起享受用餐的乐趣。

滞症厌食

症状：不思饮食，食而不化，腹部胀满，大便不调等。

偏方：菜菔子贴压脾俞、胃俞、足三里；每日以菜菔子按揉脾俞、胃俞、足三里三个穴位。

滞症厌食，从病名上就可以看得出是因为宝宝饮食消化不良而引起的厌食。通常是由于不良的饮食习惯或各种急慢性疾病而引起食欲不振、食量显著减少等现象。

饮食积滞型厌食症表现出的症状有厌食腹胀、睡眠不安、口臭烦躁、大便不调、便下臭秽、舌苔厚腻、脉滑实、指纹紫滞。严重的厌食会出现长期不思乳食的现象，可造成营养不良，影响宝宝生长发育。

按照中医的说法，导致积滞的原因主要是脾胃虚弱，脾胃虚弱的根本原因是气虚。中医所说的气，包括元气、宗气、卫气，气有推动、温煦、防御、固摄和气化功能，气虚导致出现机体的某些功能低下或衰退、身体抗病能力下降等衰弱的现象。同时，气虚还可导致脏腑功能减退，从而表现为一系列脏腑虚弱征象。所以，气虚是因，脏腑虚弱是果，脏腑虚弱则导致胃肠"积滞"等症。这里要提醒家长注意的是，如果宝宝气虚，会有容易出汗、全身乏力、头昏耳鸣、痰多或水肿等症状，家长一定要随时观察宝宝的身体状态，以便提早预防。

对于气虚导致的宝宝滞症厌食，本节我们推荐父母使用菜菔子按压

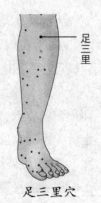

足三里穴

脾俞、胃俞、足三里三个穴位的方法，通常连按数日即可消除宝宝滞症厌食的症状，坚持贴压有益气健脾、强身保健的效果。

用莱菔子按压脾俞、胃俞、足三里的方法很容易掌握。首先，定位穴位：脾俞穴位于人体背部，在第十一胸椎棘突下，左右旁开两指宽处；胃俞穴位于第十二胸椎棘突下，督脉旁开1.5寸处，这里所说的"寸"是指宝宝一指宽的长度；足三里穴位于外膝眼下四横指、胫骨边缘。定位好这三个穴位之后，家长们取几颗莱菔子置于穴位处，并用胶布固定。固定好后，家长们每天给宝宝按揉穴位，每个穴位3～5分钟，每天2～3次。特别要说明的是按摩穴位的方法一定要坚持，不可三天打鱼两天晒网，否则无法起到相应的作用。

此方的治疗原理在于，脾俞、胃俞、足三里都可治疗脾胃疾病、调理脾胃功能。脾俞穴有健脾和胃、利湿升清的功效，主治腹胀、黄疸、呕吐、腹泻、痢疾、水肿等病症；足三里是足阳明胃经的主要穴位之一，常按摩足三里可生发胃气、燥化脾湿，能够治疗胃痛、呕吐、腹胀、肠鸣、疳积、消化不良等；胃俞穴有和胃健脾、理中降逆的功效，主治消化系统疾病，如胃炎、胃溃疡、胃扩张、胃痉挛等。选择用莱菔子贴压穴位也是有原因的。莱菔子，就是萝卜的种子，它有消食除胀的作用，很多人都知道白萝卜有泻火通气的作用，但因为白萝卜性凉，吃多了容易伤到宝宝的脾胃，而莱菔子外用，就能达到通气而不伤脾胃的效果。

如果家长们有空余时间，花几分钟按揉宝宝的中脘穴也会收到不错的效果。中脘穴位于上腹部，胸骨下端和肚脐连接线中点即为此穴。中脘穴主要治疗一些消化系统类的疾病，比如腹胀、便秘、食欲不好等。具体操作方法也很简单，家长用拇指轻轻按揉宝宝的中脘穴大约300下，每天一次，一周一个疗程。坚持按揉不仅对治疗宝宝厌食有很大帮助，而且还有助于宝宝的身体健康。

除了按摩的方法，本节再给各位家长朋友推荐两个简单有效的食疗方，对于滞症厌食的宝宝会有一定帮助。

1. 萝卜猪肉饼

材料：准备白萝卜、面粉各250克，精猪肉100克。

做法：先将萝卜洗净切成细丝，放入油锅内炒至五成熟时盛出，再将猪肉剁茸，与炒后的萝卜丝调制成馅，然后加葱花、姜末、精盐调味。最后，面粉加水和匀，分成大小适中的面团，与之前的馅心一起制成夹心小饼，用植物油煎熟。

功效：经常给宝宝食用有理气消食的功效，但要注意的是，这一偏方适合于年龄稍大一点儿的宝宝。

2.鸡内金粥

材料：准备鸡内金6个，干橘皮3克，砂仁2克，粳米50克。

做法：首先将鸡内金、橘皮、砂仁共同研末，粳米加水适量煮粥，然后在粥将成时加入药末，并放入少许白糖调味。

功效：鸡内金粥有消食化滞，理气和胃的功效，可与萝卜猪肉饼搭配食用。

在此还要提醒家长朋友们，宝宝出现厌食的情况，家长们首先要排除是不是因为宝宝缺少微量元素，还要排除是不是肝、肾方面的疾病而导致的厌食症，确认是由于滞症引起的厌食后，用本节的偏方再配合饮食，通常几天就能矫正过来。

预防小儿厌食，家长们应当管理好宝宝平时的生活细节。首先要给宝宝营造一个温馨的就餐环境，吃饭时不要分散宝宝的注意力，否则会影响宝宝情绪，进而影响其食欲。其次，平时少让宝宝吃零食，尤其是饭前，饭前零食吃得过多，便会影响宝宝吃正餐。饭前不吃糖分高的食物，否则也会影响正餐食欲。另外，平时宝宝饭菜的口味应尽量淡一些，避免使用过多的调味料，清淡食物有助于宝宝消化。

最后，如果宝宝腹胀严重、晚上躁动不安、睡眠不好，伴有恶心呕吐等情况，或小儿滞症厌食症状比较严重，这时家长应该带宝宝就医，以免耽误病情，影响宝宝身体健康。

腹胀

症状：伤食型腹胀，大便干结，口干口渴，午后潮热。

偏方：（1）外敷法：玄明粉10～20克，小茴香1～3克，研末混合，将上药放置在纱布袋内，袋两边缝上绷带，睡前捆于小儿肚脐上，留1夜。

（2）按摩法：①揉膻中、分推膻中、直推膻中；②分推腹阴阳；③摩腹；④揉天枢；⑤按揉足三里；⑥运内八卦（顺运八卦）；⑦揉板门；⑧按揉脾俞、胃俞；⑨横擦肩背腰骶。

腹胀，是指胃脘及胃脘以下的整个腹部胀满的一种症状。小儿腹胀多是因肠胃炎或消化不良引发的，但一些肝胆疾病和急性感染性疾病，也会引发小儿腹胀。给小儿选择的奶粉或辅食种类不当，导致小儿胃肠道中产

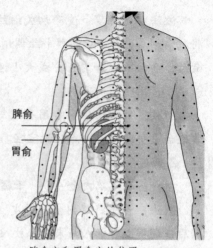

脾俞

胃俞

脾俞穴和胃俞穴的位置。

气过多，也会引发腹胀。此外，家长给小儿喂食过多，也会引起腹胀。小儿腹胀多以气胀为主，常见症状为腹部胀满、叩之如鼓、食欲不振、食少饱闷、嗳腐吞酸、恶心、呕吐等。

中医认为，小儿腹胀多因乳食不节、起居无节、湿阻气滞，伤及脾胃，致脾胃运化功能失调，或脾胃虚弱，腐熟运化不及，瘀血阻滞、乳食停滞不化所致。腹胀多表现为小儿不思乳食，食而不化，脘腹胀满，有的小儿还伴有大便干结，午后潮热，口干作渴等症状。遇到这种情况，妈妈不要过于焦虑，采用简单的中药外敷法就能收到较好的疗效。取玄明粉 10 ~ 20 克，小茴香 1 ~ 3 克，研末混合，将上药放置纱布袋内，袋两边缝上绷带，睡前捆于小儿肚脐上，留 1 夜。第二天早上起来，重新装新药放于纱布袋内，如果小儿大便通畅，腹胀即减或消退，可不用了；如果不减，可重复运用。一般 2 ~ 3 天即可见效。

小儿的肚脐上有一个神奇的穴位——神阙穴，神阙属任脉，又为冲脉循行之，且任脉与督脉相表里，冲、任、督三脉经气贯通，又连十二经脉、五脏六腑、四肢百骸，故药入神阙可致疏其血气，令其调达。而纱布袋中装有玄明粉、小茴香。《本草拾遗》记载茴香"治小儿气胀，霍乱呕逆，腹冷不下食，两肋痞满"，有行气和胃的功效，常用于胃寒胀痛、食少呕吐等。玄明粉和小茴香受热后熔化吸收，可产生散寒理气、泄热通便、润燥软坚的功效，可有效缓解腹胀。

除了中药外敷法，妈妈也可采用辅助按摩的手法。

（1）揉膻中、分推膻中、直推膻中：用食指或中指指腹于小儿膻中穴（乳头连线之中点）施行揉法 10～20 次。用拇指指端揉小儿膻中穴（两乳头之间连线中点处），向两旁分推 10～20 次。用食指、中指指端直推小儿膻中穴 10～20 次。

（2）分推腹阴阳：以拇指自中脘穴向两旁斜下方即肋弓边缘向两旁分推 50～100 次。

（3）摩腹：用四指或全掌摩于小儿整个腹部 3～5 分钟。

（4）揉天枢：按摩者用拇指按顺时针或逆时针方向揉动小儿天枢穴（脐两侧旁开 2 寸），施术 50～100 次。

（5）按揉足三里：用拇指按揉小儿足三里穴（膝盖外侧陷凹下行 3 寸），50～100 次或 3～5 分钟。

（6）运内八卦（顺运八卦）：以小儿掌心为圆心，从圆心至中指根横纹约 2/3 处为半径作圆周，以一手拇指做顺时针运，50～100 次。

（7）揉板门（运板门）：小儿坐位或仰卧位，妈妈一手握住小儿的手，用另一手拇指指端在小儿大鱼际中点揉手掌大鱼际平面 50～100 次。

（8）按揉脾俞、胃俞：用拇指指端揉小儿脾俞穴（在第十一胸椎棘突下，旁开 1.5 寸），各 3～5 分钟。用拇指指端揉小儿胃俞穴（在第十二胸椎棘突下，旁开 1.5 寸），各 3～5 分钟。

（9）横擦肩背腰骶：按摩者以全掌着力，于小儿肩背腰骶部位进行横行擦法。这些穴位按摩都能帮小儿调理肠胃，起到行气消胀、消食导滞、健脾和胃、补血益气的保健功效。

小儿腹胀多为饮食不节导致，所以妈妈要多注意调整小儿饮食。小儿饮食宜清淡：不要给小儿食用油腻、辛辣等不易消化的食物，以免加重身体不适；多吃蔬菜和水果。小儿饮食宜少食多餐：不要一次给小儿喂食过多食物，以免加重小儿胃肠的负担，使得病情加重。不宜给小儿吃产气食物：不要给腹胀患儿喂食一些在消化中容易产气的食物，如马铃薯、红薯等。培养小儿良好的进食习惯：不要狼吞虎咽或边走边吃，这样会在进食的同时吞进较多空气，容易引起腹胀。这里给妈妈们推荐一款腹胀食疗方——蜂蜜萝卜。

材料：萝卜 1 个，蜂蜜 100 克。

做法：将萝卜洗净挖空中心，在萝卜中装入蜂蜜，放入大碗中，隔水蒸熟即可。

功效：萝卜含有植物纤维，吸水性强，在肠道中体积容易膨胀，是肠道中的"充盈物质"，可加强肠道的蠕动，从而利膈宽肠，缓解腹胀。

特别提醒家长注意：腹胀是一些小儿常见胃肠道疾患的先兆和症状，如过敏性肠炎、溃疡性结肠炎等，所以家长在给宝宝使用外敷法和按摩前，应详细诊察其致病原因，有针对性地进行处理。如果家长无法判断，患儿腹胀腹痛不止，就应带宝宝及时去医院就诊，以免延误病情。

腹痛

症状：腹部受寒、脾胃虚寒、乳食积累滞导致的胃脘部以下、耻骨以上部位发生的疼痛。

偏方：主要根据不同症状进行按摩，具体手法下文详细介绍。

小儿腹痛是小儿的常见病症之一，引发原因较多。小儿由于表述能力较差，腹痛时往往不能明确表述，只是通过双手抱住腹部、哭闹或辗转不安来表达不适，需要家长和医生根据其表现来进行判断再对症治疗。

病毒性胃肠炎或感冒时胃肠感染：这是腹痛最常见的原因，并同时伴有呕吐或腹泻。多发生在宝宝聚集的地方，如幼儿园、学前班，容易集体生病。这时父母还应注意是否是集体食物中毒。

阑尾炎：这也是引起宝宝腹痛的原因。初期的腹痛一般位于腹部正中，是一种尖锐的、刀割般的疼痛，有可能被误诊成胃痛，随后转移到右下腹部。即使轻柔抚摸宝宝的腹部也会引起强烈的疼痛感。同时，伴随有恶心、呕吐和发热。不到3岁的宝宝很难被诊断出来，必须让宝宝全力配合医生，并向医生提供详细的信息以帮助诊治。

肠套叠：这是由于宝宝一部分肠管重叠在另一部分肠管之内而引起梗阻造成的。发生肠套叠后，每间隔15～20分钟会出现一阵痉挛性的绞痛，非常剧烈。宝宝在疼痛发

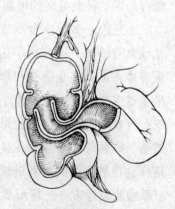

肠套叠：肠套叠是指一段肠管套入与其相连的肠腔内，并导致肠内容物通过障碍。

作时，会表现得非常痛苦，但在间歇期则没有异样。如果出现了此种情况，就应立即去医院就诊。

所以，在按摩前要全面检查，以上三种情况要及时送医院，以免延误病情。

我们这里说的腹痛是指常见的小儿腹痛，中医认为主要由于腹部受寒、脾胃虚寒、乳食积滞所致。

爸爸妈妈可以采用以下按摩手法帮助小儿缓解疼痛。

（1）揉中脘：按摩者以右手食指、中指指腹按顺时针方向揉小儿中脘穴（脐直上 4 寸）50 ~ 100 次。

（2）分推腹阴阳：按摩者以拇指自中脘向两旁斜下方即肋弓边缘向两旁分推 50 ~ 100 次。

（3）摩腹：按摩者用四指或全掌摩于小儿整个腹部 3 ~ 5 分钟。

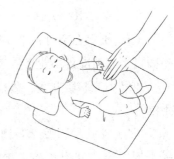

按摩者四指并拢按摩小儿腹部。

（4）拿肚角：按摩者以双手拇、食、中三指，拿小儿肚角（两侧脐下 2 寸旁开 2 寸大筋处）5 ~ 10 次。

（5）揉天枢：按摩者用拇指以顺时针或逆时针方向揉动小儿天枢穴（脐两侧旁开 2 寸）施术 50 ~ 100 次。

（6）按揉足三里：按摩者用拇指按揉小儿足三里穴（膝盖外侧陷凹下行 3 寸）50 ~ 100 次或 3 ~ 5 分钟。

（7）按揉脾俞、胃俞：小儿取坐位或俯卧位，按摩者可用拇指指端揉小儿脾俞穴（在第十一胸椎棘突下，旁开 1.5 寸）3 ~ 5 分钟。按摩者用拇指指端揉小儿胃俞穴（在第十二胸椎棘突下，旁开 1.5 寸）3 ~ 5 分钟。

（8）横擦肩背腰骶部：按摩者以全掌着力，于小儿肩背腰骶部位进行横行擦法。

如果小儿腹痛较剧烈且面色苍白、大便稀薄、小便清长则为实寒证。需要增加以下按摩手法。

（1）掐揉一窝风：按摩者以一手握住小儿的手，使其掌心向下，用另一手拇指或中指指端掐揉小儿一窝风穴（手背腕横纹正中凹陷）3 ~ 5 次。

（2）揉外劳宫：按摩者以一手握住小儿的手，使其掌心向下，用一手中指指端揉小儿外劳宫穴（掌背中央，与内劳宫相对处），50～100次。

（3）推三关：按摩者以一手握住小儿的手，用另一手拇指指腹沿小儿前臂桡侧自腕横纹推向肘横纹，即阳池至曲池50～100次。

如果小儿腹痛隐隐不止，腹部喜温喜按，大便稀烂则为虚寒症。需要增加以下按摩手法。

（1）补脾经：按摩者以一手握住小儿的手，使其掌心向上，一手拇指自其拇指指尖推向指根方向直推50～100次。

（2）揉丹田：小儿仰卧位，按摩者以拇指指腹轻揉小儿丹田穴（脐下3寸）50～100次或3～5分钟。

（3）推上七节骨：小儿俯卧位，按摩者用拇指桡侧面或食、中二指指面自下向上即自小儿长强穴至命门穴直推50～100次。

如果小儿脘腹胀满，疼痛拒按，不思乳食则为伤食腹痛。基本按摩手法：

（1）补脾经：按摩者以一手握住小儿的手，使其掌心向上，以另一手拇指自小儿拇指指尖推向指根方向，即沿拇指桡侧赤白肉际直推50～100次。

（2）清大肠：按摩者以一手托住小儿之手，使其手掌侧放，并使其拇指和食指分开，以另一手拇指桡侧面或指腹，自小儿虎口沿桡侧缘直推至食指指尖50～100次。

（3）推六腑（退六腑）：按摩者用拇指指面或食、中二指指面沿小儿前臂尺侧自腕横纹尺侧推向肘，50～100次。

当小儿腹痛时，爸爸妈妈应仔细地观察小儿的情况，记录相关病情进展。这样去看医生时，爸爸妈妈就能够提供一套完整的病情记录，有助于医生判断宝宝病情。记录宝宝最后一次大便的时间及性状（如干燥的、软的、水样的等）。回忆一下最近24小时内，宝宝吃了什么食物。帮助宝宝确定疼痛的性质和次数。每隔2个小时，重新确认一下宝宝的病情，如果有任何剧烈的病情变化，如宝宝脸色突变，或是疼痛的性质和程度有变化，请及时就医。

但要注意的是，爸爸妈妈不要在没有医生允许的情况下随意给宝宝服用止痛药，因为某些药物可能会对胃黏膜产生刺激，从而加重疼痛。

腹泻

症状： 如果小儿排便次数明显超过平日习惯的频率，粪质稀薄，水分增加，或含未消化食物、脓血、黏液等，即可判断为腹泻。腹泻常伴有排便急迫感、肛门不适、失禁等症状。迁延时间长会导致营养不良，生长发育迟缓，疳积等症。

偏方： 焦米汤，粳米100克，淘洗干净后晾干，然后碾成米粉；炒锅洗净，放在火上大火烧干，然后将火转成小火，倒入碾好的米粉，不断翻炒，直至米粉变成焦黄色为止，然后将炒好的焦米粉倒入汤锅，加水搅成稀糊，放在火上煮沸即可。

小儿腹泻是由于脾胃功能失调所导致的一种消化道疾病。中医认为，小儿脾胃功能非常薄弱，如喂养不当，饥饱无度，饮食生冷不洁，过热或受凉，都容易导致小儿脾胃运化失调，从而引起腹泻。此病四季皆有，以夏、秋季较为多见。特别是婴幼儿，开始增加辅食时，有些小儿会因对新添食物的不适应而腹泻，因此给小儿增加辅食时要循序渐进，不可一下增加过多品种或数量的辅食。由于小儿的消化系统发育不完全，吃得过饱同样会引起小儿的胃肠道功能紊乱导致腹泻，因而不能给小儿吃得过饱。其次，要注意小儿饮食或进食器具的卫生，进行母乳喂养的母亲要特别注意乳头的清洁；人工喂养小儿要注意奶具、餐具要严格消毒。喂食的不规律有可能导致消化系统紊乱进而出现小儿腹泻，所以还要培养小儿饮食规律的好习惯，忌油腻寒凉的食物。

当小儿出现腹泻症状时，妈妈可以给孩子做焦米汤、米粉等利于消化吸收的食物，炒焦后的淀粉还有吸附肠内毒素及气体的作用。治疗小儿腹泻，腹胀，食欲差，夜寐不安者。同时，配合以下按摩以缓解小儿腹泻。

（1）摩腹：按摩者用四指或全掌摩于小儿整个腹部，3～5分钟。

（2）分推腹阴阳：按摩者以拇指自中脘穴向两旁斜下方即肋弓边缘分推50～100次。

（3）揉天枢：按摩者用拇指按顺时针或逆时针方向揉动小儿天枢穴，50～100次。

（4）按揉足三里：按摩者用拇指按揉小儿足三里穴，50～100次或3～5分钟。

（5）揉板门（运板门）：按摩者以一手握住小儿的手，用另一手拇指指端在小儿大鱼际中点揉手掌大鱼际平面50～100次。

（6）推脾经：按摩者以一手握住小儿的手，使其掌心向上，以另一手拇指在小儿拇指桡侧赤白肉际处直推，来回推50～100次。

（7）按揉脾俞、胃俞：按摩者可用拇指指端揉小儿脾俞穴，各3～5分钟。按摩者可用拇指指端揉小儿胃俞穴，各3～5分钟。

（8）按揉大肠俞：按摩者用两手拇指按揉小儿大肠俞穴，各3～5分钟。

（9）推上七节骨：按摩者用拇指桡侧面或食、中二指指面自下向上直推，即从长强穴推至命门穴，50～100次。

（10）推下七节骨：按摩者用拇指桡侧面或食、中二指指面自上向下直推，即自小儿命门穴至长强穴，50～100次。

（11）揉龟尾：按摩者可用拇指指端或中指指端重揉小儿尾椎骨末端5～10次。

如果发现小儿粪便稀溏气味酸臭，夹杂食物残渣，恶心，呕吐，纳呆，口臭，腹胀，便前常有哭闹不安，舌苔厚腻，那可以判断是小儿伤食腹泻，需要再清大肠，使小儿手掌侧放，以另一手拇指桡侧面或指腹，自小儿虎口沿桡侧缘直推至食指指尖50～100次。

如果小儿久泻不愈，或反复发作，大便稀薄，粪便中夹食物残渣或不消化的奶瓣，面色少华，神疲纳呆，舌质淡，苔薄腻，那说明小儿脾胃虚弱，可增加以下按摩手法，推三关：小儿坐位或卧位，按摩者一手握住小儿的手，用另一手拇指指腹沿小儿前臂桡侧自腕横纹推向肘横纹，即推阳池至曲池50～100次。捏脊：按摩者以拇指指面与其余四指指面相对用力，由尾部向颈部大椎，沿小儿背部正中线以及两旁的肌肉上轻轻提捏3～5遍。

小儿大便急迫，色褐恶臭，夹有黏液，发热口渴或渴不欲饮，肛门灼热，小便短少，舌质红，苔黄腻，视为湿热腹泻，需要推六腑（退六腑）：按摩者用拇指指面或食、中二指指面沿小儿前臂尺侧自腕横纹尺侧推向肘50～100次。清大肠：按摩者使小儿手掌侧放，以另一手拇指桡侧面或指腹，自小儿虎口沿桡侧缘直推至食指指尖50～100次。清小肠：按摩者握住小儿手掌，用拇指螺纹面或桡侧面，沿小指尺侧边缘从小儿小指指根直推向指尖方向50～100次。推三关：按摩者一手握住小儿的手，用另一手拇指指腹沿小儿前臂桡侧自腕横纹，推向肘横纹即阳池至曲池 50 ~ 100 次。

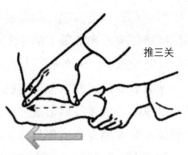

推三关

还有一种腹泻，父母也应该注意，小儿便稀色淡带泡沫，无臭味，腹痛肠鸣，恶寒，发热，鼻塞流涕，口不渴，舌苔白腻，此为寒泻。补脾经：按摩者使小儿掌心向上，以另一手拇指自小儿拇指指尖推向指根方向，即沿拇指桡侧赤白肉际直推 50 ~ 100 次。

按摩者拇指指腹沿小儿前臂桡侧自腕横纹，推向肘横纹即阳池至曲池 50 ~ 100 次。

如果宝宝出现腹泻时，要多观察，加强护理。不要禁食，以防营养不良，但要遵循少食多餐的原则，每天至少进食 6 次。此外，还要补充适量的水分，以免宝宝脱水。

由于腹泻时宝宝排便次数增多，排出的粪便还会刺激宝宝的皮肤，因此，每次排便后都要用温水清洗宝宝的小屁股，要特别注意肛门和会阴部的清洗。如果伴随发热现象，可用湿热的海绵擦身降温。小儿腹泻时无须完全禁食，应该让孩子增加流食的摄入，如藕粉、菜汁、果汁、鸡蛋汤、软面和稀粥等。小儿腹泻脱水容易造成小儿死亡，因此当小儿腹泻发生时，要及时地给小儿补充液体防止发生脱水，情况严重时要及时带宝宝就医。

手足口病

症状：手足口病多以发热起病，一般为 38℃左右。口腔会出现分散状的疱疹，米粒大小，疱疹周围有炎性红晕。

偏方：紫草二豆粥；将绿豆、赤小豆、粳米、甘草、紫草根浸泡、淘洗干净。等绿豆、赤小豆、粳米开锅后放入紫草根，等出锅 5 分钟前放入甘草。

手足口病也被称为发疹性水疱性口腔炎，由肠道病毒引起，其病毒寄生在患儿的咽部、唾液、疱疹和粪便中，可通过唾液、喷嚏、咳嗽、说话时的飞沫、皮肤接触等直接传播，也可以通过生活用品、餐具等间接传播，是一种传染度颇高的发疹性传染病。一般多发于 5 岁以下儿童，

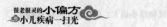

一年四季都有可能发病，但以夏秋季节患病最多。一旦流行，就会使很多宝宝被传染，被传染上的宝宝会在手、足皮肤或口腔黏膜上出现类似水痘样的小疱疹，因而被称为手足口病。

感染手足口病的宝宝发病后，手、足、口等患病部位几乎会在同一时间出现疱疹或破溃后形成溃疡，一般脚底心部位最多。同时舌下、口腔黏膜、咽喉部也会出现类似症状。疱疹是一些薄壁的水疱小至米粒，大至豌豆大，较硬而且周边还带有红晕。疱疹破溃后会形成溃疡，疼痛感较重。此时的宝宝常常会表现出烦躁、哭闹、不吃饭等症状。发病的宝宝有时还会出现高热症状，体温一般在38℃以上，伴有头痛、咳嗽、流涕等症状。小儿手足口病的疱疹较少出现在躯干及面部，一般在1周左右就能消退，只要护理得当，就不会在皮肤上留下任何瘢痕。不过，由于引起手足口病的肠道病毒也具有侵害脑和心脏的特性，因此有可能引起脑膜炎、心肌炎等并发症，但这种可能性不大。

当宝宝感染手足口病时，家长不能慌不择神，首先应将其隔离，让宝宝留在家中，避免传染他人，宝宝用过的物品应全部消毒，不宜蒸煮或浸泡的物品可置于日光下暴晒。这里我们为家长提供一个能有效缓解宝宝手足口病症状的小偏方——紫草二豆粥。

材料：取紫草根10克，甘草20克，绿豆、赤小豆、粳米各100克。

做法：先将绿豆、赤小豆、粳米、紫草根浸泡，淘洗干净。等绿豆、赤小豆、粳米开锅后放入紫草根，出锅5分钟前放入甘草。每日给宝宝喝1~2次。

功效：清热解毒。

在喝粥的基础上，家长还应加强宝宝的口腔护理，务必保持宝宝的口腔清洁，预防细菌继发感染。具体的做法可在每次餐后用温水给宝宝漱口，如果宝宝口腔出现糜烂时可涂金霉素、鱼肝油，以减轻疼痛，促使糜烂早日愈合。

这个偏方之所以有效是因为紫草是中草药的一种，紫草中的紫草素具有抗病原微生物的作用，它能抑制多种病毒；赤小豆有利水消肿，解毒排脓等功效。这两种原料再加上绿豆和甘草，都有利于帮助患病宝宝清热解毒。

除此之外，要想让患病的宝宝及早康复，下面几点家长要格外注意。

1.保持室内空气流通

为了给宝宝营造一个合适的康复环境。患病宝宝居住的房间应空气新鲜，温度适宜。具体可以这样做：定期开窗通风，每日用乳酸熏蒸进行空气消毒。把适量的乳酸加入适量水中，加热蒸发，使乳酸呈细雾状散于空气中。居室内应避免人员过多，为防止空气污浊，宝宝的居室内禁止吸烟。

2.隔离在家的宝宝要注意休息及饮食

患病宝宝一周内应卧床休息，多饮温开水。患病宝宝可能会因发热、口腔疼痛没有胃口，不愿进食。这时家长可以为宝宝准备一些清淡、可口、易消化的食物。如果宝宝有口腔糜烂的症状，家长可以多准备一些流质食物。切不可让宝宝吃冰冷、辛辣、咸重等刺激性食物。

3.做好宝宝卫生工作

在宝宝患病期间，宝宝的衣服、被褥要柔软整洁，及时清理和更换。对于臀部有皮疹的宝宝，家长应做到时刻保持其臀部清洁干燥，随时清理其大小便。为防止患病宝宝抓破皮疹可将其指甲剪短，若疱疹破裂，应根据医生指导为宝宝选择合适的外伤药物，以免皮肤感染。

治不如防，为了更好地预防手足口病的发生，家长们应加强对手足口病的认识和预防。时刻做到"勤洗手、喝开水、吃熟食、勤通风、晒衣被"。在肠道病毒感染容易发生的春夏季节，务必做到讲究环境、食品卫生和个人卫生；不喝生水、不吃生冷食物；饭前便后洗手，保持室内空气流通；尽量不带宝宝去人群密集场所；哺乳的母亲要勤洗澡、勤换衣服，喂奶前要清洗奶头。

另外，家长如果在手足口病流行期间发现宝宝发热、起皮疹或口腔溃疡的症状，应及时到医院就诊，及早诊治，以免延误病情。

一般性肠炎

症状：恶心、呕吐、腹痛、腹泻、稀水便或黏液脓血便，可伴有发热及里急后重感觉。

偏方：黄豆、绿豆、红小豆、蚕豆、黑豆、粳米；将准备好的豆类材料一同煮粥食用。

　　肠炎又称感染性腹泻，包括胃肠炎、小肠炎和结肠炎。如果宝宝患有一般性肠炎，通常表现为恶心、呕吐、腹痛、腹泻、稀水便或黏液脓血便，有的宝宝还会发热并有里急后重的感觉。肠炎也可表现为长期的慢性的或反复发作的腹痛、腹泻及消化不良等症。有时宝宝还会时不时地出现反射性疼痛，在对肛门进行检查的时候就会发现肛窦、肛乳头充血和红肿，可能会影响周围的邻近器官。

　　这里简述一下什么是"里急后重"，这一症状与现代医学常说的排便不尽非常相似。里急后重的宝宝会感到自己有便意，但是去厕所的时候又不能排尽，总是来来回回有排便不尽的感觉，伴有异物嵌入肛门内的感觉和下坠感等。另外，宝宝会总是感觉肚子不舒服，不停跑厕所，排泄物却又不像腹泻的排泄物那样稀薄。

　　造成宝宝患有肠炎的原因很多，最常见的是细菌、霉菌、病毒、原虫等微生物感染，其次可能是过敏、变态反应所致。另外，脾虚也是一般性肠炎发病的原因之一，脾虚生湿，湿邪对腹泻起着至关重要的作用，故有"无湿不成泻"之说。脾虚久则伤及脾阳，就会出现不能食冷饮、脘腹冷痛、下利清谷、黏冻等严重症状。与之相同的是肝脏不调、肾阳虚衰，都可归于"五脏不调"而引起肠炎。

　　如果宝宝出现一般性肠炎的病症，家长们可以尝试一下本节推荐的偏方，即在宝宝的日常饮食中增加豆类食物。从中医角度来说，豆类有健脾利湿、化湿补脾的作用，尤其适合那些脾胃虚弱的宝宝食用，豆类食物包括黄豆、绿豆、白扁豆、红小豆、蚕豆、黑豆等，这些豆类与粳米一起熬粥具有很好的健脾作用。本节推荐父母用各种豆类与粳米共同煮粥，每周食用 3 ～ 4 次，通常几日后宝宝就会有好转的迹象。

　　本节着重推荐一款五谷米浆，也适用于肠炎的宝宝。父母首先要准备红豆、绿豆、黄豆、黑米、大米各 50 克，原料洗净后浸泡 12 小时后，将豆子、黑米和大米放入豆浆机内，加水 1.5 升，选择米浆模式，待豆浆机将米浆做好后，晾至合适的温度即可给宝宝饮用，家长们可按照宝宝年龄适量饮用即可，坚持一段时间后，针对病情就会收到很好的效果。

　　除此之外，如果宝宝是因为脾气虚而引起的肠炎，除了应多吃豆类，也可以适当多吃点儿甘味食物。中医所说的甘味食物，不仅指食物的口感有点甜，更主要的是甘味食物是具有补益脾胃作用的一类食物，如山药、甘蔗、葡萄、大枣。这些食物很容易买到，制作方法也都很简单。一岁以内的宝宝脾胃的功能都是比较弱的，最适宜的食物就是母乳，到了5个月左右才可慢慢地添加淀粉类食物，开始时可以吃一些细碎稀软的食物，如粥、米粉等。宝宝生长发育到一定程度，脾胃功能健全自然就可以吃其他各类食物了。

针对宝宝患有一般性肠炎的原因，在日常生活中为宝宝预防肠炎才是关键所在，家长可以参考以下几点，将一般性肠炎的"病原"远离宝宝。

（1）保证宝宝食物、用具清洁。一般性肠炎多是由食物不洁所引起的，所以父母要控制宝宝尽量不吃街上贩卖的生冷食物，在家中吃东西要煮沸或使用其他方法洗净消毒灭菌。餐具也要消毒干净。特别是婴儿的奶瓶、奶嘴都要严格消毒，冲好的配方奶或吃过一半的奶不可放置于温室太久。

（2）家长们也要注意个人卫生，特别是在接触宝宝分泌物后也要洗手。如果家里有患有痢疾的病人，应将病人隔离，其大便、呕吐物等排泄物要妥善处理，其接触的物品要消毒，病人应及时治疗，以免传染给宝宝。

（3）注意家居卫生。夏天应装纱窗，及时消灭家中的苍蝇、蟑螂，同时注意居住环境的清洁，传染病流行的时期应避免带宝宝到公共场所，因为公共场所人太多，空气不好，很容易让宝宝受到感染。

（4）宝宝的饮食要定时，要有规律，只有饮食均衡、有规律才能使身体更好地吸收利用营养物质。宝宝的饮食原则也要做到"早餐宜好，午餐宜饱，晚餐宜少"。研究表明，有规律地进餐，每餐定时定量，可形成条件反射，有助于消化腺的分泌，更有利于消化吸收。

最后，假如父母发现宝宝烦躁或精神差，一直哭闹不停，尿量少，甚至无尿，很可能是因为病情加重了，所以各位家长一定要用心观察，切不可大意，一旦发现，应当第一时间送往正规医院进行检查治疗。

传染性伤寒

症状：发热前可有畏寒，少有寒战，出汗不多。常伴有全身不适、乏力、食欲不振、腹部不适等，病情会逐渐加重。

偏方：纯芝麻油煎鸡蛋；用纯芝麻香油煎鸡蛋，加一些生姜末，连吃一周。

伤寒是由伤寒杆菌引起的急性消化道传染病。其症状主要表现为全身单核巨噬细胞系统的增生性反应，以回肠下段淋巴组织增生、坏死为主要病变。典型病例以持续发热、神情淡漠、脾大、玫瑰疹和血白细胞减少等为特征，主要并发症为肠出血和肠穿孔。根据症状表现的不同伤寒被分为：普通型、轻型、暴发型、迁延型、逍遥型、顿挫型。

伤寒杆菌从口进入胃中，在胃中如果没有被胃酸杀死，则会进入到小肠，经过肠黏膜侵入到集合淋巴结、孤立淋巴滤泡及肠系膜淋巴结中进行繁殖，再经门静脉或胸导管进入血流，形成第一次菌血症。如果宝宝的身体本身免疫力较低，伤寒病毒就会随血流扩散至骨髓、肝、脾及淋巴结等组织大量繁殖，这一阶段是伤寒病毒的潜伏期，大量繁殖后病毒会再次大量侵入血流，形成第二次菌血症，这一阶段患者开始出现发热、皮疹及肝脾肿大等症状。同时细菌可随血液循环

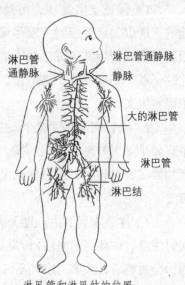

淋巴管和淋巴结的位置。

扩散至全身各器官及组织引起病变，如急性化脓性骨髓炎、肾脓肿、脑膜炎、急性胆囊炎、心包炎等。细菌可经胆道进入肠道随粪便排出，或经肾脏随尿液排出。

感染伤寒病毒后，宝宝会在肠壁淋巴组织中产生严重的炎症反应，并伴有肿胀、坏死、溃疡等症状。严重者会出现血管出血甚至肠穿孔等病状。一般情况下，患病过程会持续一个月。一个月后，随着人体免疫力的增强，伤寒杆菌从体内逐渐清除，组织修复而痊愈，但约3%可能会成为慢性带菌者，少数患病者容易由于免疫功能不足等原因引起复发。

一般来说，伤寒的破坏性极大，感染伤寒后都要紧急送医治疗。本节为家长朋友们提供一个对治疗伤寒能起到很好的辅助作用的小偏方：纯芝麻香油煎鸡蛋，以帮助患病宝宝早日康复。

中医讲究，药食同源药补不如食补：用纯芝麻香油煎鸡蛋，加一些生姜末，连吃几天便可治疗伤寒引起的咳嗽等症状。这是因为芝麻、鸡蛋性平，有一定的养血润燥功效；生姜微温，有发汗解表，温肺止咳的功效。

伤寒的治愈和恢复，与病人的身体状况、并发症状况、治疗时间和方法、过去是否接受预防注射以及病原菌的毒力等都有关系。宝宝的免疫功能较低，家长在宝宝感染伤寒期间更应给予宝宝周到的照顾。从中医的角度来看，伤寒感冒的人除了有鼻塞、喷嚏、咳嗽、头痛等一般症状外，还有畏寒、低热、无汗、肌肉疼痛、流清涕、吐稀薄白色痰、咽喉红肿疼痛、口不渴或渴喜热饮、苔薄白等特点，通常要穿很多衣服或裹盖棉被才会感觉病情有所舒缓。在饮食方面，应该注意维持水、电解质平衡。并给予高热量、高维生素、易消化的无渣饮食。当宝宝退热后，食欲增强时，仍应继续进食一段时间无渣饮食，以免诱发肠出血和肠穿孔。

为了能让感染伤寒的宝宝得到及时的治疗和正确的护理，家长应该对伤寒病症有一个全面的了解。下面我们就对其进行一个补充介绍。

首先家长们应该知道伤寒都是有潜伏期的，其潜伏期一般为 7 ~ 23 天，部分可潜伏 10 ~ 14 天，整个病程为 4 ~ 5 周。根据病程中的不同表现，一般将伤寒的病程分为以下几个时期。

（1）初期：病程约为 1 周。这一阶段伤寒的发病较慢，患伤寒的宝宝表现为发热，体温呈现阶梯样上升，发热最高时可达 39 ~ 40℃；在发热前可有畏寒，少有寒战，出汗不多。常伴有全身不适、乏力、食欲不振、腹部不适等症状，病情逐渐加重。

（2）极期：病程为 2 ~ 3 周。这一阶段患病宝宝表现出伤寒患者比较典型的症状和体征。具体表现如下：①持续高热，热型主要为稽留热，少数呈弛张热或不规则热，持续时间为 10 ~ 14 天；②消化系统症状：食欲不振明显，舌苔厚腻，腹部不适，腹胀，可有便秘或腹泻，下腹有轻压痛；③心血管系统症状：相对缓脉和重脉；④神经系统症状：可出现表情淡漠，反应迟钝，听力减退，重症患者可有谵妄，昏迷或脑膜刺激征（虚性脑膜炎）；⑤肝脾大：多数患者有脾大，质软有压痛。部分有肝大，并发中毒性肝炎时，可出现肝功异常或黄疸；⑥玫瑰疹：于病程第 6 天胸腹部皮肤可见压之褪色的淡红色斑丘疹，直径 2 ~ 4 毫米，一

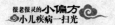

般在 10 个以下，分批出现，2 ~ 4 日内消退。

（3）缓解期：病程第 3 ~ 4 周，体温逐渐下降，症状渐减轻，食欲好转，腹胀消失，肝脾回缩。本期可出现肠穿孔、肠出血等并发症。

（4）恢复期：病程第 5 周，体温正常，症状消失，食欲恢复，一般在 1 个月左右完全康复，但在体弱或原有慢性疾患者，其病程往往延长。

便秘

症状：排便困难，排便时肛门疼痛，并伴有腹胀、憋便，食欲不振，睡眠不安。

偏方：①分推腹阴阳；②摩腹；③摩脐；④揉中脘穴；⑤揉天枢；⑥按揉足三里；⑦推下七节骨；⑧揉龟尾，并根据实证和虚证，增加一些按摩手法。每日 1 次，三日为 1 个疗程。具体操作手法见内文。

便秘是指大便干硬，排便次数少、排便困难的情况。一般认为，只要排便间隔时间超过 48 小时，即两天没有排便，就可以视作便秘。但是宝宝便秘的评判标准不仅仅是如此，还要以宝宝原来的排便规律作为参考。有的宝宝原本就是 2 ~ 3 天才排便一次，而且在排便时也没有排便困难、不想排便的情况，应该视作生理性便秘，对身体一般没有伤害。而有的宝宝因排便困难，虽一日排便多次，但每次排便的量

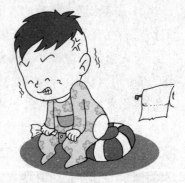

一般两次排便时间间隔超过 48 小时，且排便困难即可定位便秘。

很少，仍有大量粪便滞留于结肠或直肠内，这种情况仍应视为便秘。宝宝发生便秘以后，排出的大便又干又硬，干硬的粪便刺激肛门产生疼痛和不适感，久而久之，宝宝就惧怕排大便，而且不敢用力排便。这样就使肠道里的粪便更加干燥，便秘症状更加严重。

导致宝宝便秘的原因主要有饮食、排便次数和习惯的改变等。很多宝宝的便秘问题与饮食相关。2 岁以上的宝宝如果饮用过多的牛奶就会造成便秘，摄入过多低纤维食物和含铁质过多的维生素营养品也是引起便秘的原因。为了缓解便秘，父母要给宝宝多喝水和果汁。小儿生长发

育需要足够的水分，当小儿脱水时，会从身体的各个部位吸收水分来满足身体的需要，也包括从肠道内吸收水分，这样一来就会造成小儿的大便又干又硬，不容易排出，造成便秘。

当宝宝出现便秘症状时，妈妈可以通过按摩的方法帮宝宝缓解症状，具体步骤如下。

（1）分推腹阴阳：妈妈用拇指自中脘穴向两旁斜下方即肋弓边缘分推 50 ～ 100 次。

（2）摩腹：用四指或全掌摩于小儿整个腹部 3 ～ 5 分钟。

（3）摩脐：用食指、中指、无名指三指指腹环摩小儿脐部 50 ～ 100 次。

（4）揉中脘穴：以右手中指指腹按顺时针方向揉小儿中脘穴（脐直上 4 寸）50 ～ 100 次。

（5）揉天枢：用拇指按顺时针或逆时针方向揉动小儿天枢穴（脐两侧旁开 2 寸），50 ～ 100 次。

（6）按揉足三里：用拇指按揉小儿足三里穴（膝盖外侧陷凹下行 3 寸），50 ～ 100 次或 3 ～ 5 分钟。

（7）推下七节骨：用食、中二指指面自上向下直推，即自小儿第四腰椎命门穴至长强穴 50 ～ 100 次。

（8）揉龟尾：用拇指指端或中指指端揉小儿尾椎骨末端，50 ～ 100 次，以产生温热感为度。神阙穴具有温阳散寒，补益气血，健脾和胃，消食导滞的作用，而天枢穴主要起到调理肠胃，行气消胀，消食导滞的作用，再配合其他穴位按摩，能够起到导滞通便、调理气机、增强体质的作用，能有效缓解小儿便秘。

中医认为，小儿便秘多为功能性便秘。小儿"阳常有余，阴常不足"，燥热内结型为肺热移于大肠或热病后余热留恋，津液受伤，不能濡养肠道，致大便干结而便秘。

大多数小儿便秘属于实秘，大便干结，口干口臭，嗳气频作，腹满痛，小便黄少，面红身热，舌红，苔黄。可增加以下按摩手法。

（1）清大肠、推六腑各 300 次。

（2）掐揉足三里穴 2 分钟。

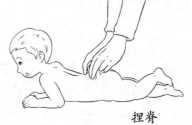

捏脊

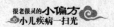

还有一种属于虚秘，大便不硬却便秘不畅，伴有神疲乏力，面色㿠白，唇淡，舌质淡，苔薄白。那么可以增加以下按摩手法。

（1）补脾经、补肾经、推三关各300次。

（2）掐揉足三里3分钟。

（3）捏脊5～10遍。

如果宝宝出现便秘，父母不用过分担心，除了采用小儿按摩法，配合恰当的家庭护理也可以有效解决问题。例如改变宝宝的饮食习惯，多让宝宝喝水，添加水果和蔬菜对减轻便秘有一定效果。（除非有医生建议，否则不要轻易使用泻剂和灌肠剂。）给孩子添加辅食时将青菜等切碎加入米粥内一起煮，做成菜粥，蔬菜中含有的纤维素等食物残渣可以促进肠蠕动，达到通便的效果。另外，辅食中的大量维生素可以促进肠道肌肉恢复，对通便有帮助。这里再为家长介绍一款防治宝宝便秘的食疗方——牛奶香蕉糊。

材料：牛奶30克，熟透的香蕉20克，玉米面5克，白糖适量。

做法：将香蕉洗净，去皮后用勺子研碎，将牛奶倒入锅内，加入玉米面和白糖，边煮边搅拌均匀，煮好后倒入研碎的香蕉中调匀即可食用。

功效：香蕉有大量的钾和维生素C，有助于肠胃蠕动，还能提高小儿的免疫力。此糊糊适合年龄较小的便秘患儿食用。

同时，在日常生活中，父母在对宝宝进行大小便训练时应给予他足够的支持，使宝宝尽早养成良好的卫生习惯。宝宝坐在坐便器上的时间不要过长，否则他会以为你是在鼓励他这样做。父母应适当增加宝宝的活动，运动量大了，体能消耗多，肠胃蠕动增加，自然排泄也旺盛很多。

宝宝一旦出现以下情况之一，爸爸妈妈要立即带他去医院就诊：超过5天没有排便。肛门出血。肛门撕裂或裂伤。持续腹痛超过2小时。排便时伴有剧烈疼痛。粪便污渍在2次大便间出现在内裤或尿布上。持续4周以上的周期性便秘。

二便不通

症状：大、小便不通或虽通但排便困难，小便不利是指小便时排尿困难或短赤，甚至小便闭塞，点滴不通；大便不利是指有便意，但排便困难，或大便秘结，排便时间延长。

偏方：生葱白、淡豆豉、生姜三者捣烂成膏状，将药膏敷在宝宝肚脐之上。

首先我们一起来了解一下宝宝的双便问题：宝宝正常小便的次数及量的多少因人而异，它与液体的摄入量、环境的湿度、环境的温度、摄入食物的种类、宝宝的活动量以及精神因素等均有关系。新生儿期的宝宝排尿的次数多无规律性，开始次数较少，以后可渐增至每日 20 ~ 25 次不等，直至 6 个月时排尿的间隔可延长、次数可减少；1 岁时每天排尿 15 ~ 16 次；2 ~ 3 岁时每日排尿 10 ~ 12 次。

宝宝通常在出生后 12 小时开始排便。胎便呈深绿色、黑绿色或黑色黏稠糊状，这是胎儿在母体子宫内吞入羊水中胎毛、胎脂、肠道分泌物而形成的大便，3 ~ 4 天后胎便可排尽，吃奶之后，大便逐渐转成黄色。一般情况下，喂牛奶的新生儿大便呈淡黄色或土灰色，且多为成形便，常常有便秘现象。而母乳喂养儿多是金黄色的糊状便，次数多少不一，每天 3 ~ 4 次或 5 ~ 6 次甚至更多些。少数宝宝则相反，经常 2 ~ 3 天或 4 ~ 5 天才排便 1 次。

中医认为，引起宝宝二便不通的原因，多是因热蕴大肠，肠道失于濡润，或因热伤阴津，水无源泉造成的。按照现代医学，新生儿之所以会因为体内过热而二便不通，可能是由于胎儿在母亲腹中时，孕妇食用过多辛辣的食物，导致邪热蓄积，转移到胎儿的身上。也有可能是因为母体虚弱，未足月而早产，致婴儿禀赋不足，元气虚弱，气血不能濡养肠道，而致便闭不通。

另外一种原因是临产的时候，婴儿吞入羊水，堆积在婴儿肠胃，阻滞气机，而致大便不通。对于这几种原因引起的二便不通，临床上一般采用肛门排气或灌肠后能排出大便，以减轻症状。

然而对于这种疾病的治疗，中医推荐外敷贴脐治疗。在这里推荐一个偏方，准备生葱白、淡豆豉、生姜各 10 克，食盐 3 克。将以上诸药混合共捣至极烂调和成稠膏状，临用时取适量药膏，直接敷在患儿脐中，外以纱布覆盖，胶布固定。每日换药 1 次，一般敷药 1 ~ 2 天，大小便即可变得通畅。

另外，尿液往往预示着身体的健康状况，宝宝出生后的几天内尿色深暗混浊，数日后尿色转淡，直至婴幼儿期时尿液的颜色变为黄色透明。

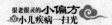

如发现 3 岁以下宝宝的尿液颜色出现异常，应立即带宝宝到医院就诊，以免延误病情。3 岁以上的宝宝应每年定期进行尿筛查或尿常规的检查，一旦结果出现可疑或异常则应到医院做进一步的检查。

呕吐

症状：食滞胃脘证，呕吐有乳片或不消化食物残渣，呕吐频频，吐物酸臭。

偏方：山楂 180 克，神曲 60 克，半夏、茯苓各 90 克，陈皮、连翘、莱菔子各 30 克。研为末，炊饼为丸，如梧桐子大，每服七八十丸（9 克）（小儿用量酌减），温开水送下。

呕吐是以呕吐症状命名的脾胃病症，临床上十分常见。古人称"无物有声谓之呕，有物无声谓之吐，有声无物谓之哕"。由于呕与吐经常同时发生，所以称之呕吐。

导致小儿呕吐发生的原因，以感受外邪、乳食积滞、脾胃虚寒、暴受惊恐等为多见。究其原理，病变部位在胃，所以无论何种原因引起的呕吐，根本原因均属胃失和降，胃气上逆所致。特别在婴儿时期，胃呈水平位，胃肌发育不完全，贲门肌较弱，幽门肌紧张度较高，所以发生呕吐的机会更多。中医认为，呕吐不外伤食、寒、热、惊吐几种。若婴儿哺乳后，乳汁自口角溢出数口，称为溢乳，多属喂养不得法所致。如因受寒热之邪犯胃，或乳食不节所致者，其治疗方法，与幼童呕吐同。小儿呕吐的发病不受年龄和季节的限制，婴幼儿在夏季易于发生。小儿呕吐比较多见的病因是消化不良、急性胃炎等，如能及时治疗，预后尚好。

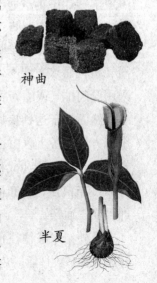

神曲

半夏

在日常生活中，小儿最为常见的呕吐就是伤食呕吐，多为饮食不节导致。小儿除了呕吐之外，还表现为口渴多饮、面赤唇红、烦躁哭闹、拒食拒乳、脘腹胀痛拒按、小便短少色黄或黄浊。可取山楂 180 克，神曲 60 克，半夏、茯苓各 90 克，陈皮、连翘、莱菔子各 30 克。研为末，炊饼为丸，如梧桐子大，每服七八十丸（9 克）（小儿用量酌减），温开水送下即可。也可以水煎服，用量按原方比例酌减。

《素问·痹论》说："饮食自倍，肠胃乃伤。"如果饮食过度，食积于内，气机不畅，则脘腹痞满胀痛；脾胃升降失职，浊阴不降，则嗳腐吞酸、恶食呕逆；清气不升，则大便泄泻等。所以治疗应以消食化滞，理气和胃为原则。本方中重用酸甘性温之山楂为君药，山楂克消一切饮食积滞，长于消肉食油腻之积；神曲甘辛、性温，有消食健胃的功效，长于化酒食陈腐之积；莱菔子辛甘而平，可以下气消食除胀，长于消谷面之积。三药同用为臣，能消各种食物积滞。食积易于阻气、生湿、化热，故以半夏、陈皮辛温，理气化湿，和胃止呕；茯苓甘淡，健脾利湿，和中止泻；连翘味苦微寒，既可散结以助消积，又可清解食积所生之热，均为佐药。诸药配伍，使食积得化，胃气得和，热清湿去，则诸症自除。

小儿肠胃功能发育不健全，所以很容易出现呕吐症状，所以作为家长要做好预防保健工作。哺乳期的婴幼儿，哺乳不宜过急，以防小儿吞入空气。哺乳后需将小儿身体抱正，使其伏趴在肩上，轻拍其背部，直至小儿打出乳嗝为止。小儿的饮食要定时定量并保证新鲜、清洁。不要给小儿食用过多的辛辣、炙烤和肥腻食物。对于呕吐较轻的患儿，可在呕吐后让患儿先休息片刻，然后给予清淡流质或半流质饮食，如稀饭、藕粉、面汤等。这里推荐一款健脾和胃的食疗方——麦芽山楂饮。

材料：炒麦芽 10 克，炒山楂片 5 克，红糖适量。

做法：将炒麦芽和炒山楂片放入砂锅中，加水煎煮，出锅前加红糖适量。

功效：有和胃导滞，缓解腹胀，健脾和胃的功效。

蛔虫证

症状：食欲不佳，上腹剧痛，时痛时止，时轻时重，面部有白斑，腹痛时烦躁不安，四肢发凉，大便和呕吐时会排出蛔虫。

偏方：乌梅川花椒饮：乌梅 20 克，川花椒 6 克，生姜 3 片，黄连 3 克，附子 2 克。将上料放入砂锅中，加水适量，煎煮成汁，腹痛时服用。

蛔虫病是最常见的小儿肠道寄生虫病。环境被蛔虫卵污染是造成小儿感染蛔虫病的主要原因。小儿喜欢在地上爬玩，虫卵粘在手指和身上，特别是指甲缝内，很容易被带入口中。病从口入，所以小儿玩物不洁、吮指、喝不洁生冷水、饭前便后不洗手等都能带进蛔虫卵。小儿脏腑虚弱，免疫力低下，对进入体内的虫卵不能全部杀灭，而引发疾病。蛔虫感染起初多无明显的症状，通常会出现易受刺激、睡眠不安、磨牙、夜惊等现象。

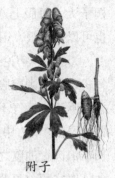

附子

如孩子常有不定时的轻微脐周腹痛，并伴有消瘦、食欲欠佳，或有喜欢吃土块、炉渣等不良习惯，则应高度怀疑蛔虫病。粪便中如能查到虫卵，则蛔虫病可确诊。

如果小儿出现蛔厥，如果此时猛烈用驱虫之药，反而会造成虫体骚动，使病情转危。所以当小儿腹痛时，必先温脏安蛔止痛，以缓化制伏，等疼痛缓解后再行攻逐。妈妈可以给小儿做一道乌梅川椒饮，取乌梅20克，川花椒6克，生姜3片，黄连3克，附子2克。将上料放入砂锅中，加水适量，水煎服。1剂分2次，腹痛时服用1剂，等腹痛渐止时，继续服2剂巩固疗效。本方的主药为乌梅，其味酸而涩，其性收敛，为清凉收涩之品。而蛔虫喜温而恶寒，闻酸则止，得酸则静，本方取乌梅之酸性，达到安蛔止痛的功效，适用于蛔虫所致的腹痛、呕吐、四肢厥冷等症状。蛔动因于脏寒，所以以干姜、附子、川花椒温肾暖脾，以除脏寒，而川花椒还有杀虫的功效。同时佐以黄连苦寒清热，兼制辛热诸药，以杜绝伤阴动火之弊，且味苦兼能下蛔。诸药合用，共奏温脏安蛔之功。需要注意的是，这个方子重在安蛔，驱虫力较弱，还可加入使君子、苦皮、槟榔等以杀虫驱虫。

蛔虫病的预防是关键，在日常生活中要培养小儿良好的卫生习惯，饭前便后要洗手，要使用幼儿专用个人餐具，经常修剪指甲，纠正小儿吮手指的习惯。不吃生的蔬菜和未洗净的瓜果，不喝生水。可生吃的水果，一定要洗净并去皮。这里要提醒大家：有的家长比较急躁，孩子一有腹痛且伴有面部有虫斑，就给孩子吃打虫子药，这种做法是不正确的。应先由医师确诊为蛔虫病后，再驱虫。还有一种情况，有的家长也不管孩子有没有蛔虫病，过上一年半载，就让孩子服一次驱虫药，这种做法我们也不提倡。因为所有的驱虫药都有一定的毒性，滥用会给小儿带来不良反应。

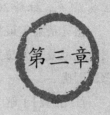

发热、咳嗽不再来：呼吸系统疾病

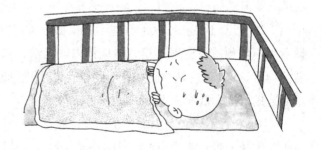

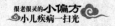

小儿感冒

症状：宝宝出现发热、无汗、身痛、恶寒、鼻流清涕等症状。

偏方：葱白5节，淡豆豉9克，生姜3片，水煎服，每日1次；或生姜30克，红糖30克，煎汤分3次服用。

感冒是宝宝最为常见的疾病之一。据医学观察，普通的宝宝在一年内往往反复发生感冒数次之多，尤其是婴幼儿和学龄前宝宝更容易受到感冒困扰。

首先我们了解一下"小儿感冒"的普遍症状：程度轻者，只是流清水鼻涕、鼻塞、喷嚏，或者伴有流泪、微咳，咽部不适，一般3～4天能自愈。部分患病宝宝也伴有发热、咽痛、扁桃体发炎以及淋巴结肿大。发热可持续2～3天至1周左右。小儿感冒时还常常伴有呕吐、腹泻。程度较重者，体温高达39～40℃或更高，伴有畏寒、头痛、全身无力、食欲锐减，睡眠不安等全身症状。

小儿感冒的原因

（1）病毒感染：小儿免疫系统发育不成熟，鼻腔较狭窄，黏膜腺分泌不足，因此一旦病毒入侵极易感染。小儿绝大多数的感冒是由病毒引起的，如流感病毒、鼻病毒、副流感病毒等，均可引起感冒。

（2）营养不良：小儿的一些不良饮食习惯，如偏食、厌食等，会导致营养不均衡或者营养不良，造成体内缺乏铁、钙、维生素、蛋白质等营养物质。小儿体内缺少这些营养物质，其消化吸收功能就会受到影响，进而造成抵抗力低下，容易引发感冒。

（3）衣着不当：有的家长给小儿保暖不当，穿衣过多或过少都会造成小儿出汗，若不能适当地给孩子添减衣物，极易诱发感冒。

（4）缺乏锻炼：很多小儿缺乏体育锻炼，容易造成身体抵抗力下降，适应能力减弱，当天气骤然变化时，极易发生感冒。

不同类型小儿感冒的典型症状

（1）风寒型感冒：患儿除了有鼻塞、喷嚏、咳嗽、头痛等一般症状外，还有畏寒、低热、无汗、肌肉疼痛、流清涕、吐稀薄白色痰、咽喉红肿疼痛、口不渴或渴喜热饮、苔薄白等特点。

（2）风热型感冒：患儿除了有鼻塞、流涕、咳嗽、头痛等感冒的一般症状外，还有发热重、痰液黏稠呈黄色、喉咙痛，通常在感冒症状出现之前就痛，痰通常黄色或带黑色，还有便秘等特点。

感冒后除给小儿服用汤剂外，父母也要注意小儿感冒时期的饮食，做到以下几点。

多饮水：小儿感冒常有发热、出汗症状，体内水分流失较多。多饮水能够促进血液循环，加速体内代谢，有助于小儿退热。除此之外，还可适当喂食小儿果汁，如山楂汁、猕猴桃汁、红枣汁、西瓜汁等，除了补充体内水分，这些果汁还可促进胃液分泌，增进食欲。

多食软嫩清淡的流食：如稀蔬菜粥、蛋汤、蛋羹、白米粥、小米粥、小豆粥等。此类食物清淡爽口，可增进小儿食欲，提高身体免疫力，有利于感冒的恢复。

少食多餐：如退热后食欲较好也不要一次吃得太多，要少食多餐，这样才能让脆弱的肠胃和机体慢慢恢复正常功能，否则可能会导致消化不良等症状。

给小儿多吃易消化的食物：不宜过早给小儿吃油腻食物和刺激性食物，如肥肉、葱、蒜等，以免由于积食而导致疾病复发。

同时，平时要加强小儿维生素 A、维生素 D 等各种营养素的摄入。多食含维生素 C、维生素 E 及红色的食物，如番茄、苹果、葡萄、枣、甜菜、草莓等。调整饮食结构，三餐遵循干稀、荤素搭配的原则。适量吃些含锌食物。锌是人体不可缺少的微量元素，它不仅对调节免疫功能具有重要作用，而且还具有抗感染的功能，富含锌的食物有海产品、瘦肉、粗粮和豆类食品。保持室内空气新鲜，避免穿堂风。小儿是流感疫苗的主要接种对象，在流行季节到来之前在医生指导下接种。

一般性发热

症状：高热，出汗，手足发热。

偏方：温水擦拭或温水浴，当宝宝体温超过 38.5℃时，可以选择用温水擦拭法来降温，即用 32 ~ 34℃的温水擦拭患儿的全身皮肤或给宝宝泡温水澡；在腋窝、腹股沟等血管丰富的部位擦拭时间可稍长一些，

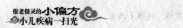

以助散热；胸部、腹部等部位对冷刺激敏感，最好不要擦拭。

在季节交替的时候，宝宝会因为外界环境细菌增多、天气变化等因素出现感冒发烧热等症状。此时，父母们往往会产生很多顾虑，吃药怕影响宝宝的身体健康，不吃药又担心烧坏宝宝的小脑袋，所以父母需要正确了解发热原因，然后采取安全有效的方法为宝宝降温。

首先我们要知道，发热是体内一种正常的免疫反应，有帮助杀菌及提升抵抗力的作用。发热时，人的机体内的各种免疫功能都被"激活"，新陈代谢增快、抗体合成增加和吞噬细胞活性增强等。这些免疫反应，可以抑制病原体的生长、繁殖，有利于病情的恢复。因此，发热是体内的一道"防护墙"，是人体的一种自我保护。

对于宝宝出现发热的症状时，如果在确诊病因前就急于用药物强行降温，等于支持了病原体的致病作用，这样做反而会导致宝宝病得更重，病程更长。所以当宝宝发热时，父母应该采取科学的护理方法，才可以真正地帮助到宝宝。

目前宝宝发热的分类尚不统一，基本上是按照以下标准：

37.5 ~ 38℃为低热

38.1 ~ 39℃为中度发热

39.1 ~ 40.4℃为高热

40.5℃以上为超高热。

一般感冒引起的发热症状，通常的降温方法主要有两种：物理降温、药物降温。但要强调的是，不管采用何种方法帮助宝宝降温，要根据宝宝的年龄、体质和发热程度来决定。新生儿期宝宝发热一般不宜采用药物降温，婴幼儿时期的宝宝发热最好先采用适当的物理降温措施。

针对副作用较小的物理降温，本节推荐给家长的偏方是温水擦拭或温水浴。

（1）温水擦浴。用温水毛巾擦拭全身。这是一种很好的降温方法，也适合大部分发热的宝宝。水的温度 32 ~ 34℃比较适宜，每次擦拭的时间 10 分钟以上，擦拭的重点部位在皮肤皱褶的地方，例如颈部、腋下、肘部、腹股沟处等。

使用温水擦浴要注意，如果发现宝宝有手脚发凉、全身发抖、口唇发紫等寒冷反应，要立即停止。因为当病源侵入人体后，宝宝的体温都要升到一个相应的温度，即设定温度，降低设定温度才是给宝宝退热的关键。如果使用温水擦浴无法降低宝宝的设定温度，散热的同时，身体仍然会发动产热作用来达到设定温度。这时用温水给宝宝擦澡，企图通过散热来退热，不但无效，反而让宝宝发抖寒战，非常痛苦，而且胸部、腹部及后颈部对刺激非常敏感，可引起反射性心率减慢和腹泻等不良反应。

（2）温水浴。用比发热宝宝体温低 3 ~ 4℃ 的水温给宝宝洗澡，每次 5 ~ 10 分钟。

使用温水浴为宝宝降温，需要注意一些事项。首先，在洗澡的时候要准备一个冰敷袋，以防温度升高对宝宝大脑有所损伤。不要给宝宝洗热水澡，因为水温过热容易引起全身血管扩张、增加耗氧，容易导致缺血缺氧，加重病情。

除了本节主要推荐的偏方，再介绍另外一个给宝宝退热的传统方法：排汗法。传统的观念就是宝宝一旦发热，就要用衣服和被子把小孩裹得严严实实的，把汗"逼"出来，这样做确实有一定的科学依据，实践中也有很多人这样做，而且确实很有效。这是因为通过"捂汗"，汗液蒸发会带走体内大量的热量，可达到散热退热的目的。

此方法要注意的是，较为适合三岁以上的宝宝，对于三岁以下的宝宝会有一定的危险性。这是因为年龄太小的宝宝的体温调节中枢不完善，且自主神经的调节功能比较差，一味地捂汗反而会使体温飙升导致高热惊厥。

特别提醒部分家长朋友，不要在宝宝发热时使用冰敷、酒精擦拭的方法，这是因为冰敷可能会收缩宝宝皮肤的毛细血管，阻碍散热，这样体温会更高，特别是伴随有畏寒、寒战等症状，更不能用冰敷。对于擦拭酒精的方式也建议家长朋友慎用，因为宝宝的皮肤很薄，酒精渗透性很强，酒精擦拭可能会使酒精通过皮肤吸收入血，同时酒精擦浴也会刺激皮肤，引起毛细血管收缩，阻碍散热，体温会更高。

在宝宝出现发热时，身体新陈代谢加快，对营养物质的消耗会大大增加，体内水分也会明显消耗，并且由于发热，宝宝体内消化液的分泌会减少，胃肠蠕动减慢，消化功能会明显减弱。所以在宝宝发热时，父母一定要注意宝宝的饮食调理，高热量、高维生素的流质或半流质食物是最佳的选择，而且少吃多餐在这个时期更有利于宝宝的恢复，每天进

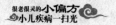
食以 6 ~ 7 次为宜。在这里我们推荐几种适合宝宝发热时食用的食物。

（1）米汤：将大米煮烂去渣，加入少许白糖调味。米汤水分充足，易被消化吸收。

（2）绿豆汤：将绿豆煮烂，取绿豆汤，加入适量冰糖。绿豆具有清热、解毒的作用，既能补充营养，又有利于宝宝体内毒素的排出，可以帮助宝宝退热。

（3）鲜梨汁：鲜梨汁具有清热、润肺、止咳的作用，适用于发热伴有咳嗽的宝宝。

（4）鲜苹果汁：苹果汁中含有大量的维生素 C，既可以补充宝宝体内的营养需要，又可以中和宝宝体内的毒素。

饮食方面要注意，如果宝宝因为发热而食欲不好，不要勉强喂食，保证充足的水分和维生素即可，这时候不要给宝宝食用以前没有吃过的食物，以免引起腹泻或其他不适。

最后，当宝宝发热达到以下标准时，建议及时就医：3 个月 (或更小)，37.9℃；3 到 6 个月，38.3℃；6 到 24 个月，39.4℃；2 岁以上，40℃。家长要特别注意，发热病因没有确认前，请不要急于用药物降温，随意使用药物会破坏机体的防御功能，不但不能消除病因，反而会掩盖疾病的主要症状，延误病情。

扁桃腺炎

症状： 急性扁桃腺炎，扁桃体红肿发炎，咽痛，患儿食欲不振，伴有发热现象。

偏方： 金银花、连翘、板蓝根各 6 克，蒲公英、山豆根、薄荷、射干、牛蒡子、苦桔梗、生甘草各 3 克，芦根 5 克，在水中浸泡 20 分钟后煎煮，先用大火，沸腾后改为小火煎 20 分钟，滤出药液，加水再煎，共煎 3 次，取 100 毫升，少量多次服用。

扁桃体属于人体周围免疫器官，有一定的免疫功能，对防御病原微生物侵入有重要作用；同时也有反复发生炎症的可能。小儿扁桃体炎属于小儿常见病。此病多见于 4 ~ 6 岁的小儿，可分为急性和慢性两种。日常生活中小儿最常见的为急性扁桃体炎，急性扁桃体炎常伴有一定程

度的咽黏膜及咽淋巴组织的急性炎症。如果
不及时治疗可导致多种并发症的出现，严重
时甚至会引发肾炎。

小儿扁桃体炎的主要症状包括：扁桃体
红肿发炎，甚至会出现扁桃体化脓，同时伴
有吞咽困难，扁桃体窝内出现脓栓，严重的
会布满脓苔。检查咽部时发现扁桃体表面有
脓，这是最有力的诊断依据，因为光凭全身
症状不能与感冒相区别。病情严重的患儿甚
至会出现呼吸困难的情况；严重时患儿体温
甚至会达到 39 ~ 40℃，同时伴有寒战、全
身乏力、头痛和全身疼痛、食欲不振、恶心、
呕吐、出汗等症状，体内水分流失较为严重。

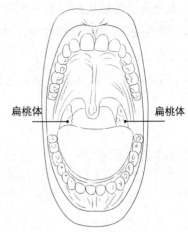

扁桃体位于消化道和呼吸道的
交会处，可产生淋巴细胞和抗
体，故具有抗细菌抗病毒的防
御功能。

所以，家长一定要叮嘱孩子多喝水，补充体内流失的水分，促进血液循环，
加快药力输送，加快痊愈。

中医认为小儿患扁桃体炎，与"上火"有关。因此患病期间要特别
注意小儿的饮食结构，尽量让小儿多吃蔬菜、水果和较为清淡的饮食，
不可偏食肉类，尤其不可过多食用炸鸡、炸鱼等易引发"上火"的食物，
以免加重病情。妈妈还可以给孩子做一款清凉解毒的罗汉果冰糖茶，喝
起来爽口、甘甜。罗汉果润肺利咽，对治疗肺热引发的咽痛失音和扁桃
体炎有很好的效果。

材料：罗汉果 1 个，冰糖适量。

做法：罗汉果洗净后砸碎，和冰糖一起
放入汤锅，加足量清水置火上大火烧开，然
后转小火再煎煮 15 分钟，离火后澄出汤汁代
茶饮用即可。

如果患儿体温过高，家长可采用物理降
温，用凉毛巾或冰袋冷敷头颈部，也可用酒
或低浓度（30% 为宜）酒精擦拭头颈部、腋
下、四肢，帮助散热，防止患儿发生高热惊厥。
室内经常保持空气流通，不要将抵抗力差的

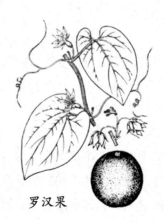

罗汉果

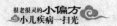

患儿带到环境差、空气污浊的环境中。根据气候变化增减衣服，防止宝宝着凉感冒而引发本病。对上呼吸道感染的患儿要及时治疗以防并发症的发生。注意口腔卫生：平日注意保持宝宝的口腔卫生，饭后要让宝宝立即漱口，及早养成早、晚刷牙的习惯。

支气管炎

症状：低热、咳嗽，咳痰，气喘，鼻塞流涕，喉中有痰鸣音，食欲不振。

偏方：桑叶、荆芥、艾叶、桑白皮、陈皮、半夏、艾叶、白术、川贝、前胡、炙甘草（用量随年龄斟酌加减）。每日1剂，两煎共取药汁150～300毫升，混匀后温服，每日4～6次，可加红糖少许。5剂为1个疗程。

小儿支气管炎，是指小儿肺部的支气管部位发生炎症，发病年龄通常在2岁半以下。该病多发生在小儿肺部的毛细支气管部位，所以也被称为"毛细支气管炎"。这种病多为小儿感冒的并发症，但也有可能因小儿感染致病细菌所致，如病毒感染和支原体感染，是小儿常见的一种急性上呼吸道感染。

小儿支气管炎的症状与小儿支气管肺炎类似，但其憋喘症状比支气管肺炎明显重得多。患儿憋喘发作时呼吸频率明显增快，最高可达每分钟80次以上，并伴有呼气延长和呼气性喉喘鸣。重症患儿喘憋发作时明显表现出鼻煽和"三凹征"（即吸气时出现锁骨上窝，胸骨上窝及上腹部凹陷），脸色苍白，口周发青，或出现发绀，患儿常烦躁不安，呻吟不止。

小儿患有支气管炎要及时治疗，若治疗不及时或治疗不彻底容易引发支气管肺炎、支气管扩张及慢性支气管炎、肺气肿、肺心病等。

中医认为，小儿患支气管炎是因感受风邪所致。人体内肺脏位置较高，为五脏之华盖。肺主气，为水之上源，其性以肃降为顺，上升为逆。如邪气痹阻于肺，肺络失宣，则水液输化无权，留滞肺络，凝而为痰，阻于气道，出现咳嗽、气促、喉中痰鸣。若温邪化热，热邪炽盛，则灼津为痰。小儿脏腑娇嫩，形气未充，体质和功能均较脆弱，加上寒暖不能自调，乳食不能自节，易感受风寒，或从皮毛或由口鼻而入。小儿脏气清灵，不能用过寒、过燥之品。本方用质轻性缓之品：桑叶轻清疏散，善清风热；荆芥轻扬疏散，微温不燥，辛而不烈，性较平和，善散风邪；艾叶温肺止咳；桑白皮能行肺中痰水而利小便，减轻痰阻之症，且清肺中之火；白术健脾利水，且白术能增加网状内皮系统吞噬作用，能提高小儿的免疫力；陈皮、半夏运脾行气化痰；川贝母、前胡润肺降气，祛痰止咳。诸药合用，清肺化痰，降气止咳，使痰消气利，诸症得除。此方避免了长期使用抗生素使机体产生耐药性，降低抵抗力的弊端。

小儿在患支气管炎时，会有不同程度的发热，因此体内水分流失较快，家长应注意随时给患儿补充水分。小儿患病期间营养物质消耗较大，加之发热和细菌毒素会影响小儿本就相对脆弱的胃肠功能，造成患儿消化吸收不良，体内营养缺乏。此时，患儿的膳食要采取少量多餐的喂食方法，并且要给予清淡、营养充分、均衡易消化吸收的半流质或流质饮食，如粥、煮透的面条、鸡蛋羹、新鲜蔬菜、水果汁等。妈妈还可以给患儿做一款温化痰饮的芥菜粥。

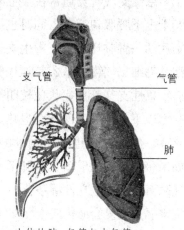

人体的肺、气管与支气管。

材料：芥菜头 50 克，粳米 30 克，白糖适量。

做法：芥菜头洗净后削皮切碎备用；粳米淘洗干净；将处理好的芥菜碎和粳米一起放入粥锅，加适量清水，置火上大火烧开后转小火熬煮成粥，食用时加白糖调味即可。

功效：此粥适合辅助治疗小儿支气管炎，有痰难于咳出者。

在日常护理方面，家长要做到以下几点：宝宝发热时要注意卧床休息，选用物理降温或药物降温。室内保持空气新鲜，适当通风换气，但避免对流风，以免患儿再次受凉。保持室内空气流通，避免煤气、尘烟、油烟等刺激。经常协助患儿变换体位，轻轻拍打其背部，使痰液易于排出。防止受凉，尤其是秋冬季节，要特别注意胸部保暖。

急性支气管炎

症状：忽然出现频繁而较为严重的干咳，有支气管分泌物，咳嗽一般延续7～10天，有时延迟2～3周，或反复发作。

偏方：取鲜竹沥水为宝宝服用，最好使用泉水。每次为宝宝服用5～10毫升，每日3次即可。操作方法也很简单，取用鲜竹沥，用新鲜的淡竹和青秆竹以火烤，其流出的汁液即可使用。

急性支气管炎通常在宝宝婴幼儿时期发病较为频繁，往往并发或继发于上下呼吸道感染，同时也可能是麻疹、百日咳、伤寒及其他急性传染病的一种临床表现。发生支气管炎时，气管也会有炎症的表现，如果涉及毛细支气管，那么表现出的病理与症状会与肺炎相仿。

急性支气管炎症状比较明显，起病时常会有发热、咳嗽，体温多在39℃以下，一般三四天会退热。起病初期为刺激性干咳，以后转为湿性咳嗽，有痰声，但婴幼儿时期的宝宝有时会出现发热气促、呕吐等现象。如果带宝宝到医院就诊，肺部听诊一般无异常，部分宝宝会有少许"干性啰音"或"散在性湿啰音"。整个病程通常在5～10天可痊愈，少数宝宝病情反复会演化成慢性支气管炎。

一般来说，急性支气管炎是指支气管黏膜的炎症，常继发于上呼吸道感染之后。急性支气管炎可由病毒引起，也可由细菌如流感杆菌、肺炎双球菌和链球菌等引起，或者是病毒和细菌合并感染。这里简单总结几条引起小儿急性支气管炎的原因。

（1）肺炎支原体感染。这种感染比较单一，治疗起来相对容易。

（2）病毒感染。凡可引起上呼吸道感染的病毒都有可能引起发病，多见于腺病毒、流感及呼吸道合胞病毒等。

（3）细菌感染。在病毒感染的基础上引起继发感染，较常见的β溶血性链球菌A组、肺炎球菌、葡萄球菌及流感杆菌，或百日咳杆菌、沙门氏菌属或白喉杆菌。

（4）其他诱因。营养不良、变态反应、佝偻病、慢性鼻炎以及咽炎等。

对于急性支气管炎，中医认为此病症以咳嗽为主，与肺脏有很大的关系，肺为娇脏、主宣降、合皮毛，如果宝宝在体外感染风寒或风热，使肺气闭郁，失去宣降作用，就会导致咳嗽。

　　鲜竹沥液治疗小儿急性支气管炎的药理在于，青竹本身味甘性寒，竹沥从竹子中取精华部分，其功能就是逐痰祛痰。《本草衍义》中记载：竹沥行痰，能使人体上下毛窍得到疏通。痰在颠顶可降，痰在胸膈可开，痰在四肢可散，痰在脏腑经络可利，痰在皮里膜外可行。本节推荐的这一偏方，就是利用竹沥的这种逐痰的优良功效。

　　由于宝宝自身的免疫力比成年人要差，所以，家长要注意在治疗的同时做好相关的护理工作，具体措施可以参考以下几点。

　　（1）让患有急性支气管炎的宝宝充分地休息，这样有利于护肤健康。

　　（2）饮食上的调理。因为支气管炎时有不同程度的发热，水分蒸发较大，除了多喝水，也要清淡饮食，少盐、忌食辛辣、油腻食物，同时可以吃如稀饭、煮透的面条、鸡蛋羹、新鲜蔬菜、水果汁等。

　　（3）如果宝宝咳嗽或者喘得厉害，可把枕头垫高些，让其半躺半坐，这样可以缓解呼吸困难。同时在喂宝宝吃饭的时候注意防止呛到，喘得太重时要用小勺慢慢地喂饭，以防发生意外。

　　（4）室内空气要新鲜，若是冷天，开窗通风时不要让冷风直接吹着宝宝。屋里不要太干燥，可在家中暖气旁放一盆水，或者直接使用加湿器使室内空气潮湿。

　　特别提醒家长注意的是，除了正常的急性支气管炎，宝宝如果在婴儿时期，还可能有一种特殊类型的支气管炎：喘息性支气管炎，这种支气管炎多见于 2 岁以下虚胖的小儿，宝宝可能患过湿疹或者其他过敏性疾病，此类型支气管炎往往是因为宝宝支气管狭窄，气管内黏膜充血肿胀或者发生的炎症产生刺激，使支气管平滑肌发生痉挛而引起。这种气管炎起病急，除有上感症状外，也会出现喘息性呼吸困难，宝宝会因为呼吸困难造成缺氧，严重者甚至面部青紫，在哭闹烦躁时更明显。如果是喘息性支气管炎，建议家长第一时间将宝宝送往医院做观察治疗。

感冒引起的咳嗽痰多

症状：感冒引起的咳嗽、嗓子痰多，且痰容易卡在喉咙。

偏方：川贝末、雪梨；将雪梨切开，取出核后加入川贝粉，将雪梨还原后用牙签固定，最后隔水炖煮，让宝宝吃梨喝汤即可。

痰多是宝宝感冒后的一个主要症状，如果太多的痰卡在喉咙里，会让宝宝呼吸不顺畅，非常的难受。更可怕的是由于宝宝太小不会吐痰，即使痰液已经咳出，也容易再次吞进胃里，一旦大量痰液和病菌堆积在呼吸道内，就会导致细菌感染，引起进一步的呼吸道感染，甚至引发肺炎。

首先，我们来看一下痰液是如何形成的。人体的呼吸道里有许多小纤毛，它们像麦浪一样朝向口腔的方向，将呼吸道里的脏东西排出来，推到咽喉处就会有咳嗽吐痰的冲动。而宝宝咽喉处有痰液，往往是由于呼吸道感染所致。痰液是气管、支气管或肺泡内的炎性渗出物，只要炎症存在，痰液就会不断地产生，若炎症逐渐减轻，痰液亦会逐渐减少，所以根本问题是要消除炎症。

在此推荐一款有效的消炎化痰偏方：川贝炖雪梨。具体方法，可取新鲜雪梨1个，将头部切下作盖，挖出梨核，放入6克左右的川贝末，盖上梨头部，放入盛有清水的碗内，碗中再放入适量的冰糖，隔水炖30分钟即可，每日1次，可连续服用3～5天食梨饮汁有利于化痰止咳。

此方的药性原理在于，雪梨味甘，性寒，入肺经，有清热、化痰、止咳、润肺、消痰、降火、解毒的作用。另外，雪梨含苹果酸、柠檬酸、维生素 B_1、维生素 B_2、维生素 C、胡萝卜素等，具生津润燥、清热化痰的功效，特别适合秋天食用，对急性气管炎和上呼吸道感染的患者出现的咽喉干、痒、痛、音哑、痰稠、便秘、尿赤均有良效。川贝母是一味中药，味苦，入肺、心经，有化痰止咳，清热散结的作用。川贝母不仅具有良好的止咳化痰功效，而且能养肺阴、宣肺、润肺而清肺热，是一味治疗久咳痰喘的良药。此偏方中川贝母的味道较苦，所以使用冰糖调味，食用口感更佳。

宝宝的呼吸系统尚未发育完善，有痰不会咳，很容易堵在喉、气管或咽于胃中，父母应该及时帮助孩子排痰，除了"川贝炖雪梨"这个偏方以外，我们再介绍几种常用而有效的方法。

1.拍背法

此方法可在宝宝有痰却咳不出来时应急使用，帮助排痰。

具体操作是：在宝宝咳嗽的间隙，让宝宝侧卧或抱起侧卧。父母一手五指稍屈，握成空手拳形状，轻轻地拍打宝宝背部。拍左侧就向左侧卧，两侧交替进行，拍击的力量不宜过大，要从下而上，由外向内，依次进行。

每侧至少拍3~5分钟，每日拍2~3次。

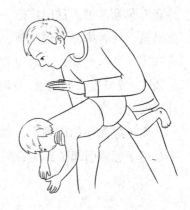

拍背法不仅能促使宝宝肺部和支气管内的痰液松动，向大气管引流并排出，而且可促进心脏和肺部的血液循环，使疾病能早期痊愈。

2.饮水法

让患病宝宝多饮水，水温最好在23℃左右，对咽喉部有良好的湿润和物理治疗作用，有利于局部炎症的消除。咳嗽严重的宝宝，常有不同程度的脱水状况，

拍背有利于孩子体内的痰液排除。

这样就加重了呼吸道炎症和分泌物的黏稠度，使痰液不易咳出，而多饮凉开水能使黏稠的分泌物得以稀释，有利于宝宝将痰液咳出体外。

饮水还能改善血液循环，使机体代谢所产生的废物或毒素迅速从尿中排出，从而减轻其对呼吸道的刺激和呼吸道承受病毒的压力。

3.蒸气法

将沸水倒入一大口茶杯中，抱起宝宝，使其口鼻对着升起的水蒸气呼吸，可使痰液变稀利于咳出，还可减轻气管与支气管黏膜的充血和水肿，减少咳嗽。使用这一方法时，家长要小心不要烫伤宝宝，避免发生意外。

除了在宝宝咽喉有痰时的祛痰方法，家长朋友也该注意，在平时生活和宝宝生病期间的环境维护以及饮食调理。首先，要定时开窗通风换气，保持居室空气清新，但要注意，不要让冷风直接吹到宝宝的身上。室内温度最好保持在18~22℃为宜，相对湿度保持在60%~65%，这有利于呼吸道黏膜保持湿润状态和黏膜表面纤毛的摆动，有助于痰液的排出。

饮食方面，中医认为，鱼、蟹、虾和肥肉等荤腥、油腻食物，有助湿生痰的作用，而辣椒、胡椒、生姜等辛辣之品，对呼吸道有刺激作用，易使咳嗽加重，要注意避免食用加重咳嗽的食物。家长应该在饮食中增加新鲜蔬菜，如青菜、胡萝卜、西红柿等，他们可以为宝宝供给多种维生素和无机盐，有利于机体代谢功能的恢复。

最后提醒家长朋友可以通过宝宝感冒时的一些表象，选择相关的食物为宝宝化痰。观察宝宝的舌苔可以对咳嗽的类型做出初步判断，如果舌苔是白的，则是风寒咳嗽，说明宝宝体内寒重，咳嗽的痰也较稀、白黏，

并兼有鼻塞流涕，这时应吃一些温热、化痰止咳的食品。如果宝宝的舌苔是黄、红，则是风热咳嗽，说明宝宝内热较大，咳嗽的痰黄、稠、不易咳出，并有咽痛，这时应吃一些清肺、化痰止咳的食物。如果咳嗽多为久咳、反复发作的咳嗽，这时家长应注意给宝宝吃一些调理脾胃、补肾、补肺气的食物。

当经过简单的调理后，如果宝宝病情依然无好转，家长就要注意是不是由于感冒引起了其他的并发症，需及时送宝宝去医院进行检查治疗。

百日咳

症状：阵发性痉挛性咳嗽，痉咳后伴有鸡鸣样深吸气吼声为特征，面色通红，嘴唇发紫，病程较长不易速愈。

偏方：天竹斗铃汤：炙桑皮、南天竹、嫩射干、地骨皮、炙百部、大贝母、金沸草、葶苈子各10克，炙斗铃5克，生甘草3克，黛蛤散15克，鱼腥草30克。水煎服，每日1剂，分2～4次服。

百日咳又称顿咳，是由百日咳杆菌而致的一种传染性疾病。本病四季都可发生，但冬春季尤多。患病年龄以5岁以下小儿为多见，年龄愈小，则病情愈重，病程较长，可持续2～3个月以上，所以称为"百日咳"。临床以阵发性痉挛性咳嗽，痉咳后伴有鸡鸣样深吸气吼声为特征。

百日咳的病情轻重和病程长短，会因患儿自身情况的差异而产生很大差别，潜伏期在3～21天，平均为7～10天，临床可分为三期。前驱期主要症状包括咳嗽、喷嚏、低热等上呼吸道症状。其中低热症状在患儿发病3～4天后会逐渐减轻，但咳嗽症状会逐渐加剧，病情将发展至第二期——阵发性痉挛期。这一期的病程为2～6周，患儿最明显的症状是阵发性痉挛性咳嗽。发作时，患儿会频频短促咳嗽呈呼气状态，且每次咳嗽均伴有1次带有高音调鸡啼声或吸气性吼声的深长吸气，反复多次直至咳出大量黏稠痰或呕吐为止。患儿痉咳时通常面色通红、嘴唇发紫、颈部血管突起，身体弯曲呈团状。此外，还会出现眼睑浮肿、眼白部位充血、鼻出血和口腔溃疡等症状，严重者甚至会出现颅内出血。第三期是恢复期，患儿此时咳嗽将逐渐减轻，咳嗽时伴发的吼声消失，精神和食欲也逐渐恢复正常。

本方中地骨皮甘、淡，寒，归肺、肝、肾经。《本草纲目》记载地骨皮"去下焦肝肾虚热"，可清泄肺热，用于肺热喘咳。还可用于内热消渴及虚火牙痛。炙百部甘苦、微温，用于温肺润肺，止咳降逆。炙桑皮、葶苈子可清热泻火。炙斗铃、黛蛤散、炙百部、金沸草清热泻火，下气止咳；南天竹、嫩射干、鱼腥草清肺化痰；生甘草不仅可补气润肺，又能调和诸药，诸药配合，共奏清热泻火，涤痰止咳之功效。一般服用 2 ~ 3 周，即可治愈。

一旦小儿被诊断为百日咳，要及时进行隔离，特别是已经入园的孩子，所在班级需要消毒处理，以防病毒传染其他幼儿。患儿在家休养期间，居室要保持空气新鲜，多开窗透气，流动的空气可将室内积存的一氧化碳和细菌带出室外，但要防止孩子因开窗感受风寒。患儿衣被要勤洗晒，保持清洁。发病后，病儿要注意休息，保证睡眠。可在医生指导下给予小儿一些能稀释痰液的药物，以便痰液咳出，但咳嗽反应重及小婴儿不宜应用，严重的痰涎阻塞，要用吸痰器将分泌物吸出。

注意饮食调节，要保证每天热量、液体量、维生素等营养素的供给。百日咳患儿多有并发的咽喉红肿等症状，肠胃功能也受到一定影响。因而饮食最好选择细、软、烂，且易消化吸收的清淡食物，最好是半流质或软食，这样更方便患儿吞咽。忌食生冷、辛辣、油腻食物。生冷、油腻或辛辣的食物都会刺激肠胃，造成患儿胃肠功能紊乱或减弱，不利于疾病的治疗和身体的恢复。这里为家长朋友推荐一款食疗方——荸荠消咳汤。

材料：鲜荸荠 150 克，鲜甘蔗 100 克。

做法：荸荠、甘蔗洗净去皮后分别绞碎，然后绞出汁液，加适量温开水稀释后饮用。

功效：荸荠生津清热、祛痰止咳，甘蔗和中下气、消痰止渴，合用可用于治疗百日咳之肺部郁热有痰。

小儿治愈后，也要做好预防，在日常生活中让小儿避免烟尘刺激。烟尘对小儿幼嫩的呼吸系统刺激极大，因此尽量不要在家里抽烟，也让宝宝远离厨房产生的油烟。同时一些有刺激性气味的物品，也要放在小儿接触不到的地方，避免刺激宝宝的呼吸道。让宝宝适当增加运动。在空气新鲜的地方适当做些活动，可帮助小儿有效增强体质，抵御细菌感染。

咳嗽黄痰多

症状： 风热咳嗽，伴痰黄黏稠、咽喉红肿充血。

偏方： 黄芩、板蓝根、金银花、连翘；将准备的药材用清水煎成药汁，分早晚两次喂宝宝服用。

当宝宝感冒咳嗽较轻的时候，一般是流清鼻涕，痰液并不浑浊，但如果治疗不及时，轻微的感冒就会演变加重，症状变为不断咳嗽，反复发热、流鼻涕，而特点较为明显的是痰液变得又黄又黏稠。这个时候，带宝宝去医院检查，会发现宝宝咽部红肿充血，咳嗽气急，舌质红、苔黄，脉搏跳动较快。出现以上症状时，说明宝宝很可能是由病毒感染引起的风热咳嗽，这时候清除内热，止咳化痰对宝宝更重要。

针对宝宝咳嗽严重并黄痰较多，本节推荐一个清热解毒的偏方：黄芩 10 克、板蓝根 12 克、金银花、连翘各 8 克，用水煎后取出汤汁，分早晚两次给宝宝服用，每次 200 毫升左右，通常 5 天后就会有效。

这个偏方较为适合 8 岁以上的宝宝服用，8 岁以下的宝宝如果使用这一偏方，需要注意减少药量，并且增加适量的饴糖，减少药量的同时可根据宝宝病情适当增加用药次数。

此偏方的药效原理在于，宝宝咳嗽有黄痰说明是热毒症状，而偏方则针对热毒使用了中医里比较常用的清热解毒药物：黄芩、板蓝根、金银花、连翘。黄芩味苦性寒，有效成分为黄酮类化合物，具有清热、利尿、抗病毒、抗真菌、镇静等作用，对葡萄球菌、溶血性链球菌及肺炎双球菌等有较强的抗菌作用，可用于湿热痞满、肺热咳嗽、高热烦渴等症；板蓝根味苦性寒，对多种细菌及病毒均有抑制作用，如枯草杆菌、金黄色葡萄球菌、流感病毒及腺病毒等，可清热利咽、凉血解毒；金银花味甘性微寒，气味芳香，可清热解毒、凉血化瘀，用于各种热性病；连翘味苦性微寒，气味微香，主治热病初起、风热感冒、发热、咽喉肿痛等。

这几味药加在一起可增强抗菌消炎的作用，常用于治疗风热感冒引起的咳嗽、黄痰偏多等症状。备用的饴糖又称饧胶饴，性温，含有麦芽糖、B 族维生素和铁等，也能起到补中缓急，润肺止咳的作用。

特别说明一下，此偏方药性苦寒，不宜久用，脾胃虚寒或已服过其他寒凉药物的宝宝慎用。痰稀色淡的宝宝说明没有内火过旺的症状，而腹泻的宝宝通常需要温补，这两类患者不要使用此偏方。如果使用此偏方有效的宝宝，一旦清热下火后就要停止服用，后期治疗应以滋补为主，回去给宝宝多吃一些润肺滋阴、健脾补肺的食物、汤水，少吃辛辣甜腻的食物，通常就可以很快痊愈。

对于咳嗽痰多的宝宝，除了使用适宜的偏方和药物之外，日常也有一些细节的注意事项。首先不要经常给宝宝戴口罩或者用围巾，这样的做法影响宝宝的正常呼吸，不利于宝宝咳嗽的康复，甚至会降低宝宝上呼吸道对冷空气的适应性，缺乏对伤风、支气管炎等病的抵抗能力。如果围巾是羊毛或者其他纤维制品，很容易使围巾间隙内的细菌尘埃或者材料纤维吸进宝宝的上呼吸道，对身体不利。

小儿咳喘

症状：气急、咳嗽、咳痰、呼吸困难、肺内可听到哮鸣音，尤其是呼气时哮鸣音更加明显。

偏方：准备白萝卜1个，蜂蜜半瓶待用；将白萝卜洗净去皮，然后切成丁，大小如黄豆般就可以了；将切好的萝卜粒倒入蜂蜜中，萝卜倒入的量根据蜂蜜的高度决定，让蜂蜜刚刚没过萝卜粒即可；腌制大约2个小时，把这种萝卜蜂蜜汁倒出一大汤匙，以温水稀释饮用。

宝宝咳喘是一种慢性气道炎症疾病，属于免疫性炎症，其特点为气道可逆性狭窄，从而导致呼吸困难，容易喘息并伴有咳嗽。

中医对宝宝咳喘有独到的见解，中医认为肺经受侵是咳喘的主要原因。宝宝肌肤相对成人更加薄嫩，对自己的"保卫"并不是很牢固，容易受外邪感染，而人体的内脏中，肺部通常是最先也是最容易受到外邪感染的，无论从口鼻或者皮毛，外邪必然归于肺部，如此一来肺部感染就成了咳喘的一大主因。

另一方面，宝宝脾胃薄弱，容易被生冷的食物、积热的食物伤害，如此一来导致脾脏失去了健康和正常运行的能力，从而酿成疾病，疾病积攒在肺中，阻遏气道，使肺中清气不能宣泄而导致咳喘，中医里用"脾为生痰之源，肺为贮痰之器"一句简约概括。

针对小儿咳喘，如果咳喘剧烈影响睡眠和进食，重点就在于祛痰化痰，减轻呼吸道黏膜水肿，恢复气管内膜纤毛的作用等，所以本节推荐蜜汁腌萝卜这一偏方。

操作方法很简单，准备1根白萝卜，250克左右的蜂蜜，将白萝卜洗净去皮，然后切成黄豆大小的萝卜粒。将切好的萝卜粒倒入蜂蜜中，萝卜粒的数量根据蜂蜜的数量而定，让蜂蜜刚好没过萝卜粒即可。腌制大约2小时，把腌制好的萝卜蜂蜜汁倒出一大汤匙，以温水稀释饮用。一天喝4～5次，第二天咳嗽就能好转。

此偏方的药理在于，萝卜味辛、甘，性凉，有清热生津，凉血止血，化痰止咳等作用，蜂蜜中含有多种维生素，多种酶成分。此偏方和蜂蜜柚子茶有同样的效果，止咳、润肺的效果非常好。

除了食用偏方之外，根据中医理论，我们推荐在肺之经脉施以适当的按摩手法，可以补益肺气，提高宝宝抵御外邪的防病能力。防治咳喘最常用的方法是拍刷肺经。让宝宝仰卧，给宝宝身上擦爽身粉，然后按摩者将食指、中指并拢，沿肺经由上到下轻拍5遍，也可改用毛刷轻刷。

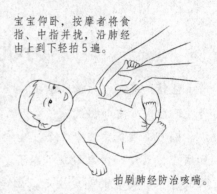

宝宝仰卧，按摩者将食指、中指并拢，沿肺经由上到下轻拍5遍。

拍刷肺经防治咳喘。

另外，父母一定要做好对宝宝的护理，当宝宝咳喘的时候可以考虑中药外敷法。使用一些比较安全有效的中药外敷，很多宝宝在家中治疗咳嗽时，由于生理原因，用药很容易产生呕吐，使喂药很困难，这时可以配合一些外贴药，可以产生事半功倍的效果，如百草琼浆益气贴、夏季使用的三伏贴等。

如果宝宝的咳喘经过家庭的护理多日未见好转，父母切忌乱给宝宝服药，一定要尽快送往正规的儿童医院进行观察治疗。

肺炎咳嗽

症状：由肺炎引发，发热、咳嗽、痰壅、气急。

偏方：麻黄（去节）、杏仁（去皮尖）各9克，炙甘草6克，石膏碎18克，水煎服，每日1剂。

肺炎喘嗽是小儿时期常见的肺系疾病之一，以发热、咳嗽、痰壅、气急、鼻煽为主要症状，重者涕泪俱闭、面色苍白发绀。古代文献中记载，出现"喘而无涕，兼之鼻煽"症状时，称为肺炎喘嗽。本病全年皆可发生，冬春两季为多，好发于婴幼儿。

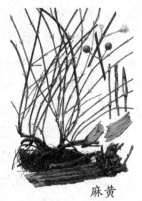

麻黄

引起肺炎喘嗽的病因主要有外因和内因两大类。外因主要是感受风邪，小儿寒温失调，风邪外袭而为病，风邪多挟热或挟寒为患，其中以风热为多见。小儿肺脏娇嫩，卫外不固，如先天禀赋不足，或后天喂养失宜，久病不能愈，病后失调，会导致正气虚弱，卫外不固，腠理不密，非常容易被外邪所侵扰。肺炎喘嗽的病变主要在肺部。肺为娇脏，性喜清肃，外合皮毛，开窍于鼻。感受风邪，首先侵犯肺卫，致使肺气郁闭，清肃之令不行，从而出现发热、咳嗽、痰壅、气促、鼻煽等症。痰热是其病理产物，常见痰热胶结，阻塞肺络，亦有痰湿阻肺者，肺闭可加重痰阻，痰阻又进一步加重肺闭，形成宣肃不行，恶性循环，导致症情加重。重症肺炎或体质虚弱的患儿，患病之后常迁延不愈，难以恢复，如体禀营虚卫弱者，可致长期不规则发热，或寒热往来，自汗；体禀阴液不足者，可形成发热以夜间为甚，手足心灼热，盗汗、夜寐不宁等症。

小儿肺炎咳嗽发病急，若能早期及时治疗，预后良好。妈妈可取麻黄（去节）、杏仁（去皮尖）各9克，炙甘草6克，石膏碎18克，水煎服，每日1剂。本方选自《伤寒论》，它有辛凉宣泄、清肺平喘的功效。方中麻黄辛温，开宣肺气以平喘，开腠解表以散邪；石膏辛甘大寒，清泄肺热以生津，辛散解肌以透邪。二药一辛温，一辛寒；一以宣肺为主，一以清肺为主，且俱能透邪于外，合用则相反之中寓有相辅之意，既消除致病之因，又调理肺的宣发功能，共用为君。石膏倍于麻黄，使本方不失为辛凉之剂。麻黄得石膏，宣肺平喘而不助热；石膏得麻黄，清解肺热而不凉遏，又是相制为用。杏仁味苦，降利肺气而平喘咳，与麻黄相配则宣降相因，与石膏相伍则清肃协同，是为臣药。炙甘草既能益气和中，又与石膏相合而生津止渴，更能调和于寒温宣降之间，为佐使药。四药合用，解表与清肺并用，以清为主；宣肺与降气结合，以宣为主。共成辛凉疏表，清肺平喘之功。药仅四味，清宣降三法具备，共奏辛凉

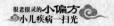
宣泄，清肺平喘之功。

肺炎咳嗽要以预防为主，平时让孩子多注意体育锻炼，经常进行户外活动。使孩子身体的耐寒及对环境温度变化的适应能力增强，随气温变化及时增减衣服，避免与呼吸道感染的孩子接触，在呼吸道传染病流行季节，不要带孩子去公共场所。室内要常开窗通风，保证患儿休息，居住的环境要安静、整洁，室内空气要新鲜，阳光充足，温度适宜，应避免着凉。同时应注意合理饮食，加强营养，给予易消化的食物，要少食多餐，补充多种维生素，如有缺钙病史的孩子同时补充钙剂，常让宝宝晒太阳，这样可退减小儿肺炎咳嗽的易感因素，也有助于肺炎咳嗽的预防。下面推荐一款止咳理气的食疗方——糖煮金橘，酸甜可口，易被小儿接受。

材料：金橘200克，冰糖适量。

做法：金橘洗净后，用淡盐水浸泡半小时彻底杀菌，然后捞出洗净沥干水分；把每个金橘都用牙签戳2～3个小洞后连皮放入锅中，再放入冰糖和清水，清水以没过金橘为度，置火上小火煮烂，趁热食用即可。

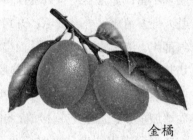

金橘

功效：金橘可以理气化痰，给肺炎患儿食用此果，可辅助治疗肺炎引起的咯痰症状。

一般性肺炎，蒲公英粥有疗效

症状：一般肺炎。

偏方：将蒲公英择净，待大米粥煮熟之后放入再次煮熟，晾温后即可食用。

一般性肺炎是临床常见病，四季均易发生，春冬两季发病较多，如治疗不彻底容易反复发作，长远来看同样影响宝宝健康发育。

宝宝如果患有一般性肺炎，大致表现为发热、咳嗽、呼吸困难，或者不发热但伴有咳喘。一般肺炎有一些典型的症状，只要爸爸妈妈们留意观察，就可以及时地采取措施。

症状一：身体发热。

当宝宝患有一般性肺炎时，往往会有身体发热的症状，体温多在38℃以上，会持续两三天时间，这时如果使用退热药往往只能降温一时，过后又会发热。这里希望父母能与宝宝感冒发热加以区分，感冒体热多数在38℃以下并且持续时间不长，很少反复。

身体发热是大多数宝宝肺炎的症状，也有部分宝宝不发热，甚至体温低于正常，所以父母不要以发热时间长短作为判断肺炎的绝对依据。

症状二：咳嗽和呼吸困难。

宝宝若患有肺炎，往往咳嗽和呼吸都会产生一定的困难。这里要和感冒、支气管炎引起的咳、喘做出区分，这两种情况的咳喘通常是阵发性，一般不会出现呼吸困难。

这里提醒家长朋友，如果宝宝咳、喘较重，静止时呼吸频率增快，两侧鼻翼一张一张的，口唇发青或发紫，说明病情严重，最好第一时间送往医院。

症状三：精神状态低迷。

父母可以通过宝宝的精神状态来判断是否是肺炎。如果宝宝发热、咳嗽、喘，但精神较好，能玩、爱笑，则代表患肺炎的可能性很小。相反，宝宝精神状态不佳、烦躁、哭闹或昏睡，甚至出现"谵语"的症状，则说明病得较严重，得肺炎的可能性较大。

症状四：食欲下降。

如果宝宝得了肺炎，食欲会显著下降，或一吃奶就哭闹不安。如果确诊宝宝已经得了肺炎后，应当采用少食多餐的方式，保证宝宝的水分和营养需求，哺乳婴儿应增加每天的喂奶次数，以增强营养与体力。

症状五：胸部听见水泡音。

要求室温在18℃以上，脱去宝宝的上衣，将耳朵轻轻地贴在脊柱两侧的胸壁，仔细倾听。肺炎患儿在吸气时会听到"咕噜儿""咕噜儿"的声音，医生称之为细小水泡音，这是肺部发炎的重要体征。

宝宝患有肺炎的症状很多，而病因大致可分为两种。

第一种是产前因素：宝宝刚出生时就易患有肺炎，多半原因是在产前、产时引起。产前的胎儿生活在布满羊水的子宫里，发生缺氧（如脐带绕颈、胎心改变、胎动异常）情况，就会发生呼吸运动而吸入羊水，引起吸入性肺炎；或者羊水早破、产程延长，或在分娩过程中，吸入细菌污染的羊水或产道分泌物，易引起细菌性肺炎；又或者羊水被胎粪污染，吸入肺内会引起胎粪吸入性肺炎。

第二种是后天因素，宝宝如果偏向于喜欢吃过甜、过咸、油炸等食物，致宿食积滞而生内热，偶遇风寒使肺气不宣，二者互为因果而发生肺炎。除此之外，宝宝如果接触的人中有携带病菌或者病毒的人，宝宝经过传染都有可能引起肺炎。而宝宝因败血症或脐炎、肠炎，通过血液循环感染也有可能引起肺炎；年龄稍大一点儿的宝宝，肺炎也可由病毒及其他微生物引起。

针对一般性肺炎，本节推荐的偏方是"蒲公英粥"。将新鲜蒲公英择净，放入锅中，加清水适量，浸泡 5 ~ 10 分钟，水煎后取汤汁，加入洗净的大米煮粥即可食用。或者将新鲜的蒲公英择净后切丝切碎，先将白粥煮熟，然后放入切好的蒲公英，加之适量白糖，重新煮熟后凉凉食用。中医认为蒲公英是植物类良药，其性味苦、甘、寒，入肝、胃经，有清热解毒，消痈散结，利湿退黄，通淋止痛的功效，为中医传统清热解毒药物，有"天然抗生素"的美称，对治疗肺炎有非常好的辅助效果。

西方药理研究表明，蒲公英含蒲公英甾醇、蒲公英素、蒲公英苦素、果胶、胆碱等多种成分，对金黄色葡萄球菌、溶血性链球菌有较强的杀灭作用；对肺炎双球菌、白喉杆菌、绿脓杆菌、痢疾杆菌、伤寒杆菌等也有一定的杀灭作用。

如果宝宝患有肺炎，往往是起病急、病情重、进展快，肺炎疾病会威胁到宝宝的健康甚至生命，所以在生活护理上必须慎重对待，应记牢"小儿肺炎"饮食的八种禁忌。

禁忌一：高蛋白食物

蛋清、鱼、瘦肉等食物中含有大量蛋白质，不适合患有肺炎的宝宝食用，这是由于蛋白质代谢的产物是尿素，蛋白质本身在体内消化代谢消耗水分，排除尿素也比较消耗水分，这就会使肺部的水分不足，因此在疾病康复期可适当补充水分，以提高体质。

禁忌二：糖分高的食物

糖分代谢后热量比较高，基本不含其他营养素，糖分会影响体内白细胞的杀菌作用，如果摄入过多的糖分，甚至会加重病情。

禁忌三：辛辣食物

辛辣食物对人体的刺激性比较大，而且容易化热伤津，当宝宝患有肺炎的时候，在膳食中不宜加入辣油、胡椒及辛辣调味品。

禁忌四：油腻食物

油腻食物本身就难以消化，如鱼肝油、松花蛋黄、蟹黄、凤尾鱼、鲫鱼子等，由于肺炎患儿消化功能低下，太多油腻食物必然会影响宝宝对营养的吸收。宝宝身体得不到及时的营养补充，必然会使宝宝的抗病力降低，影响身体康复。

禁忌五：生冷食物

一些偏冷的食物，如西瓜、冰激凌、冰冻果汁、冷饮、香蕉、生梨等，宝宝生病时食用过多生冷食物容易抵制宝宝体内阳气。中医里说，阳气受损则无力抗邪，病情也难痊愈，所以生病的宝宝尽量少食生冷食物。

禁忌六：喝茶

茶叶中茶碱有兴奋中枢神经的作用，可使大脑保持兴奋状态，还可使脉搏加快，血压升高。如果宝宝患有肺炎，尤其在发热的症状时，机体处于正邪相争的兴奋阶段，脉搏较快，如果体内摄入茶碱，容易刺激心肌加重消耗，如此非但不能退热，相反还会使体温升高，诱发其他疾病。

禁忌七：清热药品使用不当

宝宝肺炎发热时，很多家长会用一些清热药，这些清热药可能对肺炎初期有益，但不能较长时间服用，特别对体质较弱的宝宝，开始就尽量不要使用清热药，否则容易伤害体内正气，使原来的症状加剧。

禁忌八：酸性食品

酸性食品会妨碍汗液排出体外，如五味子、乌梅、维生素C、酸果、橘子、食醋等都尽量避免食用。

最后，针对宝宝一般肺炎，再提醒家长注意几点特别的情况。

（1）如果宝宝正处于6个月～3岁这个年龄段，容易患有病毒性肺炎，该型肺炎占小儿肺炎住院总数的三分之一，往往起病急，先有"感冒"症状，持续时间约3天，表现发低热（测量体温在38℃左右）、流清鼻涕水、咳嗽，约60%宝宝不发热。2～3天后咳嗽加重，呼吸快而浅表，每分钟可达60～100次。最突出的症状是喘、憋、呼气延长，喘鸣的声音有时不必用听诊器，只要靠近患儿就可听到，患儿非常痛苦。

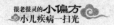

（2）虽然多数肺炎是由细菌引起的，但也有不少肺炎是由病毒、衣原体、支原体、真菌等病原体引起的，或由过敏引起。滥用抗生素类药物，不但达不到治疗效果，还容易引起种种不良反应，正确的做法是听从医生的分析，选择合适的药物。

（3）频繁更换新药，如果病情没有恶化，需配合医生坚持用药3天，再评价疗效，频繁换药不利于疾病控制。

（4）家长担心小儿受凉，于是紧闭门窗，导致室内空气不流通，缺少阳光。这样的做法直接导致室内病菌滋生，同样不利于宝宝康复。同时，如果宝宝的衣物被褥过于厚重，也容易导致宝宝烦躁，呼吸急促，加重呼吸困难。

最后希望家长重视观察一点：宝宝呼吸时有无胸凹陷的现象，即吸气时，两侧肋骨边缘处内陷随呼吸起伏，如果出现此情况则代表病情较重，需马上送宝宝去医院确诊以便及时治疗。

呼吸道感染

症状：一般性呼吸道感染。

偏方：母鸡肉250克，猪腿肉300克，均切块，麦片100克，面粉200克，肉桂10克，党参20克（肉桂和党参可以包在纱布内）备用；将备用材料加入3升左右的水煮汤，直至肉烂，取出肉及药物后剩下2升左右的汤，后将鸡肉、猪肉切成丝，取麦片放入锅内煮沸后，再缓慢加入面粉，调成均匀糊状，最后加适量盐及味精，食用时适量加入碎鸡肉、猪肉及少量香油即可。

宝宝的免疫系统尚未完善，尤其是两岁以下的宝宝，免疫力甚至比不上成人的一半，这段时期也被医学上称为"生理性免疫功能不安全期"。然而宝宝随着年龄增长，免疫机能也会逐渐成熟，所以在"不安全期"内，注重宝宝的疾病预防是非常重要的。

本节所讲述的"呼吸道感染"，通常分为上呼吸道感染和下呼吸道感染，是宝宝在婴幼儿时期常见的疾病之一。如果宝宝抵抗力不足，上呼吸道感染可沿呼吸道向下蔓延，导致气管、肺部的炎症等。

上呼吸道感染是指自鼻腔至喉部之间的急性炎症的总称，这种感染性疾病也较为常见，绝大多数是由病毒引起，病毒感染之后也会出现细菌感染的现象。此病在任何年龄都有可能引发，婴幼儿会由于抵抗力低更易感染。此病症一般会通过含有病毒的飞沫、雾滴，或经污染的用具进行传播。

患有上呼吸道感染的宝宝往往会出现以下症状。

（1）宝宝会有普通感冒的症状。起病较急，发病初期会有咽干、咽痒或烧灼的感觉，发病后会伴随喷嚏、鼻塞、流清水样鼻涕。严重的宝宝会引发耳咽管炎导致听力减退，也可出现味觉迟钝、呼吸不畅、流泪、声嘶、少量咳嗽等症状。

（2）如果是病毒性咽炎、喉炎和支气管炎等疾病引起，宝宝咽部会有发痒和灼热感，疼痛不持久，也不突出。表现的症状为声嘶、讲话困难、咳嗽时疼痛，常有发热、咽炎或咳嗽。如果是急性病毒性支气管炎，则表现为无痰咳嗽或痰呈黏液性，也会出现发热和乏力的现象。

（3）宝宝如果在夏季，多为疱疹性咽峡炎，症状则为明显咽痛、发热，病程约1周。

（4）如果宝宝是咽结膜热，症状则为发热、咽痛、畏光等，咽喉及结膜明显充血。病程4～6天，常因夏日游泳而传染。

（5）如果宝宝是细菌性咽炎和扁桃体炎，起病就会相对较急，有明显咽痛、体热畏寒，体温可达39℃以上。

与上呼吸道感染不同的是，下呼吸道感染是指声门以下，包括气管和支气管受到了感染。下呼吸道感染通常是由病毒、细菌、军团菌等微生物感染引起。具体症状主要表现为剧烈咳嗽、喘、多痰、出气困难等。由于下呼吸道的重要性，它不仅是空气通过的管道，而且具有防御、清除异物、调节空气温度和湿度的作用，所以如果宝宝出现下呼吸道感染症状，父母要及时带宝宝到医院检查。

针对呼吸道感染，本节推荐的偏方是"鸡汤糊"，又称为"温肺鸡汤糊"，以冬季食用为佳，经常食用有预防呼吸道感染的作用，尤其可以给久病体虚的宝宝补充营养，温肺健脾。

中医认为，鸡肉有温中益气、健脾胃、活血脉、强筋骨的功效。母鸡肉性属阴，对于体质较弱的宝宝是非常理想调补品。除此之外，母鸡鸡肉含有丰富的维生素和蛋白质，脂肪含量低，其营养很容易被人体吸

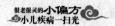
收，而猪肉可提供血红素（有机铁），能改善缺铁性贫血，具有补虚强身、滋阴润燥的作用。此偏方更建议用猪腿肉，这个部位的猪肉偏瘦、脂肪含量极少，属于高蛋白、低脂肪且高维生素的猪肉。

当宝宝患有呼吸道感染，及时治疗，细心护理，病情会得到有效控制。患病的宝宝要尽量减少户外活动，卧床休息，保持居室空气新鲜，多次适量给宝宝饮温开水或淡盐水，同时室内的温度和湿度要调整好，饮食方面，注意多吃富含维生素的新鲜水果、蔬菜。如果出现高热不退，采取适当的方式给宝宝降温，病情严重的宝宝要及时送往儿童医院。

最后，特别提一下维生素 A 对呼吸道感染的重要性。如果宝宝缺乏维生素 A 时，呼吸道上皮细胞的组织结构就会受到损伤，导致防御病菌的能力下降，使病毒和细菌乘虚而入，容易引起呼吸道感染。由于宝宝的身体还没有发育成熟，免疫系统的功能还比较弱，身体缺乏维生素 A 时更容易被各种病原体侵扰，发生呼吸道感染。另外，如果宝宝体内长期缺乏维生素 A，会损害免疫球蛋白功能，人体对感染会变得非常敏感，甚至细胞免疫力也会降低，削弱身体攻击细菌和病毒的能力。

小儿肺热

症状：感冒咳嗽、流鼻涕、痰黄、生疮疹等症状。

偏方：带有花蒂的小冬瓜、冰糖、蜂蜜；将冬瓜切一小口，清理内肉后做"盅"，倒入适量的冰糖蜂蜜放入蒸锅，蒸 20 分钟即可。

所谓肺热，往往是因为有寒气积存在肺腑当中，当宝宝身体的血气能力提升到有能力排泄寒气时，会先提升肺的能力开始排出寒气，这时的状态即是肺热。

通常情况下，家长朋友可以从以下几个方面判断宝宝是否有肺热症状。

（1）口气重，口气里有异味。

（2）眼屎多，尤其是在早晨起床时，宝宝的睫毛常会被眼睛的分泌物黏着，难以睁眼。

（3）舌尖的颜色要远远比舌头其他部分鲜红。

（4）嘴唇发红，颜色鲜艳。

（5）咽部干痛，扁桃体出现红肿。

（6）大便明显干硬且有臭味。

宝宝肺热会引起感冒等多种身体不适的症状，中医认为主要原因是"内邪"与"外邪"相互作用下发生的。"内邪"通常是指体内有火而导致的肺热，就是人们通常所说的"上火"；"外邪"通常是指宝宝体外感染的"风寒之邪"，就是通常所说的"受凉"。由于肺脏主皮毛，肺部的火热之邪原本可通过毛孔伴随汗液散发出去，可是宝宝的皮肤感受到外界的寒冷后，毛孔因寒邪而闭塞，肺部热邪不能散发，因此越积越重，导致肺热，甚至可能形成"寒包热症"。在宝宝感冒等多种病患中，"上火"（肺热）通常是根本原因，起到决定性的作用，因此预防小儿生病要从清除肺热着手。

本节针对去除宝宝肺热，推荐一种非常有效的食用偏方：小冬瓜汤。选用带花蒂的小冬瓜，中间切开一方口，取出瓜肉，填入冰糖和蜂蜜，再把盖盖上。放入蒸锅，20分钟后取出喝瓜中的汤汁即可。连续喝一个礼拜，往往可以有效去除肺热。另外，蒸冬瓜汁也是一种很好的选择，依然选取有花蒂的冬瓜，于一头切一个"盖子"，填入冰糖适量，再以盖子封固，放蒸笼蒸取汁液分两次食用。两种方式皆可，功效也相似。

这一偏方的药效在于，冬瓜清热化痰，用于痰热喘咳或哮喘都非常有效，是祛除肺热的佳品。又据《滇南本草》说："治痰吼气喘，姜汤下。"故亦可与生姜搭配，以增强化痰和止咳下气的作用。

无论什么样的病患，预防是关键，所以在日常饮食中，家长应注意少让宝宝吃肥厚味重的食物，这样的食物会加重咳嗽，且痰多黏稠，不易咳出。长期咳嗽不愈的患儿，可用梨加冰糖煮水饮用，它的效果是润肺止咳；也可用鲜百合煮粥，这对咳嗽日久、肺气已虚的宝宝有很好的效果。对于脾虚疾多的患儿，平时可多食山药，或煮莲子粥、薏米粥及大枣粥等。

本节我们像家长介绍一些具有滋阴养肺去热功用的蔬果，希望家长可以在宝宝的日常饮食中适量增加水果，帮助宝宝驱走身体里的燥热。

1. 梨

传统医学认为，梨能生津止渴、润燥化痰等。尤其在秋季天气干燥时，每天坚持给宝宝吃1~2个梨，对于防秋燥、润肺消热有很好的作用。不同吃梨的方法，可产生不同功效，对于润肺一项，推荐用冰糖蒸梨可滋阴润肺，止咳祛痰，对润泽宝宝嘶哑发干的嗓子具有良好的作用，或

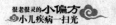

者用梨加蜂蜜熬制成梨糖膏，对肺热久咳的宝宝有明显疗效。

2. 甘蔗

具有滋养、解热、生津、润燥的功效，甘蔗汁还有"天生复脉汤"的美称。秋燥时节，把甘蔗榨成汁饮用最好，中医常把甘蔗汁作为清凉生津剂，用于治疗一些热证，对于津液不足、胃热口苦、大便干燥、小便不利、肺热咳嗽的宝宝，饮用甘蔗汁相当有益。

3. 石榴

传统医学认为，石榴性温、味甘酸，有生津液、止烦渴的作用。尤其是把新鲜石榴切成小碎块榨汁，每天给宝宝饮用上几次，便可生津止渴，使身体燥热感减轻，有助于防止宝宝发生肺热咳嗽及鼻黏膜干燥出血。

4. 大枣

大枣具有益气生津，滋润心肺等功效，同样是宝宝在秋天里的一味滋补良药。

5. 柑橘

中医认为，柑橘性凉味甘酸，有生津止咳、润肺化痰等功效，对于津液不足、烦渴的宝宝有一定的作用，有助于急、慢性支气管炎的治疗。把柑橘榨成汁或用蜜煎，对预防肺热咳嗽非常有效。

最后提醒家长尤其需要注意的是，当宝宝出现感冒、咳嗽等症状时不可盲目地使用抗生素类药物，尤其是针对小儿肺热咳嗽的治疗，尤需慎重。一旦发现宝宝肺热症状较为严重，应当及时送往儿童医院进行观察治疗。

小儿猩红热

症状：咽痛、胃寒头痛、扁桃体肿大或化脓，呕吐，烦躁，出现皮疹，皮疹鲜红。

偏方：胖大海加蜂蜜；用沸水焖泡一枚胖大海，几分钟后加入适当蜂蜜，凉温后搅匀即可服用。

小儿猩红热是由链球菌引起的呼吸道传染病。可通过呼吸、咳嗽、打喷嚏、说话等方式传播，也可以通过皮肤伤口或产道等处传播。人群普遍容易感染，患者和带菌者是主要传染源，感染后人体可以产生抗菌免疫和抗毒免疫。小儿猩红热一般多发于10岁以下的儿童，一年四季都有可能发生，但以春季为多。小儿猩红热的潜伏期一般为 2 ~ 4 天，有时也可能短至 1 天，长至 7 天。起病急，伴有发热，患病宝宝的体温一般为 38 ~ 39℃，重者可达 40℃以上。

总的来说，小儿猩红热的症状为：患病宝宝会感觉到全身不适，咽喉及扁桃体会明显疼痛出血，同时伴有化脓；颈部及颌下淋巴结肿大，有触痛；出现食欲下降、呕吐、烦躁等症状。大部分患者会出现皮疹，皮疹鲜红，有时似点状出血，最初见于腋下、颈部与腹股沟，1 日内迅速蔓延至全身。疹盛时皮肤瘙痒，细小密集，疹间皮肤通红。典型皮疹为弥漫状针尖大小的猩红色小丘疹，触之如粗砂纸样，或人寒冷时的鸡皮样疹。疹间皮肤潮红，用手压可暂时转白。

在出疹一周内患病宝宝会出见皮肤脱屑，脱屑首见于面部，次及躯干，然后到达肢体与手足掌。躯干和手足的大片脱皮，呈手套、袜套状。脱屑的程度与皮疹轻重有关，一般 2 ~ 4 周脱净，不留色素沉着。少数人在病后可出现变态反应性心、肾并发症。

为了缓解宝宝在患病过程中的疼痛症状，我们为家长们提供一个小偏方——胖大海蜂蜜饮。具体做法就是将 1 枚胖大海洗净，将沸水冲入杯中，盖上盖。3 ~ 5 分钟后加入 15 克蜂蜜，将搅匀即可。

此方的药理在于胖大海具有清热润肺，利咽解毒，润肠通便的功效。对于肺热声哑，干咳无痰，咽喉干痛，热结便闭，头痛目赤等症状有良好的治疗作用。而蜂蜜具有滋阴润肺的效果。因此二者结合起来对缓解猩红热给患病宝宝带来的疼痛有很好的效果。不过需要家长朋友们注意的是脾胃虚寒，平时就时常腹部冷痛、大便稀溏的宝宝，如果服用胖大海会容易引起腹泻，损伤元气。因此不宜使用此偏方。

当然，只是缓解宝宝的疼痛是不够的，要想让宝宝彻底康复，作为家长还应该对小儿猩红热做全方位的了解。具体来说，小儿猩红热又可分为轻型、中毒型和外科型。

首先是轻型。轻型猩红热的症状表现为其全部病程中缺乏特征性症状，往往至出现典型的皮肤脱屑时，才取得回顾性的诊断。患病宝宝可能出现 1 ~ 2 天的低热或不发热，皮疹隐约可见，出疹期很短，无杨梅舌。发病后 1 ~ 3 周皮肤脱屑或脱皮。

然后是中毒型。中毒型猩红热的症状表现为起病急骤，体温可高至

40.5℃以上。全身中毒症状明显，头痛、惊厥、呕吐为常见症状。咽扁桃体炎症严重。有明显红斑疹。如合并脓毒症状，甚至患病宝宝有可能发生休克，危险性很高。

最后是外科型。外科型猩红热的症状表现为链球菌经皮肤或黏膜伤口感染时，可有局部急性化脓性病变，皮疹从创口开始，再发展到其他部位皮肤。

对于感染小儿猩红热的宝宝，家长在对其进行护理的时候应该注意宝宝的饮食应以清淡少盐为主，宜吃高热量、高蛋白质的流食。对于伴有咽峡炎的宝宝，在进食时可能伴有疼痛，可喂食些软食或流质饮食，如牛奶、豆浆、蛋花汤、鸡蛋羹等含优质蛋白高的食物以及藕粉、杏仁茶、莲子粥等补充热量的事物。在宝宝高热时还应注意为其补充足够的水分，多食清热解毒的食物，如绿豆汤等。

下面，为了帮助宝宝尽早康复，我们再为家长们推荐一些对于治疗小儿猩红热比较有效的食疗方法。

（1）生地黄粥：准备生地黄 30 克，粳米 30 克。将生地黄洗净，切片，加清水适量，大火熬煮半小时，滤去药汁。再熬一次，共取汁 100 毫升，将米淘净，熬煮成粥，趁热加入药汁即成。

（2）双花饮：备白糖 50 克，金银花、菊花、山楂各 25 克；将金银花、菊花、山楂洗干净，同时放入锅内。加入适量清水，用温火熬煮约 30 分钟，滤渣取汁。加入白糖搅匀即成。

（3）葛根粉粥：准备粳米 30 克，白糖 10 克，葛根粉 10 克；将粳米淘净，放入锅中，加清水适量；大火烧沸，再改用温火熬到半熟时，加入葛根粉，继续熬成粥。加入白糖搅匀即成。

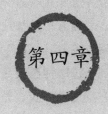

耳聪目明，口腔健康：五官部疾病

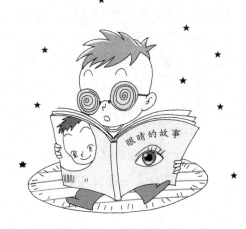

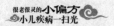

过敏性鼻炎

症状： 鼻痒、连续打喷嚏、流大量水样性清涕，有时还会伴有眼结膜、上颚部甚至外耳道奇痒等。

偏方： 按揉迎香并擦鼻，按揉风池，掐揉合谷。

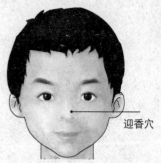

迎香穴

迎香穴

过敏性鼻炎是一种常见的病，又称为变态反应性鼻炎，是由于致敏原进入体内后，引起机体产生的过敏反应。过敏性鼻炎的发病人群范围比较广，年龄可从 1～2 岁到 80～90 岁，而且并发症比较多，常常合并为气管炎、支气管哮喘、慢性鼻窦炎等，且能相互影响，幼儿的发病率要比成年人高。发病时，会出现鼻痒、连续打喷嚏、流大量水样性清涕，有时还会伴有眼结膜、上颚部甚至外耳道奇痒等症状。由于小儿经常因鼻痒而搓揉，所以可见小儿的鼻梁部皮肤出现横纹，鼻翼肥大，而且过敏症状通常早、晚加重，日间及运动后好转。由于鼻黏膜肿胀，小儿常出现鼻塞和嗅觉减退的现象，但此时全身不适症状并不明显，但如果并发鼻窦炎，则可能出现发热、面颊肿胀、乏力、纳呆等症状。过敏性鼻炎发病后期，小儿常可发展成对多种抗原形成刺激性过敏反应，而且终年易鼻塞、流涕。

中医认为，小儿患过敏性鼻炎与风寒犯肺、肺脾气虚、肾气亏虚等原因有关。小儿犯病时异常难忍，家人可以用以下按摩方法帮小儿缓解症状：

（1）按揉迎香并擦鼻：小儿坐位或仰卧位，按摩者用食、中二指分别按揉小儿迎香穴（鼻翼左右约 0.5 寸），并以双手拇指迅速搓擦鼻部至有热感为度。

（2）按揉风池：按摩者用左手扶小儿头前部以固定，右手拇指指端按揉小儿风池穴（乳突后方，胸锁乳突肌与斜方肌之间），50～100 次。

（3）掐揉合谷：按摩者以一手拇指指甲重掐并揉小儿合谷穴（虎口部第一、二掌骨间凹陷）3～5 次。

患有过敏性鼻炎的小儿，平时应注意多吃补益肺气的食物，如：鹌鹑、燕窝、木耳、银耳、柿饼、花生、核桃、百合、松子等。过敏性鼻炎患儿，要多吃一些富含维生素 C 及维生素 A 的蔬菜、水果，及其暖性食物，如红糖、菠菜、小白菜、生姜、白萝卜、香菜、草莓、苹果等，这些食物有助于缓解病情，提高抗病能力。少食用冰凉食品或较寒性食物。如冷饮、冰激凌、可乐、冰凉水果、苦瓜、大白菜等。避免脾胃虚寒，加重病情；禁止食用一切能引起过敏性鼻炎发作的食物，慎食鱼、虾、蟹类食物；忌食味厚、刺激性食物，如辣椒、咸菜、芥末等，这些容易刺激呼吸道黏膜，引起鼻黏膜过敏，引发疾病。下面推荐两道食疗方，可以配合治疗过敏性鼻炎。

苏叶黑豆汤

材料：苏叶 8 克，白芷 2 克，黑皮青豆 25 克，红枣 2 ~ 3 枚。

做法：将炒锅置于火上，烧热后，倒出黑豆，慢火爆炒至豆粒炸开；将红枣洗净，去核，放入砂锅中，再将炒好的黑豆、苏叶、白芷一起放入锅中，加水 3 ~ 4 碗，水煎至 1 碗汤汁，即成。

功效：可疏风散寒，健脾固表，适于过敏性鼻炎小儿饮用，同时还能缓解小儿流清涕、频打喷嚏等症状。

豆浆粥

材料：豆浆 500 毫升，粳米 50 克，白糖适量。

做法：将粳米淘洗干净，备用；将豆浆倒入奶锅中煮熟，放入淘洗干净的粳米，加少许清水，以慢火熬煮，煮至米粒开花时，调入适量白糖，拌匀，继续熬煮 10 ~ 15 分钟，即成。

功效：粳米味甘、性平，具有补中益气，健脾和胃的功效，配合豆浆煮粥，可调节脾胃，养胃润肺，适合过敏性鼻炎患食用。

同时，在日常生活中，家长应该做好宝宝过敏性鼻炎的预防工作：

（1）注意天气冷暖，增减衣服被褥，背部不要受凉，寒冷天气出门，要戴上口罩，注意预防感冒。在空调环境下，空调温度不宜过低，室内外温差在 5 ~ 8℃为宜。

（2）要让幼儿经常接触新鲜空气和阳光，参加各种运动，锻炼身体，以增强机体的抗病能力，同时，要注意保护鼻黏膜，使鼻黏膜和皮肤血管能够迅速适应外界冷热的变化。

（3）对于家庭使用的毛皮物品，要经常清理，或者换用其他材质的

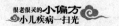

物品替代，避免尘螨诱发过敏性鼻炎。

（4）居室环境要经常打扫，保持室内空气新鲜，除尘时应尽量使用吸尘器，以免幼儿吸入尘螨等污染物，诱发疾病。

（5）如果发现幼儿经常过敏，家长要带幼儿确定是否是过敏性体质，通过食疗调治病情，尽量少使用抗生素。

鼻窦炎

症状：常常鼻塞，晚上睡觉还老张着嘴。

偏方：辛夷苍耳泡泡手；先将苍耳子15克放入1000毫升水中烧开，小火煎10分钟，再放入纱布包裹好的捣碎的辛夷15克，再煎煮20分钟，待水温冷却至40℃左右，浸泡双手15～20分钟。一日一次，直到痊愈。

鼻窦炎是鼻窦黏膜的非特异性炎症，为一种鼻科常见多发病。在各种鼻窦炎中，上颌窦炎最多见，依次为筛窦、额窦和蝶窦的炎症，鼻窦炎对于年幼的宝宝可以单发，也可以多发。

宝宝患有鼻窦炎的症状通常和感冒非常相似，同时小儿感冒也有可能引发鼻窦炎。与普通感冒相比，鼻窦炎引起的鼻塞、鼻涕多的症状持续时间在一周以上，并且没有好转的迹象，而且通常每次感冒宝宝都是鼻子先有反应。除此之外，因为鼻窦炎会影响宝宝通过鼻腔呼吸，所以宝宝晚上睡觉时总是会张着嘴巴。

让宝宝患上鼻窦炎的原因较多，大致有以下几种可能。

（1）宝宝身体发育和抵抗力原因。宝宝的鼻窦通常要到10岁才能发育完整，在这之前因感染而患鼻窦炎的可能性较大，并且宝宝年纪小，全身抵抗力相对较低，疲劳、受凉受湿、营养不良、维生素缺乏等原因，都可能会让宝宝得鼻窦炎。

（2）全身性疾病。如果宝宝患有贫血、内分泌功能不足，急性传染病如流感、麻疹、猩红热、白喉等疾病，也有可能诱发鼻窦炎。

（3）鼻腔相关些疾病。如果宝宝有鼻中隔偏曲、中鼻甲肥大、鼻息肉、变态反应性鼻炎、鼻腔异物或鼻腔肿瘤，也可能会引起鼻窦炎。

（4）邻近炎症疾病。耳、鼻、口相通，如果宝宝患有扁桃体炎或腺样体肥大、上颌第二双尖牙及第一、第二磨牙根部的感染，拔牙时损伤上颌窦壁或龋齿残根坠入上颌窦内等也可导致鼻窦炎。

针对宝宝鼻窦炎，本节推荐一款简便实用的小偏方：辛夷、苍耳子烧水泡手。本偏方药效原理出自《本草纲目》，《本草纲目》书中指出辛夷善于治疗鼻渊、鼻鼽、鼻疮及痘后鼻疮等疾病。现在医学中用它来治疗急性或慢性鼻炎、过敏性鼻炎、鼻窦炎等，都有一定疗效。苍耳子有发散风寒，通鼻窍，止痛的作用，用来搭配辛夷使用疗效更佳。另外，单独使用苍耳子来治疗鼻窦炎也不错，只要取苍耳子三十个，轻轻捣烂，用文火和麻油放在一起煎制，冷却后放在小瓶里备用，每天用消毒棉签蘸取涂在宝宝的鼻腔内，一天三四次都可以，两周一个疗程，通常半个疗程即可见效。

除本节推荐的偏方之外，推荐家长朋友可以用紫苏子按揉迎香穴来辅助治疗鼻窦炎。将拇指按在一侧迎香穴上，先顺时针按揉 10 ~ 15 次，再逆时针按揉 10 ~ 15 次，再换另一侧按揉迎香穴。按揉迎香穴可有效缓解宝宝感冒引起的鼻塞。同时紫苏子性温味辛，有降气消痰、平喘之功效。

很多家长发现宝宝患有鼻窦炎后，都是从短期着眼，想尽快解决宝宝的呼吸不畅、头晕、精力差等症状，但家长朋友需要注意的是，如果宝宝患有鼻窦炎，就会习惯用嘴巴呼吸，长期如此可能导致细菌直接进入咽部，引起扁桃体炎或者中耳炎、咽炎等。所以从长远来看，如果宝宝第一次发生鼻窦炎没有得到很好的治疗，或者急性鼻窦炎反复发生，就可能演变成慢性鼻炎，很难彻底治疗。由此可见，家长一定要重视对宝宝鼻子的保护，具体办法可以参考以下几种对宝宝鼻窦炎有预防和保健的方法。

（1）平时注意宝宝鼻腔卫生，养成早晚洗鼻的良好卫生习惯。

（2）注意给宝宝擤涕的方法。先按住一侧鼻孔，稍稍用力往外擤，之后交替而擤。鼻涕过浓时以盐水洗鼻，避免伤及鼻黏膜。

（3）家长带宝宝游泳时，尽量做到头部露出水面。

（4）有口腔疾病的宝宝，要彻底治疗。

（5）卧室应明亮，保持室内空气流通。但要避免直接吹风及阳光直射。

（6）给宝宝用药一定要遵循医嘱。

（7）患有慢性鼻窦炎的宝宝，治疗时要有信心与恒心，同时宝宝加

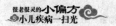

强体育锻炼，以增强体质，提高身体抵抗力。

鼻渊（流鼻涕）

症状：鼻涕不止，多发生于感冒和急性鼻炎之后。

偏方：鼻渊散：辛夷花、麝香、冰片、芭蕉根等量，先把芭蕉根洗净去皮，捣碎取汁。然后将辛夷花去蒂晒干后放入芭蕉根汁内，拌匀浸透，24小时之后取出晒干再拌浸，如此反复6次。将浸透的辛夷花研为细末，再将研粉的麝香、冰片末放入拌匀，装入瓶中备用。取鼻渊散少量放入鼻内。

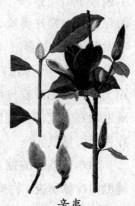
辛夷

小儿鼻渊，是指鼻流浊涕，如泉下渗，量多不止为主要特征的鼻病。常伴头痛、鼻塞、嗅觉减退，鼻窦区疼痛，久则虚眩不已，是鼻科常见病、多发病之一。亦有"脑漏""脑砂""脑崩""脑渊"之称。本病是临床上的常见、多发病，男女老幼均可患病，而以青少年多见。多因外感风热邪毒，或风寒侵袭，久而化热，邪热循经上蒸，犯及鼻窍；或胆经炎热，随经上犯，蒸灼鼻窍；或脾胃湿热，循胃经上扰等引起。中医治疗注意辨别虚实之不同，内外治结合。

西医学认为，本病是鼻窦黏膜的化脓性炎症，多见于发生感冒、急性鼻炎之后。此外过敏性体质及全身性疾病，如贫血、流感等亦可导致本病的发生，邻近病灶感染，如扁桃体肥大、腺样体肥大，某些磨牙根部感染及鼻部外伤，异物穿入鼻窦，游泳时跳水姿势不当（如立式跳水），污水进入窦内等直接伤及鼻窦，均可引起感染。还有如鼻中隔偏曲、中鼻甲肥大、鼻息肉、肿瘤等鼻腔疾病，妨碍鼻窦通气引流亦可引发本病。慢鼻渊多因急鼻渊反复发作未得到适当的治疗所致。

取辛夷花、麝香、冰片、芭蕉根等量，先把芭蕉根洗净去皮，捣碎取汁。然后将辛夷花去蒂晒干后放入芭蕉根汁内，拌匀浸透，24小时之后取出晒干再拌浸，如此反复6次。将浸透的辛夷花研为细末，再将研粉的麝香、冰片末放入拌匀，用瓷瓶盛后勿令泄气。取鼻渊散少量放入鼻内，每日

6次，重患者可酌情增加。可清热解毒、通孔利窍。

辛夷花为鼻病通用之药，气浮上散，能使脏腑清气上升导入肺经，故取之为君。麝香气味极香，走窜力最快，能通孔利窍。冰片气香善走，能够散热开结，故二药用之为佐。芭蕉根其性大寒，有清热解毒之功，故为之使。

咽炎

症状：发热，头痛，咳嗽，痰多，咽喉疼痛，声音嘶哑，舌尖红，苔薄白或黄，检查可见咽部充血。

偏方：金银花、野菊花、桔梗、甘草、老虎脷、土牛膝、蒲公英、射干各20克，水煎服。

小儿急慢性咽喉炎，是儿科临床中常见病、多发病，属于中医感冒、乳蛾范畴，主要原因是外感时邪病毒所致。咽喉炎属祖国医学中的"喉痹"范畴，大多由于内外邪毒聚积，气滞血瘀，经脉痹阻所致。临床多属实证，一般为胃腑积热，加之风热邪毒侵犯，邪热壅盛传里，蒸灼咽喉。

咽喉炎分为两种：急性咽炎和慢性咽炎。急性咽炎常为病毒引起，其次为细菌所致。冬春季最为多见。多继发于急性鼻炎、急性鼻窦炎、急性扁桃体炎，且常是麻疹、流感、猩红热等传染病的并发症。受凉、疲劳、长期受粉尘的刺激，小儿抵抗力降低，容易发病。患病小儿则全身症状显著，有发热寒战，头痛，食欲不振，四肢酸痛等。如果急性咽炎治疗不彻底而反复发作，就可转为慢性，常自觉咽部不适，干、痒、胀，分泌物多而灼痛，易干呕，有异物感，咯之不出，吞之不下，以上症状在说话时稍多，食用刺激性食物后、疲劳或天气变化时加重。呼吸及吞咽均畅通无阻。患有小儿咽喉炎的孩子若没有得到及时治疗，会引发鼻炎、中耳炎等，相邻器官疾病，造成恶性循环。所以，家长一定要对小儿咽炎引起注意。

中医认为，小儿脏腑娇嫩，形气未充，腠理疏薄，卫表不固，故易被外邪所侵。湿邪犯表，卫为邪郁，故发热。温热在表，故舌质边尖头，脉浮数。邪伤阳络，清空被扰故头痛。肺合皮毛，咽喉为肺的门户，外邪自口鼻皮毛而入，客于其中，故见咽喉肿痛、咳嗽。针对这种病机，所以治疗宜选用清热解毒、宣肺利咽之品。取金银花、野菊花、桔梗、甘草、老虎脷、土牛膝、蒲公英、射干各20克，水煎服。每日3次，根据小儿年纪酌情增加服用量。一般服用3日后，即可见效，续服3日，即可痊愈。方中金银花甘寒，入肺经，清热解毒，透表。野菊花、蒲公英清热解毒，可助金银花以清热泻火，蒲公英除了能清热解毒之外，还可消痈散疖，利咽消肿。土牛膝、射干、桔梗、老虎脷均为利咽之常用药，其中土牛膝善清咽喉之热毒，射干尤宜于痰热壅盛之咽喉肿痛，而桔梗除了能开通肺气外，还能用于咽痛失音，尤以外感风热者最宜。老虎脷性味酸凉，有清热解毒利咽之功，使邪热得清，肺气得宣，诸证得消。现代药理学研究证明，金银花、蒲公英、土牛膝、野菊花、老虎脷都有较强的抗菌效果，而射干、桔梗则能消除上呼吸道的炎性渗出物，有加快炎症吸收的作用。

　　小儿由于机体免疫系统尚不健全，抵抗力弱，所以患急性咽炎时病情要比成人重，临床表现也比较明显。因此，家长要及时带患儿就医，按时合理用药，并特别注意护理。要给患儿多喝白开水，饮食要清淡，勤用淡盐水漱口，以保证口腔卫生。保证充足睡眠减少活动，室内空气要清新、湿润，避免粉尘、烟雾、刺激性气体，并密切观察病儿的病情变化，防止由急性咽炎引起鼻、喉、气管、支气管、肺、耳等并发感染。某些急性传染病，如麻疹、水痘、猩红热等的前驱期常有类似急性咽炎的表现，家长应注意在患儿发热1～2日后，患儿口腔黏膜和皮肤有无特征性的斑疹出现以及舌头有无杨梅舌样改变等，以免误诊。且小儿咽喉炎的患者多有声音嘶哑这一症状，有的家长以为只是孩子的免疫力差，经常感冒导致的，若不及时治疗甚至会使得孩子永久性的变声。平常宜让孩子多参加体育锻炼以增强小儿体质，预防感冒。在饮食上注意忌口，不让小儿吃辛辣食物，这里再给大家推荐一款食疗方——瓜仁大海利喉汤。

　　材料：冬瓜仁、胖大海各15克，鲜橄榄6枚，冰糖适量。

　　做法：冬瓜仁、胖大海洗净；鲜橄榄洗净后连核捣碎；把所有材料一起放入汤锅，加没

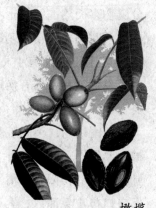

橄榄

过所有材料一指的清水，置火上大火烧开后转小火，煎煮至水量减少一半，然后澄出汤汁加冰糖调味即可饮用。

功效：清热化痰，可用于辅助治疗喉痛咽干、口腔发炎、痰多积热等不适。

咽喉肿痛

症状： 咽喉肿痛。

偏方： 草莓、冰糖；使用纯净水将冰糖小火熬化，加入洗净的新鲜草莓煮三分钟即可。

咽喉肿痛又称为"喉痹"，通常是由于宝宝体内上火而表现出的症状，疼痛的直接原因往往是急性扁桃体炎、急性咽炎和单纯性喉炎、扁桃体周围脓肿等，患病的宝宝会感觉到咽喉部红肿疼痛、吞咽不适。

本节针对宝宝的咽喉肿痛，给家长朋友介绍一款对于缓解咽喉疼痛非常有效的偏方：冰糖草莓汤。制作方法非常简单，首先选取新鲜草莓去蒂、洗净备用，将适量的纯净水烧开后，加入冰糖，小火慢熬，等冰糖全部溶化后，放入草莓再煮上两三分钟，味道适宜即可。

偏方的药效原理在于草莓味甘酸，性凉，含有多种维生素，其中所含的胡萝卜素是合成维生素 A 的重要物质，维生素 A 具有明目养肝的作用，草莓含有的果胶和丰富的膳食纤维，有助消化、通畅大便的作用。除此之外，草莓含有果糖、蔗糖、柠檬酸、苹果酸、水杨酸、氨基酸以及钙、磷、铁等矿物质，有润肺、生津、健脾的功效。对于治疗无痰干咳、咽喉肿痛、烦热干渴、积食胀痛、病后体弱等症有显著效果。

我们希望家长对宝宝咽喉肿痛有一个详细的了解，如此有利于家长朋友们在宝宝患有咽喉肿痛的时候能够正确处理，第一时间帮助宝宝摆脱咽喉肿痛的困扰。

中国传统中医认为，咽喉肿痛多半是由肺胃郁火上冲或外感风热等因素造成的。所以当宝宝咽喉肿痛的时候往往还会伴有高热、口渴、头痛、痰稠黄、大便干结、小便黄、舌质红、舌苔黄厚等症状。但是宝宝上火也有区别，可能是单纯内热，也可能是脾胃内寒造成的虚火，不同原因造成的咽喉肿痛在治疗上是有所区别的，所以家长应做好区分再给宝宝

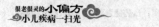

实施清热缓解的方法。

当宝宝咽喉肿痛时，家长可以摸一下宝宝的手脚，如果手脚是热的，就是内热大。这种情况引起的发热、咽喉肿痛，其治疗方法与肺胃郁火上冲引起的发热、咽喉肿痛是一致的。其方法如下。

（1）给宝宝多喝水，可以在水中加少许的盐，让宝宝喝淡盐水。

（2）给宝宝多吃寒凉的水果，如西瓜、香蕉、梨、猕猴桃等，较小的宝宝可以喝这些水果榨的汁。

（3）三岁以上的宝宝，可以同时配合背部刮痧。沿着宝宝脊柱的两侧，将由脖子至腰——即足太阳膀胱经经过的部位涂上麻油，再用刮痧板（如果没有刮痧板，可用圆润的、没有棱角的瓷制勺子）从上往下轻轻地刮，宝宝内热重时，很快就能看到被刮的部位发红。家长要注意的是，给宝宝刮痧时，手法不要重，轻轻地沿脊柱两侧各刮十几下就可以了，刮完后让宝宝多喝温水，就能很快退热，咽喉肿痛也会减轻。

（4）家长不会刮痧或宝宝较小不宜刮痧时，可以通过按摩的方法降热。先搓宝宝的背部，主要是颈椎及两肩胛之间，这样可以作用于宝宝的胸肺。搓的次数不用太多，来回几十下，搓到皮肤发热就可以了。

再搓宝宝的两只胳膊，主要是大拇指往上的内外两侧。大拇指内侧运行的是手太阴肺经，连通着肺与咽喉；大拇指外侧向上，是从食指经过合谷穴往上运行的手阳明大肠经，不但通大肠，也联络着肺与咽喉。在宝宝胳膊上的这两条经络上搓几十下，搓热了，对治疗咽喉肿痛效果明显。然后再搓搓宝宝手上的大鱼际，按压手上的合谷穴，这些都是治疗咽喉肿痛的主要穴位。

最后搓宝宝小腿上的足阳明胃经，也就是沿着足三里穴向下的这条经络，来回搓几十下，搓热了就可以，这样就能将热往下引了。如果家长能坚持将全套搓下来，同时让宝宝多喝温开水或淡的温盐水，宝宝发热及咽喉肿痛的现象很快就能缓解。

与单纯内热相对，如果宝宝的手脚是凉的，往往代表宝宝身体内寒而有虚火。宝宝身体内寒气较重或又受了风寒，也会有发热、咽喉肿痛的症状，而且通常表现为忽冷忽热、舌苔发白、小便颜色淡、清，少数宝宝还会有咳嗽、流涕等症状。生病后吃药、输液的效果都不明显，白天是低热或正常，下午、晚上症状就加重，遇到这种情况，家长可以参考以下方法来进行处理：

（1）家长可以在给宝宝煮的稀饭里加两片生姜、两段葱、几滴醋，煮好后，给宝宝吃的时候去掉姜、葱。这道姜葱粥祛寒、发汗、退热的效果非常好，一天可以给宝宝喂 2 ~ 3 次。退热后，将材料中的葱去掉，等宝宝舌头上的白苔也明显退去后，姜也可以去掉了。

（2）喝完姜葱粥后，家长可以再给宝宝用较热的水泡脚，泡 20 ~ 30 分钟后，搓脚心左右各 50 下，捏 10 个脚趾各 20 ~ 30 下，最后主要按摩大脚趾根部的扁桃体腺反射区。只要宝宝咽喉肿痛，在这个部位按压时，宝宝肯定会有疼痛感。找准痛点后，就在痛处按压 5 ~ 10 分钟，两只脚都这样按摩，一天 2 ~ 3 次，宝宝的咽喉肿痛也会减轻。

（3）家长在整个治疗过程中都要给宝宝喝大量温开水，一小时一杯，让宝宝多排尿，咽喉肿痛会明显缓解。

（4）宝宝就是因为身体虚寒才会得病，所以必须加强营养，两岁以上的宝宝可以每天吃固元膏 1 ~ 2 次，一次小半勺。家长还要给宝宝多吃烧得烂烂的肉汤、鸡汤，肉也都要一起吃掉。咽喉肿痛的时候千万不要吃鱼、虾、山药、辣椒。

综上所述，在治疗宝宝咽喉肿痛的过程中，家长一定要分清原因，然后针对"缓解"和"治疗"同步进行，如果家长参考本节对宝宝进行身体调理，一定要注意坚持和全面，只挑几样执行。如果宝宝的咽喉疼痛比较严重，还是应该第一时间送宝宝到正规医院进行治疗。

急性喉炎

症状：急性喉炎。

偏方：鲜鱼腥草 60 克，洗净捣烂，用米泔水 1 碗煮沸冲调，加适量白糖，每日 2 次，用于急性咽喉炎。

小儿急性喉炎好发于 6 个月 ~ 3 岁的宝宝，是以声门区为主的喉黏膜的急性炎症，中医也称为"喉风、喉音、喉痹"等。

宝宝如果患有急性喉炎，表现出来的症状并不而同。通常来说起病会比较急，昼轻夜重，宝宝会有发热、畏寒、咳嗽、多痰、咽喉部干燥、刺痒、异物感、声嘶等症状，其中以咳声如犬吠为主要特征。患病轻的宝宝仅有声嘶、声音粗涩、低沉、沙哑，如果不及时治疗会逐渐加重，甚至可能完全失音。如果患病宝宝喉部肿胀严重，也会出现吸气性呼吸困难，所以家长一定要特别注意，不能掉以轻心。

另外，很多时候咽喉炎发于感冒之后，咽喉处会有病毒入侵，继发细菌感染出现炎症，炎症侵入声门下区，则呈哮吼样咳嗽，夜间症状常见加重。病情重者可出现吸气期喉鸣及呼吸困难，胸骨上窝、锁骨上窝、肋间隙及上腹部软组织吸气时下陷（临床上称为三凹征），烦躁不安、鼻翼翕动，出冷汗，脉搏加快等症状。

宝宝急性喉炎，大多是上呼吸道感染引起的，病毒、细菌等致病物质进入咽喉，导致咽喉部位有炎症反应。咽喉部黏膜下组织松弛、淋巴管丰富，一旦出现炎症，极易产生水肿，阻塞喉管，导致宝宝呼吸困难，所以喉炎也可以理解为喉管水肿。由于宝宝咳嗽功能不强，不易排出喉部及下呼吸道分泌物，更使炎症不易治愈，呼吸困难加重。

本节针对宝宝急性喉炎，推荐一款具有很好疗效的小偏方：鱼腥草。具体方法非常简单：取新鲜鱼腥草 60 克左右，洗净后放在碗中捣烂，用适量煮沸的米泔水冲调，然后放入适量白糖调味，每日服用 2 次即可，通常 3～5 日就会起效。

此偏方的药效原理在于，鱼腥草味辛，性微寒，归肺经，又叫作侧耳根、猪鼻孔。鱼腥草入药具有清热解毒、消痈排脓、利尿通淋的作用，在我国传统医学中具有较为广泛的应用。常与芦根、桔梗、瓜蒌等同用于肺痈吐脓，痰热喘咳，对于急性喉炎有不错的消炎作用和辅助治疗并发症的效果。

对于宝宝急性喉炎，预防依然是首位的，而预防此病通常是从预防上呼吸道感染入手，所以家长可以参考以下几点来呵护宝宝"咽喉要道"。

（1）均衡饮食营养。如果宝宝爱吃甜、辣等刺激性食物，家长一定要有所控制宜，可让宝宝多吃水果蔬菜等含维生素较高的食物，膳食搭配均衡才能提高宝宝身体抵抗力，进而预防疾病。

（2）充足睡眠。宝宝睡眠充足对宝宝发育很重要。晚上宝宝深睡眠多，才有利于各种脏器的代谢和休息。

（3）适当运动。运动可以加快代谢，通过汗液排出体内脂肪酸、尿酸和其他多余的代谢产物，同时可以增强宝宝的体质。

（4）充足饮水。喝水可以清洁肠道，补充水分，能加快宝宝体内毒素从尿液中排出。

（5）衣物和卫生。随着季节变化，适时添减衣服，同时培养宝宝良好的卫生习惯，勿让细菌从口入，引起急性喉炎。

（6）空气清新。父母保证每天给宝宝的房间开窗通风1~2次，每次15~20分钟。一周用食用醋或者艾条熏蒸房间空气消毒，可以有效地减少呼吸道疾病。

除此之外家长还应注意，对于比较胖、年龄小的宝宝更容易发生急性喉炎。比较胖的宝宝咽喉部组织比较肥厚，一旦水肿，更容易"胀"开来堵住喉咙。年龄小的宝宝肌肉的控制能力不强，这样的宝宝如果有异常咳嗽，家长要格外留意。

最后，如果家长想在宝宝感冒后判断有没有发展成喉炎，可以从宝宝的咳嗽声听出来，如果声音嘶哑，咳嗽起来有破锣音，就要小心了，最好第一时间带宝宝到医院检查。喉炎的病情发展很快，一旦致病菌到了喉咽部，从引发喉炎到喉梗阻，可能只需要两三个小时。

宝宝急性喉炎的病情常比成人严重，若不及时诊治，可危及生命，所以家长一定要给予重视。

鹅口疮

症状：口腔内白屑堆积，有红晕，患儿烦躁不安，有口臭，流涎，啼哭，大便干结，小便短赤等症状。

偏方：（1）导赤散加味：生地5克，木通3克，淡竹叶5克，金石斛5克，车前子5克，川连1克，连翘5克，淡子芩4克，炒谷芽10克，薄荷3克 生甘草2克。每日1帖，水煎1次，分数次服完。

（2）外用冰硼散（冰片、元明粉、硼砂各15克，朱砂118克，共研细末）少许搽于患处，一日2~3次。

鹅口疮又名"雪口病"，为白念珠菌感染所致。白念珠菌广泛存在于自然界中，正常人的口腔、肠道、皮肤和阴道等部位也有白念珠菌存在，但一般情况下不会致病，只有在身体抵抗力下降，滥用或长期使用抗生素或肾上腺皮质激素等情况下才会发病。小儿鹅口疮发病率比较高，尤其多见于营养不良、体质衰弱、慢性腹泻、长期使用广谱抗生素或肾上腺皮质激素的宝宝。

一般小儿鹅口疮发病很快，但全身症状不明显，可有轻度发热，烦躁不安，哭闹，有的宝宝不爱吃东西，但多数并不影响哺乳。小儿口腔黏膜上会出现白色乳凝块样物，微微高出黏膜面，初起时呈小片状，逐渐融合成大片，形似奶块，但与奶块不同，奶块易擦掉，鹅口疮则不易擦掉，强行剥落后，局部黏膜潮红粗糙，可有溢血，迅速再生。患处不痛，不流涎，一般不影响吃奶，也无全身症状。少数严重者，全部口腔黏膜均被斑膜覆盖，甚至可累及咽部、食管、肠道、喉、气管、肺等，出现呕吐、吞咽困难、声音嘶哑或呼吸困难等症状。

当孩子出现鹅口疮时，家长千万不要着急给孩子用抗生素或其他药。因为在给孩子使用广谱抗生素的时候，抗生素可能会杀灭抑制白念珠菌的细菌，从而导致白念珠菌大量繁殖，引发鹅口疮，医学上称之为菌群失调。给孩子治疗鹅口疮的时候，应该停用抗生素。（如果有重大疾病必须使用抗生素和其他药物时，也应在医生指导下用药。）

中医认为，"鹅口疮"的发生与外感热病，内与心、脾、胃三脏腑关系密切。"舌者，心之官，故心气通于舌"。心经别络上行于舌，与小肠通过经脉络属构成表里关系。脾气通于口，脾脉络于口，脾与胃互为表里，与小肠同属消化系。小肠上连及胃，将脾胃所传水谷作进一步分清别浊，清者由脾运送到全身，浊者下注大肠，无用水液渗入膀胱。在病理上，它们也相互影响。心有热则移热于小肠，脾胃有病，则小肠清浊功能受影响。当心脾有热时，治疗采用通利小便之法，以去其湿热，在治"鹅口疮"是行之有效的。本方取生地5克，木通3克，淡竹叶5克，金石斛5克，车前子5克，川连1克，连翘5克，淡子芩4克，生谷芽10克，薄荷3克，生甘草2克。每日1帖，水煎1次，分数次服完。生地、金石斛、川连、连翘有清心脾实火的功效，生地、石斛能养阴生津，防火旺灼津；木通、淡竹叶、车前子能够清热利尿，导热下行；炒谷芽、生甘草能健脾消食，调和诸药。几款中药合用，对鹅口疮有较好的疗效。

小儿脏腑娇嫩，易被饮食所伤，过用寒凉药物，则易损伤脾胃之气。故在运用寒凉药物时，剂量不宜过大，帖数不宜多，中病即止。对于脾虚之症，尤应注意不可过用寒凉。同时，在治疗时应注意小儿易被饮食所伤，佐加健脾消食之品如炒谷芽之类，免伤脾胃之气。

除了内服汤药，还可以采用外敷法，取冰硼散（冰片、元明粉、硼砂各 15 克，朱砂 118 克，共研细末）少许搽于患处，一日 2 ~ 3 次。冰硼散的功能是清热解毒、消肿止痛。可用于热毒蕴结所致的咽喉疼痛，牙龈肿痛，口舌生疮等。一般情况下，数日可以治愈。

如果孩子是母乳喂养，在喂奶之前，妈妈应该用清水洗净双手，并用温湿的毛巾清洁乳头；如果使用奶瓶给孩子喂奶，那么事先将奶瓶和奶嘴进行煮沸消毒。如果宝宝依赖安慰奶嘴，在这段时间内最好只在夜间使用，或者干脆考虑戒掉该习惯。因为延长吮吸时间，会刺激口腔中的病灶。

家长平时要多注意卫生，清洗双手，注意孩子的口腔卫生，给孩子喂食以后帮助孩子清洁口腔，如果孩子年龄小，可以用温湿的纱布清洁口腔；如果孩子年龄大一些，则可以让孩子用水漱口，这样都可有效预防鹅口疮的发生。

视力模糊（近视）

症状： 视近清楚，视远模糊，小儿会不自觉揉眼睛。

偏方：（1）枸杞子、墨旱莲、覆盆子、菟丝子、车前子、炒白术、远志、石菖蒲、当归各 6 克，加水煎服，每日 1 剂。

（2）枸杞子、菊花各适量，热水冲泡，喝茶饮。

儿童近视现在越来越成为人们关心的社会问题。小儿的生活中充斥着电脑、电视、手机等电子产品。很多孩子每天长时间在电视机前看动画片，或者拿着手机和 IPAD 一玩就是几个小时，这就导致了近视的发生。小儿视力模糊，还多和坐姿不正确、用眼过度有关。其实，儿童的近视大多属于假性近视，是眼睛睫状肌常常处于紧张疲劳状态，导致视力减退，如果经过适当的休息和按摩，可使麻痹痉挛的睫状肌放松的话，视力就能恢复过来。所以一旦发现小儿有视力模糊，家长一定要注意给予足够的重视，争取在假性近视期将其治愈，免得日后难以矫正。

中医认为，眼视物辨色的正常发挥必须依赖于五脏六腑精气的上行灌输，而心主血，肝藏血且开窍于目，心血充足，肝血畅旺，肝气条达时，

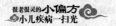
肾脏所藏的五脏六腑之精气，就能借脾肺之气的转输和运化，循经脉之源输注于眼。假性近视是由禀赋不足、劳心伤神、脾胃虚弱、肝肾亏虚、精血匮乏，不能充于目，加之过用目力，致使目络瘀阻，目窍失于精血濡养而致。小儿后天脾胃虚弱，最易受损，中医常从肝肾、脾胃着手，补先天之不足，调后天之失宜，使眼的视力得到最大程度的恢复。取枸杞子、墨旱莲、覆盆子、菟丝子、车前子、炒白术、远志、石菖蒲、当归各6克，加水煎服，每日1剂。墨旱莲可滋补肝肾，车前子甘、寒，归肝、肾、肺经。可清肝明目，用于肝火上炎、目赤肿痛等。配伍养阴明目药，还可用于肝肾阴虚、目暗不明、视物昏花。枸杞子可润肺，明目，性甘、平，归肝、肾经。可滋补肝肾，益精明目，用于肝肾阴虚、腰膝酸软、头晕耳鸣、须发早白，尤善治阴虚目暗、视物不清。常配伍补肾药。菟丝子甘，温，归肾、肝、脾经。可补肾，养肝明目，用于肝肾不足、目暗不明。远志苦、辛，温，归心、肾、肺经。可安神益智：用于心肾不交引起的心神不安、失眠健忘、惊悸等症。常配伍补气养血药。诸药共用，能够调理脾胃，补气益血，滋阴补肾，达到明目的功效，对近视有良好的功效。

同时，在日常生活中，可以多给孩子喝枸杞菊花茶，枸杞子富含胡萝卜素（维生素A原）、维生素B₁、维生素B₂和钙，是健康眼睛的必需营养，长期服用可以使眼睛轻松明亮。热水冲泡后饮用，可以重复冲泡，但是隔夜后切忌再冲饮。用枸杞子炖粥喝，对改善视力也有明显效果。

未病先治是中医治疗的重要原则，因此应从小培养儿童良好的用眼习惯和饮食习惯，加强身体锻炼，这样才能有效预防近视。在阅读和书写时照明要适度，光线不可太暗，保持端正的姿势，眼与书本应保持30厘米左右的距离。切勿在卧床、走路或乘车时看书报。看电视、电脑一般超过1个小时后，应放眼远眺3～5分钟，让双眼休息片刻。

妈妈还可以学习以下眼保健按摩操，帮助宝宝按摩或让宝宝自己按摩，预防近视。

（1）按揉睛明：睛明穴位于目内眦角稍上方凹陷处，妈妈可用拇指或食指指甲点揉睛明穴揉3～5次。

（2）按揉承泣、四白、球后：用食指点揉小儿承泣穴、四白穴和球后穴50～100次。

（3）按揉攒竹、鱼腰、丝竹空：按摩者以拇指指腹着力按压并揉小儿攒竹穴（眉头陷中）、鱼腰穴（眉毛中）、丝竹空穴（眉梢凹陷），各50～100次。

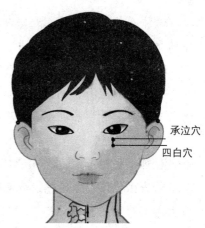

承泣穴和四白穴的位置。

（4）按揉瞳子髎：以拇指指腹着力按压并揉小儿瞳子髎（目外眦旁，当眶外侧缘处）50～100次。

（5）揉太阳：以一手中指指端揉小儿太阳穴眉梢与眼外角连线处后1寸50～100次。

（6）抹眼眶：以四指指腹于小儿眼眶进行抹法，50～100次。

（7）拿风池：用左手扶小儿头前部以固定，右手拇、食二指拿小儿风池穴（乳突后方胸锁乳突肌与斜方肌之间）5～10次。

（8）推天柱：小儿稍低颈，左手扶小儿头部，用拇指或食、中二指自小儿颈后发际向下至大椎穴直推天柱穴50～100次。

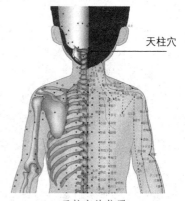

天柱穴的位置。

（9）按揉颈部：小儿俯卧位或坐位，用拇指和食、中二指指腹相对用力拿捏小儿后颈部10～30次。

饮食方面，适当增加鱼、肉、奶、蛋，保证充足的蛋白质供应。保证钙质供应。排骨汤、虾皮、豆制品、牛奶不仅富含钙，而且利用率也相当高。满足小儿机体对锌和铬的需求量。适量增加瘦肉、牛肉、动物肝脏的摄入比例，坚持吃粗粮糙米和新鲜蔬菜、瓜果。保证充足的维生素。动物肝脏、新鲜蔬菜、瓜果等可以根据个人营养状况适当增加。用眼过度者尤其应多吃动物肝脏、胡萝卜、蛋黄等维生素A（原）含量丰富的食物。或服用决明子粥、芝麻粥、枸杞粥、羊肝粥等，对防治近视眼有积极作用。这里推荐两款食疗方：

鸡蛋猪肝粥

材料：猪肝30克，鸡蛋1个，粳米30克，姜丝、盐、味精各少许。

做法：将猪肝洗净，切成丁状；将粳米淘洗干净，放入锅中，加适量清水，煮沸后改用小火煲粥，加入切好的猪肝，调入少许姜丝、盐，煮 15～20 分钟，放入少许味精，搅拌均匀后，再稍煮片刻，即成。

功效：具有补肝明目的功效，鸡蛋和猪肝都是非常好的明目食物，多食不但有利于治疗近视，还可以提高小儿体质，增强免疫力。

枸杞榛子粥

材料：枸杞子 10 克，榛子仁 30 克，大米 50 克。

做法：将榛子仁捣碎，与枸杞子一同放入砂锅中，加水煎汤，备用；将大米淘洗干净，放入锅中，加入枸杞榛子汤，煲粥至黏稠，粥熟后候温。

功效：具有养肝益肾、明目丰肌的功效，特别适合体质虚弱的近视小儿食用，可调治小儿视昏症状。

地图舌

症状： 舌头上有一个或几个大小不等的圆形或椭圆形红色斑块，表面光滑，边缘有 2～3 毫米宽的白色或黄色图案，伴有脾虚胃弱，食欲不振。

偏方： 按摩足三里、三阴交、中脘穴，配合捏脊。

地图舌是儿童时期常见舌病，往往在检查咽部或牙齿时才被发现。人体舌头表面覆盖着一层白色的绒状物，这就是舌苔，它由数量很多的"丝状乳头"组成，其间散落一些红色蕈状颗粒，叫"菌状乳头"。地图舌是部分丝状乳头脱落造成的。

小儿地图舌病的好发部位是舌面中央、舌尖及侧缘。特点为指甲大小圆形或半圆形、界限清楚、边界不规则的红斑，病变的中央为丝状乳头剥脱或萎缩，发红区菌状乳头呈不规则红斑向周围蔓延扩大，构成界限清楚与形态不规则的损害区，犹似地图的边界。损害区初起呈点状，之后逐渐增大。一般 2～10 天可消失。本病具有间歇性发作、游走性的特点。患地图舌的婴幼儿一般没有或有轻微的症状。如果吃刺激性食物，舌头便有烧灼感且发痒，并有食欲减退和烦躁不安等症状，这些多随病儿年龄的增长而逐渐

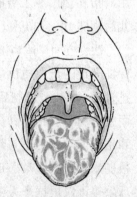

地图舌多因阴虚，虚火上升所致。

消失。

中医一贯重视舌体和舌苔的变化，素有"舌为心之苗""舌为脾胃之外候"的说法，因为舌头和人的体质及内脏关系密切。小儿地图舌常常反映了小儿脾胃功能失调，小儿脏腑娇嫩，易受外邪侵袭，伤及胃气、损耗津液机会很多。故小儿地图舌发生较成人多见。小儿脾常不足，而生长发育较快，对水谷精微的要求迫切，胃气相对不足，一旦内伤外感，更易伤及胃气。小儿为纯阳之体，阳常有余而阴常不足，感受外邪或内伤积滞易从阳化热，煎灼津液而为地图舌。脾胃功能差的小儿，体质羸弱，面色发黄，胃口不好，挑食、偏食明显，饮食稍不注意就会引起腹胀腹痛，这都是脾虚微弱、消化吸收不好的表现。治疗的侧重点应放在健脾开胃、消食导滞上，消化吸收好了，胃气旺盛了，地图舌自然会悄悄退去。

地图舌的治疗并不复杂，只要简简单单地按摩几个穴位，就能缓解和治疗病症。具体按摩方法如下。

（1）按揉足三里，足三里位于膝盖外侧陷凹下 3 寸，胫骨外侧约一横指处。小儿坐位或仰卧位，妈妈用拇指按揉此穴则称按揉足三里，一般为一按三揉配合，50～100 次。

（2）按揉三阴交，三阴交位于足内踝上 3 寸，属足太阴脾经。小儿坐位或仰卧位，妈妈以右手拇指指端由此穴向上、向下推称推三阴交。注意，这里要补脾之气，所以要采用补法，即自下往上推、往里运为补，各 50～100 次。

（3）按揉及摩中脘穴，中脘位于肚脐直上 4 寸。用右手中指指腹按顺时针方向揉此穴，称为揉中脘，揉50～100 次；用掌根或四指按顺时针方向摩此穴，称为摩中脘，按摩 3～5 分钟。

（4）捏脊，脊柱指第七颈椎棘突下凹即大椎穴至尾骨端之长强穴成一直线。小儿暴露背部，妈妈以拇指螺

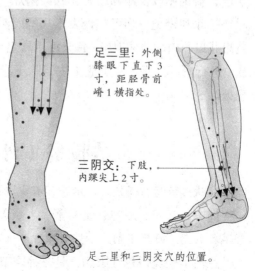

足三里：外侧膝眼下直下 3寸，距胫骨前嵴 1 横指处。

三阴交：下肢，内踝尖上 2 寸。

足三里和三阴交穴的位置。

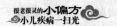

纹面或食、中二指指腹自上向下直推，称推脊法；用捏法自下而上称为捏脊法。每分钟超过 100 次，每穴 20 分钟。手法要求柔和、有力、渗透、持久。如果小儿年纪较小，只要按摩足三里和三阴交，即可起到疗效。

本按摩法以健脾益气、滋阴为治疗原则。足三里为足阳明胃经合穴，为五腧穴之一，属土，乃土中之真土，所以其健脾益气作用强，是治疗消化系统疾病的主穴，故可治疗脾胃气虚的地图舌；三阴交为肝脾肾三经之交会穴，补脾之中兼固肝肾之阴，又因肾有阴阳，寓真火于其中；补肾助命火温煦脾阳，脾肾阳气充沛则生机旺盛，故能补中益气，温中散寒，滋补脾肾之阴，可治脾虚运化不足及脾胃阴虚之小儿地图舌。二穴相伍，健脾益气，固肾滋阴，相得益彰，为治疗小儿地图舌的主穴。按揉中脘穴可主治腹胀、积食、食欲不振、腹痛、胃寒、呕吐、泄泻等病症。捏脊能主治感冒、发热、便秘等病症，可用于治疗疳积、腹泻等病症，有助于增强小儿体质和免疫能力。

在日常生活中，家长要做好小儿护理工作。首先要合理安排生活，注意孩子的休息，避免其过度疲劳。多让孩子与小伙伴们一起玩耍，积极锻炼身体，保持身心健康。注意饮食，饮食宜富有营养，孩子在婴儿期时最好用母乳喂养，并应及时添加辅食。膳食应注意粗细粮搭配，荤素兼食，防止孩子偏食、挑食，以免发生胃肠功能紊乱和营养缺乏。口腔内细菌无论数量还是种类都很多，易诱发地图舌。因此，要仔细检查婴幼儿的牙齿、扁桃体以及颊黏膜有无感染病灶，一经发现要及时给予清除。同时要排除和避免一切可能诱发本病的刺激性因素，如某些药物等。应保持患儿口腔内的清洁卫生，每天可用软毛牙刷自舌面向外轻轻洗刷 1 ~ 2次，进行局部处理，将剥脱上皮清除干净；还可用棉签蘸盐水，每日在患处涂 3 ~ 4 次。

结膜炎（沙眼）

症状：眼睛结膜充血、水肿，有少许黏性分泌物。

偏方：银花、连翘、夏枯草、木贼草各 10 克，草决明、谷精草、紫草各 6 克。每日 1 剂，水煎日服 3 ~ 4 次。3 ~ 4 日可痊愈。

急性结膜炎俗称红眼病，是一种季节性传染病。它是由病毒或细菌引起的结膜急性炎症，多发生在夏秋季节，传染性极强，常可爆发流行眼病。常发于免疫力差的人群，其中幼儿的发病率高于成人，因为幼儿的抵抗力较差。一旦细菌或病毒感染影响到小儿角膜，容易引起病情加重，小儿视力也会有一定程度的下降。所以，一旦发现孩子双眼红肿、眼角还有黄色的分泌物，并且时不时想用手去挠眼睛，家长就要格外注意了，很有可能孩子感染了急性结膜炎。

孩子患结膜炎后，家长做的第一件事就是要把孩子从学校接回家，直到症状缓解后，才能让孩子与其他小朋友接触，以防传染其他孩子。一般成人治疗结膜炎多采用滴氧氟沙星滴眼液的方法，但是对于小儿来说，他们很难配合用药，即便滴进去，也会马上用手揉眼睛，影响药物发挥疗效。这里给大家推荐一款内服汤剂——银翘五草汤。取银花、连翘、夏枯草、木贼草各10克，草决明、谷精草、紫草各6克。每日1剂，水煎，日服3~4次。

急性结膜炎属中医学"暴风客热""天行赤眼"等范畴。中医认为，白睛属五轮中气轮，内应于肺。肺主气，宜宣发肃降。而肺为五脏六腑之华盖。外邪入侵，首先犯肺，其宣发失职，致气血滞涩。加之素体热盛，内外合邪，上攻于目，致白睛红赤肿痛。所以治疗结膜炎应该首先"理肺"，复其治节。银翘五草汤选用既有清热解毒，又轻宣疏散的药物。以银花、连翘清热解毒，疏风散邪为主；佐以夏枯草、木贼草、草决明、谷精草疏风清热明目；辅以紫草凉血解毒以彻底截断病势。现代药理研究表明：清热解毒法具有"菌毒并治效应"，有顿挫邪势、截断病情逆变的作用；而且能阻止内毒素吸收、促进其排泄、中和毒素、抑制毒素致炎症介质释放的作用，对小儿结膜炎有良好的疗效。一般情况下，小儿服用3~4日即可痊愈。

在给孩子治疗的同时，家长也要做好护理工作：首先要轻轻地清洁宝宝的眼睛。如果眼部分泌物很浓稠或者很黏，可以用温的湿毛巾敷在上面，然后拿棉球蘸上温水从内眼角向外眼角擦拭，直到所有的眼部分泌物都被擦掉。第一天每2~4小时擦一次。将孩子的毛巾和其他家庭成员的毛巾分开放置，防止交叉感染。经常给孩子洗手，防止另外一只眼睛也受到感染。一定要叮嘱孩子不要用手揉眼睛。在饮食上，家长要遵循以下原则：多饮水，患病期间，要多饮水，也可多吃一些水分大的食物，如新鲜蔬菜、水果等。饮食合理搭配，宜进食清淡、易于消化的食物，如白菜、芹菜、鲜藕、绿豆芽、面条、米粥、米糊、西红柿等。注意补充营养：可以多吃一些健脾消食、解毒清热的食物，如苦瓜、雪梨、马蹄等。注意忌口：忌食辛辣、助火的食物，如胡椒、辣椒、芥末、洋葱等，这些食物容易上火，引起炎症，加重病情；忌食海腥食物及发物，如带鱼、鳝鱼、蟹、虾等，这些易引起体内热毒增加，使炎症反复发作，不利于治愈病情。在配合汤药进行治疗的同时，家长还可以给孩子做一款清热消毒的茶饮——冰糖银耳茶。

材料：银耳35克，绿茶6克，冰糖适量。

做法：将银耳泡发，洗净，与绿茶、冰糖一同放入锅中，加适量清水，水煎，即可食用。

功效：银耳性平，具有滋阴、生津、润肺的功效，配合冰糖和绿茶，可清热生津、排毒泻火，适于急性结膜炎小儿食用。

如果孩子出现以下症状，家长一定要及时带孩子去医院就诊：持续发热。眼皮及眼部周围皮肤红肿。眼部出现溃疡或眼球混浊、出血。在宝宝用药3天后症状没有好转。

病毒性角膜炎

症状：眼皮肿胀、怕光、多泪、视物不清。检查眼球发现眼白部分发红，黑眼珠上有小白圆点或星点及丝状样物。

偏方：水煎蒲公英熏蒸宝宝眼部患处。

宝宝很多时候要靠眼睛来感知这个世界，认识这个世界，如果眼睛出现问题，就像是给宝宝的世界关上了窗户。所以家长一定要注意保护宝宝的眼睛，除了要对外界的伤害有所防护，宝宝的眼部疾病也同样是一个防护的重点，而在众多的眼部疾病中，病毒性角膜炎是比较常见的一种，这种眼部疾病多发于半岁至六岁的宝宝，如果治疗不够及时，很容易影响宝宝的视力。

此病症中提到的"角膜"，指的是眼球前部的透明部分，也就是生活中所说的黑眼珠。首先，引起角膜炎的原因很多，例如细菌、病毒、过敏、外伤等都可引起眼球发炎，医学上称作为"角膜炎"。而"病毒性角膜炎"就是由病毒引起的眼部"角膜炎"中的一种，此种疾病多发于春季，最常引起这种疾病的是"单纯疱疹病毒"，这种病毒一旦进入人体后，往往会先在人体的神经组织潜伏下来，表面上看起来没有任何症状，可是当宝宝体质下降、感冒、发热、劳累、外伤等情况时，这种病毒就会萌生，并在人体细胞中快速繁殖，当病毒扩散到角膜组织中，就容易引发病毒性角膜炎。

"病毒性角膜炎"在发病初期表现为眼皮肿胀、惧光、流眼泪、看东西模糊。如果家长仔细观看宝宝的眼睛会发现宝宝眼白部分发红，黑眼珠上有小白圆点或星点及丝状物，严重的会在黑眼球上发现树枝状的损害。如果宝宝患有"病毒性角膜炎"，一般情况只有一只眼睛患病，少数情况下会两只眼同时生病，此类病患如果治疗不当会严重影响宝宝视力，但只要治疗及时，一般在 3 周左右即可基本治愈。

对于"病毒性角膜炎"，中医认为此病症的发病原因很可能是宝宝体内有蕴热或阴虚，腠理不固，风热毒邪乘虚而入，积郁时间过长，变成内热侵染到眼部所造成的。针对中医理论，本节为家长推荐一个简单安全的偏方：蒲公英熏蒸辅助治疗。

具体方法：取 10 克左右的蒲公英水煎，用水煎时的蒸汽熏蒸患眼，每天三次，每次持续 5 分钟，一般两周就能治愈。在熏蒸的时候注意宝宝的眼睛离蒸汽的距离，不要太近否则容易烫伤，太远则容易失去效果。

此偏方的药效原理在于蒲公英的效用。现代医学研究证明，蒲公英的成分有包括胡萝卜素类、三萜类、植物甾醇类、倍半萜内酯类、香豆素类、黄酮类、酚酸类，具有很好的抗病毒作用。这些成分决定了蒲公英具有清热解毒，利尿散结、抑菌、抗病毒的功效。此偏方通过蒸汽的形式给宝宝使用，首先，接触眼睛的蒸汽部分可以直接灭活病毒或诱生干扰素，其次，渗入皮肤和眼睛周围的蒸汽部分还能调整免疫系统，增强免疫功能。与此同时，蒲公英所含的有效成分还可以为宝宝止痛、消肿、活血化瘀，此偏方通常可以在短时间消除结膜的充血和水肿症状，减轻宝宝痛楚。

除此之外，如果家长已经带患病的宝宝去医院做过检查，可以根据医嘱允许适量使用眼药膏和眼药水，或者服用一些维生素 A 也可以辅助疗效。所以，如果家长发现宝宝患有角膜炎，最好尽快诊断及时治疗，

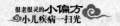

如延误诊治或治疗不当会使病情向深部发展，严重损害宝宝视力，甚至造成失明。

最后强调一点，病毒性角膜炎重在预防，预防的关键是尽早发现，及时用药，治疗一定要彻底，不要让病症有复发的可能。此外，应教导宝宝养成良好的卫生习惯，不要用手揉眼。宝宝的生活用品一定要时刻保持清洁。同时在日常生活中父母要督促宝宝坚持运动，增强抵抗力，从自身防止病毒入侵而引发眼病。

睑腺炎

症状：睑缘皮肤局部性红肿、硬节、疼痛，数日后出现黄色脓头，脓肿破溃排脓后疼痛缓解、红肿消退。

偏方：青黛3克，菊花10克，白蒺藜10克，石决明15克，蒲公英10克，枸杞子10克，连翘10克，藿香10克，炒栀子10克，莲心3克。3剂，水煎服，每日口服2次，并以汤剂熏蒸，药渣适量热敷患处。

睑腺炎俗称"针眼"，又称"麦粒肿"，是小儿常见的一种眼病。好发于春秋、多风季节。一般来说，健康人的眼睑有防御外界病菌侵袭的作用，只要注意用眼卫生是不会引发睑腺炎的，但幼儿眼部发育并不完善，眼睑抵抗细菌的能力弱，加之小儿经常用脏手揉眼，细菌就会乘虚而入，引发眼睑发炎，形成结缔组织，产生睑腺炎。此症较为顽固，若治疗不当，可能会使眼部炎症扩散，引起更严重的并发症。

《银海精微·卷之上》睑腺炎肿病机归为"阳明胃经之毒"，提出"先宜服用退赤散，后用通精散、泻肺饮"的内治方法。现代中医医家多认为，本病或为风热外袭，客于胞睑，营卫失调，气血壅滞，结聚而成。或为饮食不节，脾胃积热毒上攻胞睑，火毒热结，气血瘀滞，睑边红肿，继之腐溃成脓。如脾胃虚弱，余邪未清，蕴伏之热邪挟风上扰胞睑，以致针眼起伏，反复发生。其治疗多以疏风清热、解毒散结为主，反复发作者，加以扶正祛邪。对于已化脓者，常应用切开引流的方法进行治疗，但是，由于儿童尤其是婴幼儿不能配合治疗，因此病儿家长不易接受。尤其部分患儿常反复发作，仅通过抗感染、手术治疗，更是难于完全解决问题。所以，对于小儿来说，最好的治疗方法是内服汤剂和外用熏蒸相结合。

妈妈可取青黛 3 克，菊花 10 克，白蒺藜 10 克，石决明 15 克，蒲公英 10 克，枸杞子 10 克，连翘 10 克，藿香 10 克，炒栀子 10 克，莲心 3 克，3 剂，水煎服，每日口服 2 次。在内服中药的同时，还采用中药熏蒸的方法进行治疗，这样不但可使患儿更早恢复，而且对于一些服药困难的婴幼儿，单纯应用湿热敷加药物热浴的方法，也可达到治疗目的，痛苦小，患儿容易接受。方法是将煎好的口服汤药倒入小茶杯中，将患眼对准杯口之上（注意不宜过热引起烫伤），让药液蒸气进行熏蒸，每日 2 次，每次 15 分钟左右，一般以有热感而无灼痛为宜，待热气消散，亦可用煎剩的药渣温敷患眼，热敷中患儿眼部舒适，容易配合治疗。一般来说，1～2 天，患处即可痊愈。

中医认为，小儿为纯阳之体，故本病发生在有实证热证的小儿身上。胞睑为脾胃所主，小儿"脾常不足"，若素体阳明热盛或饮食燥热肥厚之品，导致饮食积滞，湿热内生，肝火上炎，引动脾胃湿热，邪毒上犯，结于胞睑，则发为本病。本方以甘寒之青黛清肝胃积热，以解毒散郁，凉血散风；以菊花与青黛相配，清散结合，达到清肝脾郁热、疏风明目之功，为君药；以白蒺藜与石决明同用可清眼目之热，调气血，散风潜阳，为臣药；以连翘、蒲公英清热解毒，化痰散结，加强清热散结的作用；枸杞子性平、味甘，入肝、肾经，滋肾、补肝、明目，为佐助药，且菊花、枸杞子相伍，一清一补，具有良好的益肝明目的作用。反复发作者，加用清泻脾胃伏火，消食导滞，健脾开胃之品以清除素有的湿滞郁热，使脾胃气机调畅，湿热之邪不复缠绵。藿香芳香醒脾，用炒栀子清泻脾中伏火，用莱菔子、山楂消食导滞，陈皮、甘草理气和中避免湿热的复生。

在睑腺炎的治疗过程中，家长还应注意预防和调护，这样才能确保疗效。避免食用辛辣炙煿、香燥肥甘之品，减少产生阳明郁热的机会，保护好脾胃功能，方可减少复发。忌食辛辣、刺激性的食物，如辣椒、韭菜等，这些食物可使炎症扩散，加重病情；忌食辛热食物，如牛肉、羊肉等。这些食物性热，不利于缓解病情；忌食海腥、发物，如海鱼、虾、蟹等，这些食物易引起眼部红肿，黏膜分泌物增多，不利于病情的恢复。平时注意眼部卫生，勿用脏手、脏毛巾等擦拭眼睛。平时多带孩子锻炼，增强体质，避免过劳。尽量少带小儿去人群嘈杂的地方，同时，注意外出回家后，要及时洗手，教会孩子正确洗手的方式。发病后切忌对病变局部用力挤压，应及时治疗，防止扩散。

这里还给家长推荐一款简单易学的食疗方——苦瓜山楂汤。

材料：苦瓜2根，山楂45克。

做法：将苦瓜洗净，去除瓤、籽，切成小段，与山楂一同放入砂锅中，加适量清水，煮沸，用小火煎汁，约1小时即成。

功效：苦瓜性凉，配合山楂可消肿解热，清心明目，活血化瘀，多用于治疗急性睑腺炎。

红眼病

症状：双眼红肿，眼角还有黄色的分泌物。

偏方：明目粥；准备白菊花10克，枸杞子10克，决明子10～15克，粳米50克，冰糖适量待用；将白菊花、枸杞子、决明子共入砂锅中，加清水适量，煎煮30分钟，弃渣留汁；将药汁中加入适量清水，下入粳米煮粥；煮至粥将熟时，加入冰糖，再煮片刻即可食用；每日一次，一般七天左右见效。

红眼病，医学上称为病毒性结膜炎。春季之时细菌病菌开始萌生，夏季之时天气炎热，细菌病毒也会依赖与汗液的原因开始滋生，所以这两个季节是此种疾病的高发期。

红眼病传染性极高，症状也比较明显，发病初期宝宝会经常揉眼睛，严重时哭吵不安，伴有发热、眼部烧灼、刺痛、怕光等病征。这时如果父母仔细观察会发现，宝宝眼睑处有轻度红肿，眼中有大量分泌物聚集在结膜囊部。除此之外，患有红眼病的宝宝在早上醒来的时候，眼睛可能会因为眼中分泌物过多而导致上下睫毛粘在一起,甚至睁不开眼。同时，宝宝眼部的白眼珠会呈现火红色或有充血现象，如果宝宝红眼病严重，球结膜下面会出现分散性的出血点。

宝宝得红眼病的原因主要是受到病毒传染，其实红眼病本身的传染性就极强，原本健康的宝宝，如果眼睛接触了患有红眼病人的眼屎或眼泪污染过的东西，例如毛巾、手帕、书、门把手、钱币等，就容易受到传染，快则几小时后，慢则1～2天内均有可能发病。由于宝宝天生好动，所以如果家长忽视了预防工作，宝宝会因为与家人、幼儿园同学甚至陌生人的接触就会患上红眼病。

对于患有红眼病的宝宝，本节我们先讲述现代医学的常用治疗方法：眼药水。治疗红眼病的眼药水通常分为抗生素类型和抗病毒类型的两种，前者常见的有氧氟沙星、环丙沙星、庆大霉素等，后者常见的有阿昔洛韦、利巴韦林等，都是比较见效的药水。家长按医嘱选择眼药水后，开始阶段可以每隔半小时就给宝宝使用一次，知道宝宝病情得到控制再适当减少每日使用次数，但是家长要注意坚持用药，不要看到病情有起色就随意停止用药。

在此着重提醒各位家长，给宝宝用眼药水前要先将宝宝的眼睛分泌物擦拭干净。滴眼药水之前如果宝宝烦躁拒绝，可以想办法和宝宝沟通或者做游戏，让宝宝闭上眼睛，转移其注意力，然后找合适机会，将药水滴在内眼角，当宝宝睁开眼睛时，药水就会流进眼睛里。

本节针对宝宝红眼病，推荐一款配合辅助药水治疗的偏方：明目粥。这一偏方虽然不能短时间对红眼病起到根治作用，但是辅助眼药水治疗，中西医结合疗效奇佳。

此偏方的药效原理在于，决明子具有调节免疫、抑菌及明目等作用，《本草求真》里讲述：决明子，除风散热，如果有人流泪眼痛，基本上是由于风热内淫，血不上行，此偏方用可其来驱除内邪。白菊花能抑制肝脏中胆固醇的合成和加快胆固醇的分解代谢，有抗炎解热的作用。枸杞子中有枸杞多糖，此种糖类有保肝作用，能促进蛋白质合成及解毒，恢复肝细胞的功能，并促进肝细胞的再生。在中医理论中，肝脏的好坏与眼睛是息息相关的，所以三种中药都有益肝脏，同时和益肠胃的粳米合煮成粥，可以达到护肝、明目、清风热的多重作用，正好适用于宝宝红眼病辅助治疗。

最后再次提醒各位家长朋友，由于红眼病的传播感染性极强，所以预防宝宝被传染是重中之重。家长在红眼病高发季节除了教育宝宝注意卫生，保持眼部清洁之外，也要尽量少带宝宝去人多的地方。一旦宝宝患病，应及时到医院请医生诊治，医生会做出细菌性还是病毒性的判断，对症下药。对患病严重的宝宝也可适当隔离，同时对宝宝的物品进行消毒，及时治疗，以免发展成慢性结膜炎。

中耳炎

症状： 急性中耳炎，耳闷堵塞，耳朵痛，患儿烦躁不安。

偏方： （1）中耳炎方：金银花、薄荷、甘草各5克，连翘、荆芥、牛蒡子、桔梗、夏枯草、青蒿、石菖蒲、茯苓、车前子、泽泻、桑白皮各10克。6岁以下小儿剂量酌减。每日1剂，水煎，早、晚分服。

（2）蒲公英药汁滴耳法：鲜蒲公英。用清水洗净晾干，剪成碎片，捣成糊状，用双层消毒纱布包住用力拧挤取汁，干净器皿盛接。每日早、午、晚用滴管吸取药汁滴入耳孔。

中耳炎是耳鼻咽喉科三大炎症之一，据统计，3岁的宝宝中有80%以上得过中耳炎，中耳炎患者中有1/3是在1岁左右得的。中耳炎的产生与年幼儿耳部生理特征有关。小儿的咽管道宽大而平直，长度较短，咽鼓管的方向几乎呈水平位，同时上皮和肌肉正常的生理功能尚未发育完善，给细菌的侵入创造了条件。如果小儿患感冒、鼻炎、急性扁桃体炎、急性咽炎等疾病时，炎症波及咽鼓管，使咽鼓管堵塞，形成中耳炎。此外，麻疹、百日咳或流感等急性传染病也会通过咽鼓管而并发中耳炎。

中耳发炎时中耳积液积脓，鼓膜充血、肿胀，会出现耳痛、耳闷等症状。中耳内的脓液和炎性渗出液可导致听力下降，引起传导性耳聋。感染严重，或受化脓菌感染时还会出现恶寒、发热等全身性症状。如果急性中耳炎治疗不彻底，转变成慢性中耳炎，中耳积脓、积液不能消退，或者日久鼓膜穿孔，都会影响听力。中耳炎是引起儿童耳聋的主要原因之一。所以一旦小儿出现烦躁啼哭、两手抓耳、喊叫耳痛等症状时，家长要考虑小儿是否患有中耳炎。

中医称中耳炎为"耳胀"，多由风热侵袭，肝胆经气不舒，内有郁热，外邪引动经热，以致耳窍经气痞塞不宣而成本病。妈妈可以尝试给孩子煮中耳炎汤，取金银花、薄荷、甘草各5克，连翘、荆芥、牛蒡子、桔梗、夏枯草、青蒿、石菖蒲、茯苓、车前子、泽泻、桑白皮各10克。6岁以下小儿剂量酌减。每日1剂，水煎，早、晚分服。10天为1疗程，一般治疗1~2个疗程即可痊愈。本方中金银花、连翘、荆芥、薄荷、牛蒡子用于辛散表邪；桔梗载药上行直达病所，夏枯草、青蒿、石菖蒲可以清疏肝胆，芳香散邪通窍；茯苓、车前子、泽泻、桑白皮能够清热利水，有助于清除鼓室积液。

全方共奏疏风解表，散邪通窍，清热利水之功效，以达改善听力，清除鼓室积液的目的，因此治疗急性分泌性中耳炎具有良效。

除了内服汤药之外，妈妈还可以采用外用滴药的方法，取鲜蒲公英，用清水洗净晾干，剪成碎片，捣成糊状，用双层消毒纱布包住用力拧挤取汁，干净器皿盛接。每日早、午、晚用滴管吸取药汁滴入耳孔。滴药时，使病侧外耳孔向上让耳药在耳道内滞留数分钟，以易于进入中耳内。蒲公英可清热解毒、消痈散结，用于痈肿疔毒、乳痈内阻；且有利湿通淋的功效，对治疗中耳炎有较好的疗效。在日常生活中，以下因素也容易诱发小儿中耳炎：

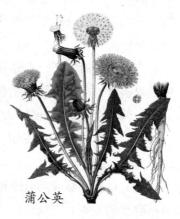

蒲公英

（1）喂奶方式：由于幼儿的咽鼓管较平直，且管腔较短，内径较宽，如果喂奶时婴幼儿取仰卧位，容易使奶汁经咽鼓管呛入中耳，从而为细菌生长提供了环境，易引发中耳炎。

（2）擤鼻涕方法：有些小儿习惯用拇指与食指用力捏住鼻翼擤鼻涕，由于鼻涕中含有大量的病毒和细菌，这种方法易迫使鼻涕向鼻后孔挤出，到达咽鼓管，引发中耳炎。宝宝感冒后，父母应该用干净手帕或纸巾帮助其轻轻擦去鼻腔分泌物。对于较大的宝宝，要指导其正确擤鼻涕方法，即交替将鼻翼压向鼻中隔，分别擤左右两个鼻孔。

（3）洗澡、游泳时耳朵进水：婴幼儿洗澡或者年纪稍大者游泳时，容易使水进入耳朵内；而水中含有大量细菌和病毒，因此有可能引发中耳炎。这时，妈妈应及时用棉签或棉球吸出耳内污水，并滴入抗菌眼药水，以防中耳炎的发生。

家长不要用尖锐的器物为宝宝掏耳朵，如发卡、牙签、火柴棍等，稍不留神就会刺破皮肤和耳膜，从而导致中耳炎的发生。且在发生急性传染病期间，必须注意保持宝宝鼻腔和口腔卫生，以防中耳炎的发生。按期接种疫苗，降低麻疹、腮腺炎、风疹等急性传染病的发病率，也是防止中耳炎发生的有效措施之一。

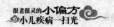

外耳发炎

症状：孩子外耳道不适，有点痛、痒，有些黄色分泌物。

偏方：鱼脑石、鸡蛋黄；桔矾、鱼脑石各15克，粉碎，打成细末待用；用五六个蛋黄煎制的蛋黄油调匀；用棉签轻轻地擦拭外耳道，薄薄一层即可。

外耳炎，通常指宝宝外耳道不适，宝宝会感觉耳痒、耳痛，尤其在张嘴咀嚼食物的时候更加明显。观察耳部会发现，宝宝的耳道会红肿，部分父母还会在宝宝的外耳道发现黄色分泌物，严重的宝宝甚至会因为患外耳炎而牵扯到半边头痛、发热等症状，这一疾病很容易影响到宝宝的饮食和休息。

宝宝患有外耳炎的原因很多，从根本原因上来说，通常是由于细菌病毒引起的发炎。当宝宝的耳朵进水或者潮湿的时候，真菌和细菌就容易在此生长繁殖，如果宝宝常用抗生素就更加容易受到青霉素、曲霉菌及白念珠菌等感染而引发外耳炎。从间接原因上来说，宝宝在洗澡、洗头、游泳的时候脏水进入耳朵，或者是宝宝耳屎分泌过多，当水遇到耳屎的时候将其泡大堵塞耳道等情况，均有可能导致宝宝患上外耳道炎，而最常见原因是父母为宝宝清除耳垢时伤害了宝宝的外耳道，造成由外损伤引起的外耳炎。

针对宝宝外耳道炎，本节给大家推荐一款传统中医偏方：鱼脑石蛋黄油。首先介绍一下"蛋黄油"，又称为鸡子鱼、凤凰油，被称为"民间食疗第一神方"，同时也是传统中医里秘而不宣的秘方。民间制取蛋黄油的方法比较简单，先把鸡蛋煮熟，剥皮取蛋黄后碾碎，放到锅里用文火加热，慢慢就会有油渗出。

此偏方整体使用方法：准备桔矾、鱼脑石各15克，粉碎成末，用提前准备好的蛋黄油调匀，用棉签蘸取调试好的药油轻轻地擦拭外耳道，擦拭薄薄的一层即可。每日擦拭一次，一般三五天就会有好转。

这个偏方之所以对外耳炎有效，首先是桔矾有止血定痛、蚀恶肉、生好肉，治痈疽疔肿恶疮的效果，配合鱼脑石消炎、通淋的效果，对中耳炎、外耳炎、鼻炎等有非常好的效果。偏方中的蛋黄油含有丰富的维生素A、维生素D和卵磷脂等，这些物质对人体皮肤的再生和代谢有着重要作用，同时蛋黄油又可以让药粉贴附在耳道上，保证药效发挥持久。

虽然宝宝外耳道炎不难治疗，但是为了让宝宝避免受到此病的痛楚，家长还要注意以预防为主。首先要注意的一点就是不要让宝宝的耳朵进水，尽量使宝宝的耳道保持干燥。例如在宝宝在洗澡、洗头的时候可让宝宝低头防止水进入耳朵，在游泳的时候戴上防水耳塞等。如果不慎污水流进外耳道，家长可以让宝宝站在地面，头偏向一侧，单腿用力跳几下，然后用棉花球轻轻拭干外耳道，即可把水吸出。

除此之外，宝宝外耳道炎最常见的原因，通常是父母为宝宝清理耳屎不当，所以本节我们重点向家长朋友分析一下耳垢、耳屎的问题。一般情况下，家长尽量不要随便给宝宝掏耳朵，耳朵中的耳屎又叫作耵聍，对耳朵有很好的保护作用，耵聍首先可以防止尘土、飞虫甚至是细菌进入宝宝的耳朵，同时耵聍可以起到一个消音器的作用，当外界突如其来巨大响声，很可能对宝宝的耳膜造成损伤，由于宝宝的听力还处于发育阶段，耵聍可以在这种时候对宝宝的耳膜起到一个缓冲的保护作用。综合来说，宝宝耳朵里的耵聍好处还是很多，甚至是利大于弊的，所以若非必要情况，家长不要私自给宝宝清理耵聍。

如果宝宝耵聍集结太多，家长认为有必要清理的时候，也最好是带宝宝去医院清洗，不要私自用金属棒或棉签帮宝宝掏耳朵。宝宝的皮肤非常娇嫩，如果家长非专业地为宝宝清理耵聍，甚至有可能使耳道皮肤破皮、受伤，这样反而增加了宝宝患病的概率。

儿童蛀牙

症状：蛀牙，儿童龋齿。

偏方：红茶一包、去皮生姜五片（适量的生姜水）待用；红茶包和生姜一起放入杯中，用 90℃以上水冲泡，或者在沏好的红茶里加入准备好的生姜汁（如果选用生姜汁的话，加入 3 毫升即可）；请一定注意保持茶壶和茶杯的温热，因为茶壶的温度降低会有损红茶的味道和香气。

蛀牙又被称作"龋齿"，是我国发病率较高的疾病之一，仅以 5 岁宝宝为例，发病率超过了一半，平均每个孩子就有三颗蛀牙。所以作为家长一定要关注自己宝宝的蛀牙问题，发现宝宝有蛀牙的时候，一定要予以重视，保护宝宝的牙齿是宝宝一辈子的事情。

宝宝患有蛀牙后症状比较多，首先父母如果细心观察宝宝的牙齿，会在龋齿上看到龋洞，或者龋齿与其他牙齿相比较颜色、形状都不太相同。在饮食中，如果宝宝吃酸、甜的食物，或者温度过高、过低的食物时，就会出现牙痛症状。如果蛀牙严重的宝宝，即使是嗑牙的时候，都会明显感觉到龋齿部位酸疼。

对于蛀牙的病因，很多人都以为是蛀虫引起的，其实不然。蛀牙通常是因为牙齿表面或者齿缝残留食屑，没有清洁到位，而口腔中的细菌使食物残屑腐败形成酸性物质，酸性物质长时间停留在牙齿上导致钙脱落形成龋洞，这就是蛀牙。产生蛀牙后，首先宝宝无法正常咀嚼食物，颌骨会因为失去正常的生理刺激而发育不足，严重者会导致面部畸形，影响宝宝的面部形象。

本节我们给家长朋友推荐一个实用偏方：生姜红茶，但家长应注意此偏方适合三岁以上的宝宝，年龄太小的宝宝建议遵循医嘱采取适当措施。偏方制作方法非常简便，取生姜、红茶各 9 克，生姜可切成姜末，用开水将两者同时冲泡即可。

此偏方的药效原理在于，茶叶中通常含有丰富的氟元素，而红茶中的氟元素更多，氟元素可以强化牙齿的釉质，起到固齿防龋的作用，所以喝红茶和用红茶漱口均有保护牙齿的效果。偏方中的生姜性暖、辛，有暖胃温肺的作用，生姜功效温胃散寒，能够促进毛细血管的血液循环，当宝宝因为龋齿疼痛的时候，生姜能起到镇痛作用，甚至家长可以在宝宝牙痛的时候，切一片生姜让宝宝咬在疼痛处。

对于宝宝的龋齿病患来说，依然应当以预防为主，一般来说，只要家长精心呵护，多数宝宝是可以有效避免龋齿危害的。家长朋友可以参考以下几点来呵护宝宝牙齿。

（1）从预防"奶瓶龋"开始做起。首先依然建议对开始长牙的宝宝采取母乳喂养，除了因为母乳热量多、营养丰富之外，主要因为母乳中有各种宝宝需要的酶和抗体，能帮助宝宝更好的消化、吸收并抵抗疾病。如果家长选择配方奶，一定要注意不能看到宝宝一哭就随意将奶头或者空的橡皮奶头塞进婴儿口内来哄婴儿，因为宝宝连续吮吸，会让口部肌肉不断收缩，容易使颌骨发育受限，如果不断吸入大量空气，会压迫上腭，使上腭变得过窄，甚至会引起牙龈发炎。除此之外，给宝宝服用配方奶时不要让宝宝含着奶嘴睡着，否则容易引起乳切牙和第一乳牙患龋，也就是"奶瓶龋"。

（2）父母应当在宝宝乳牙未萌出前就开始注意口腔卫生，尤其是每天哺乳完毕后和每天晚上睡前，可以用手指缠消毒纱布轻轻擦洗牙龈和腭部，或者在进食后让宝宝喝一点儿白开水漱口。当宝宝3岁左右时，家长就应该开始教宝宝刷牙了。除此之外，部分家长把一些食物放到自己的口中咀嚼后再喂给宝宝吃，这种形式是完全错误的，家长很可能将自己口腔的细菌、病毒及霉菌等传播给宝宝，但宝宝抵抗力不如成人，在成人口中无关紧要的细菌就有可能在宝宝口腔中引起疾病。

（3）定期检查。有条件的家庭可以每半年为宝宝做一次定期检查，专业的口腔检查有利于随时发现问题，及时处理，以利于婴幼儿的健康成长。

（4）补充氟化物。氟元素可以强化牙齿釉质，所以家长可以适当给宝宝补充氟化物。首先，可将氟滴剂滴入婴幼儿的口内，或者将氟滴剂加入食物中吃下。如果三岁以上的宝宝可以服用氟片。氟滴、氟片的补充剂量一定要在牙科医生的指导下使用。

（5）重点营养。蛋白质是儿童生长发育的物质基础，钙磷是牙齿、骨骼的主要构成部分。因此，孕妇和幼儿可以偏重于食用含钙、磷和维生素A、维生素C、维生素D丰富的食物。除此之外，饮食中也要注意促进宝宝代谢，这样才有利于钙质沉积到牙齿和骨骼上。

最后再次向家长朋友申明：宝宝蛀牙的问题并非无关紧要，家长也不要认为等到新牙长出来的时候就可以完全代替旧的龋齿而置之不理，蛀牙是可以破坏牙齿并破坏牙齿的中央神经，从而导致脓肿并且有可能引起很多并发症。所以家长一定要在宝宝出牙前就开始准备防止龋齿，如果宝宝患上蛀牙一定要予以重视，情况严重的应尽快到医院为宝宝做口腔检查，帮助宝宝获得一口健康、坚固的牙齿。

牙痛

症状：牙痛剧烈，牙龈红肿渗血或溢脓，面颊肿痛，口中臭秽，舌苔黄腻，胃热疼痛，便秘尿黄，口渴喜冷饮（胃火型）。

偏方：1. 内服汤剂：生石膏30克（先煎），细辛1.5克，水煎服。每日1剂。 2. 按摩法：①揉听会；②按揉颊车；③按揉翳风；④掐揉合谷；⑤揉掐上马；⑥点按太溪。

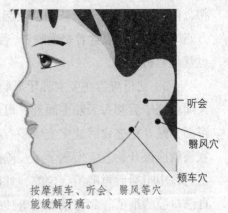

听会

翳风穴

颊车穴

按摩颊车、听会、翳风等穴能缓解牙痛。

牙痛是临床常见多发病，无论是牙根、牙周和牙质的疾病都可以引起牙痛，主要症状为牙龈红肿、面颊部肿痛等。中医认为，小儿胃火牙痛由外感风邪，入于机腠，郁而化火，循经上炎，绕于齿部，而导致齿部红肿热痛。所以，治疗胃火牙痛，当防其成痈，治宜清散。

家长可取生石膏30克（先煎），细辛1.5克，加水煎服。每日1剂。方中石膏气寒味辛，入胃经，寒以解热，辛以散邪，专攻清胃中气分热邪，胃火清，热度解，痛可止。细辛为辛散轻升之品，发散风邪，外驱热毒，其辛温，用细辛之辛散引生石膏之甘寒直达上焦以清其热。两药合用，清胃热，解火毒，散风邪，能够达到治疗牙痛的目的。一般服药后，小儿的牙龈肿痛可消退。

妈妈还可以通过按摩的方法帮助小儿缓解牙痛，具体按摩方法如下。

（1）揉听会：小儿坐位或仰卧位，张口位取穴，妈妈以食指或中指揉此穴（在面部，听宫下方，耳屏间切迹前，下颌骨髁状突后缘，张口有孔，闭口即闭）揉50~100次。

（2）按揉颊车：妈妈一手固定小儿头部，另一手中指指腹按揉小儿颊车穴（下颌角前上方，一横指凹陷处，或用力咬牙时，咬肌隆起处）50~100次。

（3）按揉翳风：小儿坐位，妈妈用左手扶小儿头前部以固定之，右手拇指指端按揉翳风（乳突前下方，平耳垂后下缘的凹陷中），揉50~100次。

（4）掐揉合谷：妈妈用一手使小儿手掌侧置，桡侧在上。以另一手拇指指甲重掐并揉小儿合谷穴3~5次。

（5）揉掐上马：妈妈以一手握住小儿的手，以另一手食指或中指指端揉此穴（手背无名指及小指掌指关节后凹陷中），揉50~100次；再以拇指指甲掐此穴，掐 3 ~ 5 次。

（6）点按太溪：取坐位或仰卧位，妈妈用拇指点按太溪（足内踝尖与跟腱水平连线的中点处），3 ~ 5 次。听会穴主治牙痛、口渴、面痛、烦躁、耳鸣、耳聋等；按揉翳风能治耳鸣、耳聋、口眼斜、牙关紧闭、牙痛、颊肿等病症。掐揉合谷能治头痛、项强、身热无汗、鼻出血、喉痛、口不开、牙痛、积食不化、面肿等病症。

在日常生活中，妈妈要帮孩子养成良好的卫生习惯，纠正不良习惯，如睡前吃糖果点心，口中含糖果睡觉等。一般来说，幼儿 3 岁以后就可以开始学习刷牙，并做到早、晚各刷一次，饭后漱口。教孩子学会正确的刷牙方法，家长应选择软毛的小牙刷，刷牙时要顺牙缝方向刷，上牙由上往下刷，下牙由下往上刷，不要横着拉锯式地刷，以免牙龈磨损，露出牙本质，使牙齿失去保护而遭受腐蚀。每半年进行一次口腔检查，如发现有龋齿，应及时治疗。

中医认为，胃火调节应当遵循清热、清滞的原则，要饮食节制，饮食上要补充维生素：多吃含维生素 D、维生素 A 的食物，维生素 D 有助于钙、磷的吸收，维生素 A 能增加牙床黏膜的抗菌能力。注意忌口：忌食甜腻食物、粗糙坚硬食物、生冷咸寒食物和酸性食物、辛辣、刺激食物，如芥菜、芹菜、洋葱、辣椒、葡萄干、梅子等。这里还给妈妈们推荐一款清热解毒的家常菜——豆腐鲫鱼汤。

材料：鲫鱼 1 尾（约 500 克）、豆腐 250 克、姜丝、盐、味精、麻油各适量。

做法：将豆腐切成小方块，放于砂锅中，加入适量清水，小火煮至成蜂窝状时，再将鲫鱼宰杀并清洗干净，和盐、姜丝一起放入，煮至熟透，下味精，淋上麻油。分 1 ~ 2 次趁热食鱼喝汤。

功效：具有清热、止痛、消毒、清胃泻火、止牙痛的功效。适用于胃火牙痛，牙龈肿痛，小便黄短，大便秘结等症。

长牙发热

症状：宝宝长牙齿，并伴随发热。

偏方：黄连、吴茱萸、冰片；将准备的黄连、吴茱萸、冰片全部碾成末后调成糊状，男左女右敷在脚心。

宝宝长牙期间，会伴有许多不适的症状，如烦躁不安、胃口不好、睡眠不安、流口水、发热、牙龈肿痛等现象，其中最难解决的问题就是长牙发热。

宝宝长牙多少都会出现温度升高的发热症状，但一般都是低热。出牙发热最主要的原因是炎症引起的体热，宝宝出牙时难免牙龈红肿，也就是长牙引起的发炎，按中医的说法就是上火了。中医认为"小儿为纯阳之体"，阳有余而阴不足，容易出现阴虚火旺、虚火上升的状况。因此，宝宝"上火发热"往往都是"虚火"，这个时候切忌吃降火药，最好吃一些清热润肺的食物，包括一些新鲜的蔬菜水果等都是不错的选择。

针对宝宝出牙发热，本节推荐一款缓解此类症状比较好的偏方：取黄连10克，吴茱萸10克，冰片5克，全部碾成末，用醋调成糊状敷在脚心，男宝宝敷在左脚、女宝宝敷在右脚，用纱布胶布固定，一般晚上调敷，第二天一早拿掉，8～10小时，敷1次即可见效。

在宝宝长牙的时期，除了关注宝宝长牙带来的病症以外，关注宝宝的牙齿也是这个阶段的必要任务，让宝宝拥有一口健康的牙齿也是每一个家长所希望的。

首先，注意观察宝宝乳牙萌生过早或过晚。宝宝在一出生或出生后不久就萌出了乳牙，这种乳牙通常没有牙根，极易脱落。如果落入气管，极易造成宝宝窒息，危及生命。因此，当宝宝乳牙萌出过早时，父母尽量及早带宝宝去专业医院请医生帮忙处理。与之相反，如果宝宝到了1周岁还没有长出乳牙，可能由牙龈肥厚或者佝偻病等疾病引起的，同样需要赶快到口腔医院做全方位的检查。

其次，宝宝长牙期间家长应给其做好口腔清洁工作。牙齿虽然没有完全萌出，但口腔的清洁状况直接影响宝宝牙齿的健康。宝宝每次进食后，用白开水帮助宝宝清洁口腔与牙龈黏膜，父母要注意的是，即使吮吸母乳或者牛奶这样的自流食物也需要给宝宝做口腔清洁。与此同时，尽早让宝宝脱离奶嘴，或者不要其一边含着奶嘴喝奶，一边入睡，这会引起蛀牙，即人们常说的"奶瓶龋"。宝宝前面的牙齿完全萌出后，可用婴儿牙刷为其刷牙，避免或减少患口腔疾病的机会。

腮腺炎

症状： 流行性腮腺炎。

偏方：（1）板蓝根、夏枯草各55克，黄芪60克，紫花地丁30克，蒲公英15克，粉甘草10克。2剂，水煎服，早晚各1次。

（2）取新鲜仙人掌1块，去除刺、毛，用清水洗净，捣烂如泥（忌用铁器）敷于患处。每天2～3次，一般2～3天即愈。

腮腺炎是小儿常见的呼吸道传染病，高发于春季。这种病的主要症状是小儿在感染腮腺炎病毒后，腮腺部位出现非化脓性的肿胀疼痛。引起小儿患腮腺炎的主要原因，是小儿吸入带有腮腺炎病毒的飞沫后，导致腮腺感染发生病变。

患儿感染腮腺炎病毒后到发病前，会有一段潜伏期，潜伏期和发病期的症状分别如下：

（1）潜伏期：小儿流行性腮腺炎的潜伏期为8～30天，平均为18天左右。患儿在潜伏期常可见肌肉酸痛、食欲不振、倦怠、头痛、低热、结膜炎、咽炎等症状。少数患儿会出现高热且持续时间较长的症状。

（2）发病期：小儿流行性腮腺炎发病大多较为急骤，发病后有发热、寒意、头痛、咽痛、食欲不佳、恶心、呕吐、全身疼痛等症状。数小时至1～2天后，腮腺发生显著肿大，通常为一侧腮腺肿大，但也有双侧腮腺同时肿大的患儿，肿大时一般以耳垂为中心，向前、后、下发展，形状似梨，触摸有坚韧感，边缘不清晰。肿胀部位皮肤紧绷发亮，表面灼热，但多不红，有轻触痛。当腺体肿大明显时，患儿会感到明显的胀痛，并伴感觉过敏，张口咀嚼或进酸性饮食时痛感更甚。

当小儿患有流行性腮腺炎时，妈妈可以通过外敷和内服相结合的方法，帮助患儿抵御疾病侵扰。取板蓝根、夏枯草各55克，黄芪60克，紫花地丁30克，蒲公英15克，粉甘草10克。2剂，水煎服，早晚各1次。板蓝根有清热解毒、凉血消肿、清涤咽喉之功；夏枯草有清肝火、软坚散结之效；黄芪有补气生血固表的作用；紫花地丁有清热解毒、凉血消肿、清除疫毒的功能；蒲公英能清热解毒、散结消痈；粉甘草可以清热解毒、调和诸药。这几味中药合用，有清热解毒、补气生血、消肿散结之功，对流行性腮腺炎有较好的疗效。

除此之外，妈妈还可以取新鲜仙人掌 1 块，去除刺、毛，用清水洗净，捣烂如泥(忌用铁器)敷于患处。每天 2 ~ 3 次，一般 2 ~ 3 天即愈。仙人掌又名霸王树，性味苦寒，入心、肺、胃三经，具有行气活血、消肿解毒、消炎止痛等功能。用鲜仙人掌去刺捣烂外敷治疗腮腺炎，效果显著。现代医学证实，仙人

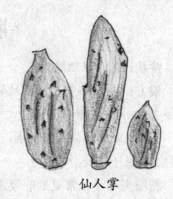

仙人掌

掌能抑制炎症过程中血管通透性增加和减轻水肿，因此临床上仙人掌亦可用于治疗乳腺炎、炎疮痈肿、蛇咬伤、肌注后局部红肿。两个方子一起治疗腮腺炎，效果更有保证。

小儿患上流行性腮腺炎，家长要注意护理。如果孩子已上学，那么要暂停上学，隔离治疗，小儿患了腮腺炎后，要与健康儿童隔离，至腮肿完全消退为止，以免传染。孩子用过的食具、毛巾等需煮沸消毒，房间要经常通风换气。在家要卧床休息，减少体力消耗，有助于患儿早日康复。如果没有得到很好的休息，容易导致并发症的发生。合理的饮食，张嘴和吃东西会加重疼痛，所以要给孩子吃富有营养易消化的流食、软食，如绿豆粥、绿豆汤或大米粥、菜粥。另外不要给孩子吃酸、辣、腻、甜、煎炸、干硬食物，因为食用这些食物时，会刺激腮腺增加分泌，过量的分泌物会刺激已经发炎红肿的腮腺管口，加剧腮腺部位的疼痛。此外要让孩子多喝水。对于发热 39℃以上的孩子，可采用头部冷敷、温水擦浴、酒精擦浴的方法退热，或在医生指导下使用退热药和清热解毒的中药。在腮肿的早期，可用冷毛巾局部冷敷，减轻疼痛。为保持口腔清洁饭后及睡觉前后用淡盐水漱口或刷牙，防止细菌感染。如发现孩子频繁呕吐、嗜睡、神志不清、上腹部疼痛或睾丸肿痛时，要及时到医院就诊。这里再给大家介绍一款流行性腮腺炎的食疗方——蒲银绿豆汤，此汤清热解毒、化瘀消肿，可辅助治疗小儿流行性腮腺炎。

材料：大白菜 100 克，蒲公英、绿豆各 50 克，金银花 15 克。

做法：大白菜洗净后切成细丝；蒲公英、金银花洗净备用；绿豆洗净后放入汤锅，加足量清水，置火上煮至绿豆开裂时放入处理好的另外三种材料，再煮 15 分钟，关火澄出汤汁即可。

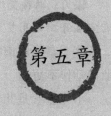

细调慢养出奇效：神经系统小偏方

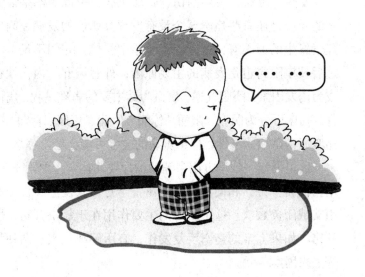

小儿痉挛

症状： 全身突然快速地抽动，出现弯腰、点头，同时两手上举、两下肢屈曲等表现。

偏方： 准备艾绒、熟附子；将熟附子研成粉末后与白面粉做成饼状，在宝宝丹田处用艾绒团隔饼热灸。

痉挛是指肌肉突然做不随意挛缩，俗称抽筋，会令患者突感剧痛，肌肉动作不协调。

小儿痉挛是儿科癫痫病史中一种特殊类型，主要发生在 1 岁以内的婴儿。其症状主要表现为全身突然快速地抽动，宝宝有可能出现弯腰、点头，同时两手上举、两下肢屈曲等症状。每隔 1 ~ 2 秒发作一次，呈连串发作，有时宝宝会连续抽动 4 至 8 次，严重的患病宝宝甚至能连续抽动上百次。有的患病宝宝在发作时还会伴有吼叫声，由于每次病发都极为消耗体力因此发病后患病宝宝都会非常疲倦。另外，小儿痉挛病如果治疗不及时很容易留下后遗症。后遗症的主要表现为智力低下。

发热、癫痫、头部创伤、脑部疾病、中毒等都是常见的引起小儿痉挛的原因，还有些痉挛至今没有发现其明确的发病原因。中医学认为，痉挛发生的原因有：先天因素（胎中受惊，元阴不足）、血滞心窍惊风之后及瘀阻窍道是发病的主要原因；外感风邪、内伤饮食、惊骇恐惧可成为诱发因素。痰阻气逆、瘀血为其主要的病理过程；病位在心、肝、脾、肾。临床可分为阴痫、阳痫、惊痫、风痫、痰痫、食痫、瘀血痫等证型。痉挛通常是独立事件，但患癫痫的宝宝可能会经常痉挛。

这里推荐一款偏方用来辅助治疗婴儿痉挛。熟附子 10 克，研细末，用白面粉少许，和面做饼，将饼置于丹田穴位上（位于脐下 3 寸处），用艾绒团灸数次。这个偏方的主要作用在于豁痰开窍、熄风化痰、镇心开窍。如果宝宝的痉挛反复发作，宜用健脾化痰、调补气血、养心益肾等法来固本培元。

小儿痉挛的早期诊断和治疗是非常重要的。根据引起小儿痉挛的不同病因，小儿痉挛病被分为热性痉挛和愤怒性痉挛两种不同的类型。治疗小儿痉挛病首先要做到对症下药，因此在治疗之前家长首先应该区分清楚自己的宝宝属于哪种性质的痉挛，只有这样才能采取及时有效的治疗措施。

1. 热性痉挛

一般发生于婴儿时期，抽搐常伴有高热。具体的症状表现为全身哆嗦颤动、腿弯曲、双臂向前向外急伸，两眼上翻等，尽管每次发作的时间都比较短但是发作次数频繁。发作时还常伴有一些感冒的症状。

对于患热性痉挛的宝宝，家长一定要经常测量宝宝的体温。因为如果宝宝有上述症状但是没有发热的话，家长就要考虑有其他病症的可能了。

2. 愤怒性痉挛

宝宝患了愤怒性痉挛的主要表现为突然憋气、口唇发紫、紧握拳头几秒钟、两眼往上翻。

愤怒性痉挛的发病原因生常常是因为家人太过溺爱宝宝，而有些宝宝则把这个作为"武器"，当家长对其要求不能满足时，有些宝宝就会产生愤怒性痉挛。

在对宝宝进行治疗期间如果看到宝宝痉挛，可以马上采取下列措施。

（1）把宝宝安全地放在地上，脸朝下或侧卧，使舌头向前，分泌物会因重力作用而从喉咙处排出。

（2）痉挛当中或之后，不要立即给宝宝吃或喝任何东西；也不要试图控制宝宝的颤抖。

（3）如果宝宝的嘴唇并不发紫，呼吸正常，那么不要担心。

（4）虽然这样的情况很少见，但如果宝宝嘴唇发紫，没有了呼吸，那么在清理了呼吸道之后可给他做口对口的人工呼吸。

（5）为了防止宝宝扭动时撞到家具，将宝宝身边的障碍物全部清除。

痉挛的治疗一直以来都是医学上的难题，如果宝宝患病的情况比较严重，家长最好还是及早地送医治疗。

小儿多动症

症状：注意力不集中、活动多、情绪不稳，甚至任性、冲动、冒失等。

偏方：甘草、小麦、大枣；取适量三味药材，放入砂锅内用水煎煮20分钟即可。

儿童多动症是"儿童注意缺陷多动障碍"的简称，又叫"轻微脑功能障碍综合征"是一种常见的儿童行为。儿童多动症常发生于儿童时期，以明显的注意力不能集中、活动过多、任性冲动和学习困难为主要特征的一种综合征。患者中男孩多于女孩，男女比例约为 5：1，总发病率在 10% 左右。

儿童多动症患儿智力正常或接近正常，但孩子常表现为注意力不集中、活动多、情绪不稳，甚至任性、冲动、冒失、课堂搞小动作、逃学、说谎，这些行为会导致患病者的学习困难，成绩下降，给家长及老师带来很大的烦恼。

综合来讲儿童多动症的形成有以下原因：①遗传因素，如患儿母亲产前营养不良、服药、X 线照射、精神创伤等都可能成为孩子以后患多动症的因素，或者孩子在出生时为早产、难产、剖宫产、窒息、颅内出血，产后宝宝的颅脑外伤、高热惊厥、感染、中毒等造成的轻微脑损伤。②微量元素缺乏。③铅中毒。④家庭和学校教育方式方法失当。⑤社会环境因素等。

不管是由哪一种原因引起的，这种行为异常会严重影响到宝宝的身心健康及学习发展，多动症儿童活动之所以缺乏自控能力，并不是其身体机能能量充沛运转过快，相反正是因为其体内的"刹车"失灵让宝宝无法自如地控制自己。

下面我们为家长朋友们提供一个防治小儿多动症的小偏方——甘麦大枣汤，对于治疗宝宝的多动症有很大的帮助作用。具体的做法是准备甘草 9 克，小麦 18 克，大枣 5 个。将甘草、小麦、大枣放入砂锅内，用适量水煎煮 20 分钟。

这个偏方的药理在于：多动症其实是体内血液量缺少而造成的，所以多动症宝宝的饮食一定要是利于消化吸收并且营养丰富的新鲜食物。只有宝宝的血液充足了，身体内部才会平衡和谐，内部和谐了外部才能获得同样的安静、平稳。

当然再好的治疗都离不开提前的诊断，只有正确判断宝宝的病症才能给予宝宝最好的治疗，家长可参照以下 10 条予以自测，若你的宝宝具备以下特点中的 4 条或更多，那么家长就需要带宝宝到相关门诊检查，以便早日确诊。

（1）需要其静坐的场合难于静坐，常常动个不停。

（2）容易兴奋和冲动，好哭闹、不安静、难以满足要求。

（3）常常干扰其他儿童的活动。

（4）做事粗心大意，常常有始无终。

（5）很难集中思想听课、做作业或其他需要持久注意的事情。

（6）要求必须立即得到满足，否则就产生情绪反应。

（7）在家里乱翻东西，对课本、文具、玩具、图书、闹钟等用品毫不爱惜，任意拆散丢失。

（8）难以遵守集体活动的秩序和纪律。经常多话，好插话或喧闹。

（9）学习困难，成绩差，但不是由智能障碍引起的。

（10）不是由于精神发育迟滞，儿童期精神病，焦虑状态，品行障碍或神经系统疾病所引起。

需要注意的是在诊断的时候应排除宝宝属于正常的顽皮儿童或患其他神经、精神障碍性疾病的可能。尽管正常的顽皮儿童也会表现出一些多动或活动量较多但其多动的行为是可以理解的，而多动症患儿的行为则是比较唐突，容易冲动，破坏性大，会让人产生厌烦感，且多动症患者自我不能控制。

小儿多动症是可以治愈的疾病，治愈率可达 90% 以上。但基本上不会完全自愈，目前国内外对小儿多动症的治疗，主要有以下三个方面。

1. 行为教育

此方法多用于学龄前儿童，对于有多动症的学龄前宝宝一般不主张给他们使用药物，而是以培养他们良好的学习和生活习惯为主。对学龄前的宝宝，父母、教师和医务人员都应本着关心、爱护的原则对他们进行耐心、细致地行为教育方面的引导和治疗。对于那些经常表现出行为异常的宝宝不应厌烦、责骂或体罚。而应给予积极地正面教育，具体包括家庭行为教育和教师行为教育两个方面。

家庭行为教育的具体做法是：家长帮助患病宝宝做好作息时间安排，比如安排好宝宝的休息时间和文娱活动，确保宝宝活动劳逸得当；注意培养宝宝的注意力和独立活动能力，让宝宝渐渐养成安静地坐下来，集中精力学习的习惯；要建立家庭奖励制度和处罚规定，鼓励宝宝的进步，对其不良的表现进行适当的批评和处罚让宝宝意识到错误。当然惩罚中切忌带有嘲笑、歧视和打骂；要以表扬为主，发现孩子的特长和爱好，

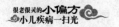

给予积极向上的引导，同时为宝宝做出良好的榜样。

教师行为教育以课堂管理为主，教师应做到积极与多动症宝宝交流，让其明白道理，促使其专心听课；安排多样化的教学形式吸引宝宝将注意力放在学习方面；另外教师还应多与家长联系，共同关心、鼓励和监督宝宝的成长。

2.西医疗法

给予宝宝西药方面的治疗，现阶段治疗多动症的药物主要以利他林、匹莫林、咖啡因等中枢神经兴奋剂为主。药物剂量因人而异，从小剂量开始，达到最佳效果，这些都要在医生指导下用药，不能自己随便用药、停药。药物疗程一般要持续半年，服药时禁用苯巴比妥钠或各种含有此药的补液，在服药的过程中要注意少食辣椒。

3.中医疗法

近年来，中医对小儿多动症的治疗也积累了不少经验，中医的治疗以滋阴潜阳、温肾养心、宁神益智、健脾化湿等，基本原则。比如，用红枣 20 粒，黑木耳 6 片，泡发后打碎做成糊，每天下午给孩子吃上小半碗，能滋阴、补血、除燥、通便，连吃 3 天后，改成隔天吃一次，孩子情绪稳定后停掉。同时可以给孩子吃鳝鱼，每周两次；还可以给孩子吃小儿固元膏，黑芝麻的量由半斤增加至 7 两，做好后每天早晚吃一次，一次小半勺即可。

小儿骨髓炎

症状：局部红肿疼痛，按压痛十分明显，并有全身发热等中毒表现。

偏方：鲜萍全草 30 克、活泥鳅 2 条备用；泥鳅用水养 24 小时，保留体表黏滑物质，洗后再用冷开水浸洗 1 次；将鲜萍、泥鳅一起捣烂敷患处，每天 1 次，2 周为 1 个疗程。

小儿骨髓炎是化脓性细菌侵入骨组织所引起的一种骨骼感染性疾病。受感染的骨骼就像皮肤受感染一般会发炎，形成脓液。通常骨骼感染只发生在一个肢体的一个关节附近的单独区域之内，症状通常在两、三天内发生。

骨髓炎最主要的一个症状就是受感染区会发生疼痛及严重触痛，尤其是当感染区近处的关节弯曲时，感染区的皮肤会变得红肿，疼痛异常。

除了疼痛之外，早起患病者常常伴有发高热等症状。病情严重者会出现恶心或呕吐、寒战、高热，受累肢体则出现明显的红肿热痛。更严重者，可有肢体抽搐、昏迷或休克，甚至死亡。在极少的情况下，如果宝宝的骨髓炎没有得到及时的治疗很有可能因为细菌扩散到血液中造成败血症。

骨髓炎常发生于十岁以下的儿童，男孩多于女孩。分为急性骨髓炎和慢性骨髓炎。

急性骨髓炎是一种骨的化脓性病变，由金黄色葡萄球菌、溶血性链球菌和其他脓菌引起的骨髓炎症，通常由血行、伤口和邻近组织浸润三个途径感染。小腿的胫骨和大腿的股骨最易发病，其次为上臂的肱骨和前臂的桡、尺骨。急性骨髓炎常发生在儿童期，这是由其骨骼解剖的结构特点和特殊性决定。正常情况下，人体预防细菌侵入造成化脓性感染主要靠皮肤完整的黏膜屏障、体内完善的免疫系统。儿童处于生长发育的活跃阶段，免疫系统的抵抗力较弱。儿童喜动不喜静，跑跳活动多，皮肤容易破损，造成受伤的机会多。孩子一旦受伤，受伤部位的毛细血管网即破裂出血而有利于细菌停留、繁殖，形成长骨干骺端感染，出现局部红、肿、热、痛及发热等一系列感染中毒症状。

慢性骨髓炎多由急性血源性骨髓炎治疗不当或延误诊治演变而来，少数为开放性骨折并发感染所致。常反复发作多年不愈，有时会因并发症而致终身残。

从中医的角度来看，本病毒气深沉，从这一角度出发，本节推荐小偏方——萍鳅膏。这个小偏方之所以对治疗骨髓炎有辅助作用，是因为其萍鳅膏具有显著的提毒拔脓、消肿止痛、生肌收口和促进病骨修复的作用。不过要想彻底治愈骨髓炎，还需要家长做很多工作，比如在宝宝有相关症状的前期，家长要马上送宝宝去医检查及早确定宝宝的病情。对于已经确诊的宝宝家长要做好护理工作，如果宝宝受到创伤，应将其创口彻底清洗干净，然后敷上清洁的贴布，直到创口完全愈合。

另外，即使自己的宝宝是健康的，家长也应做好充足的预防工作。因为很多原因都可以引起骨髓炎。如果孩子偏食非常严重，只爱吃肉，基本不吃蔬菜，长期如此，宝宝对维生素和碳水化合物的摄入就会严重不足，从而体质变差，免疫力低下，所以当细菌侵入体内后，机体抵抗力无法与细菌抗衡，细菌在腿部堆积导致骨髓感染。

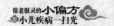
虽然骨髓炎并不多见，但采取预防措施是很有必要的。预防骨髓炎的主要途径是增强孩子的自身免疫力。家长应让孩子均衡饮食，尽量不挑食、偏食，穿衣冷热得当，多晒太阳，多参加户外运动。此外，做父母的应帮助孩子养成良好的个人卫生习惯，加强营养。如果孩子患上了疖、痈、急性扁桃腺炎等疾病应及早治疗，阻断细菌进入血液循环。同时，这一疾病一旦确诊，还是应第一时间送往医院进行及时治疗。

小儿舞蹈病

症状：会突然出现无意识的手臂乱动、身体弯曲或行走起来摇摇晃晃等症状。

偏方：赭石牡蛎汤；生代赭石21克（先煎），生牡蛎24克（先煎），天竺黄6克，白蒺藜9克，钩藤15克，全蝎9克，防风9克，归尾9克，白芍12克，桑枝30克；水煎服，每日1剂，日服2次。

舞蹈病又称风湿性舞蹈病，患病宝宝发病时会突然出现无意识的手臂乱动、身体弯曲或行走起来摇摇晃晃等，医学上称这种病态的乱动为舞蹈病。舞蹈病常发生于链球菌感染后，为急性风湿热相关病症中的神经系统症状，可单独存在或与其他风湿热症状同时并存，约40%伴有心脏损害。

患有舞蹈病的宝宝一开始会有情绪不稳，易激动等精神症状，渐渐的会出现全身或部分肌肉不自主的无意识的运动，这种无意识的运动多见于四肢和颜面部，表现为面容奇异、扭头、缩颈、挤眉、弄眼、伸舌歪嘴、耸肩、手舞足蹈等动作交替出现，致使患者不能持物，不能进食，影响写字和说话等。还同时伴有肌肉的张力减退、四肢被动运动时松软缺乏张力、四肢关节痛、喉咙痛、心跳、发热等表现。而且患病者越兴奋、注意力越集中，病症表现就越激烈。

从中医的角度来看，舞蹈病实际上是风湿热的一种表现，属于一种原因不明的脑病。舞蹈病并不是一种独立的病症，大约1/4患者在病前已发生风湿热的表现，如关节痛、环形红斑、皮下结节、咽痛及风湿性心脏病等。

本节为家长朋友们提供的小偏方是赭石牡蛎汤。准备生代赭石21克，生牡蛎24克，天竺黄6克，白蒺藜9克，钩藤15克，全蝎9克，防风9克，归尾9克，白芍12克，桑枝30克。所有的药材用水煎服，其中生代赭石和生牡蛎要先煎，每日一剂，分两次服用。这一偏方的药理在于赭石有重镇安神的作用，而牡蛎可治少阳不和，气火交郁，心神被扰等症。

舞蹈病的治疗需要一个长期的过程，如果宝宝的症状有所缓解家长一定要注意坚持让宝宝服药，不能症状一缓解就停止用药。这样会导致宝宝的病情反复发作，并有可能引起其他并发症。

对于患病宝宝是否需要住院这一问题，要看宝宝的舞蹈病是否会引发心肌炎。如果宝宝仅有舞蹈病的症状，最好还是在家中治疗，因为宝宝需要一个安静的治疗环境，在治疗期间家长要为宝宝提供一个良好的生活环境，这对于宝宝的康复十分重要。由于患病宝宝全身或部分肌肉呈不自主和不协调的运动，四肢乱动，不能持物，甚至不能进食，严重影响宝宝日常生活，因此，家长应仔细护理，消除患儿的精神负担，增强战胜疾病的信心。另外，家长还应让宝宝多卧床休息，保持环境安静，避免光线和噪声的刺激。在饮食方面，宝宝饮食上可吃些容易消化和营养丰富的食物。同时为了增强宝宝的体质也应鼓励宝宝做一些适当的体育锻炼，以增强体质，提高机体的抗病能力，并积极预防小儿呼吸道感染，避免寒冷潮湿。

小儿长不高

症状：孩子的身高相比同龄人矮了很多。

偏方：黄豆、猪蹄；猪蹄一个，黄豆适量；先将黄豆用水泡发，猪蹄用水焯熟，切块，再将猪蹄和黄豆、适量酱油、葱姜，倒进清水，焖煮大概1个小时，待猪蹄肉质变软即可调味食用。

如果宝宝的身高低于同年龄、同性别、同地区儿童身高5厘米左右或者在一百个小孩当中，身高排行倒数前三位的，即可称之为"矮身材""长不高"。

宝宝的健康成长是父母最为关心的问题，近年来，宝宝长不高的问题也成为很多家长的困扰。那么宝宝为什么长不高呢？首先要考虑的是遗传因素，父母的个子比较矮时，宝宝就可能遗传父母长不高的基因，但这种遗传因素对宝宝身高的影响不是绝对的，因为孩子最终身高还会受到其他后天因素的影响。

除遗传因素外，营养状况是影响宝宝长高的主要原因之一。当宝宝吸收的营养不能满足骨骼生长需要时，宝宝的身长增长速度就会减慢。与骨骼生长关系密切的营养素有维生素 D，钙和磷，碘和锌。据调查，个子长不高的宝宝中有 90% 以上的孩子都存在着挑食、偏食、厌食等坏习惯。

另外，一些疾病往往也会引起的宝宝长不高。这类人群长不高最常见原因的就是内分泌系统的疾病，如垂体分泌生长激素减少的"垂体侏儒症"。患上这种病的宝宝除了长不高之外，骨骼发育晚，青春期性发育也晚，一般来说只要通过适当的治疗也能让这类宝宝长高，但是其身高仍会低于正常人。

为了让宝宝能健康的成长，家长必须为宝宝提供有助于骨骼生长，同时富含各种营养的食物，如豆类制品、蛋、鱼虾、奶类、瘦肉等动物性食物，富含维生素 C 和维生素 A 以及钙等无机盐的蔬菜、水果等。尤其是钙，宝宝的骨骼发育对钙的需求量极大。这里我们为家长们推荐一款黄豆炖猪蹄，其原料为一个猪蹄和适量的黄豆。首先用水将黄豆泡发，把煮熟的猪蹄切块后，将猪蹄和黄豆倒入清水中伴以适量酱油、葱姜，焖煮大概 1 个小时，待猪蹄肉质变软即可调味食用。

这个偏方之所以有助于孩子长高是因为豆类的营养丰富，蛋白质含量高，优质蛋白质量好，其营养价值接近于动物性蛋白质，又比动物蛋白更加容易被吸收，而且富含钙、磷、铁、钾、镁等无机盐，是膳食中难得的高钾、高镁、低钠食品，特别适合脾胃娇嫩的小孩食用，一方面容易消化，不会给肠胃造成负担，另一方面营养丰富，对于孩子营养的均衡摄入非常重要。而猪蹄，富含骨胶原蛋白，有保持血管弹性、健脑和防止脂肪肝形成的作用，有助于青少年的生长发育。

除了提供宝宝长高所需的营养外，良好的生活习惯、恰当的运动、乐观的心态也对宝宝的身体生长起到良好的辅助作用。

尽管宝宝的身高增长需要足够的营养物质，但是家长朋友们也要注意，一定不能给自己的宝宝胡乱进补。因为很多家长为了给宝宝的健康成长补充营养而为宝宝准备了看似丰盛却不健康的饮食，这很有可能造成宝宝性早熟，性早熟的宝宝体内大量的性激素反而会促进其骨骺过早地融合，提前停止自然生长。

综上所述，宝宝的长高问题是关系到宝宝一生的大事，家长必须给予高度重视，及早发现和治疗，必要时一定要就医检查，配合治疗。

小儿肌性斜颈

症状：颈部侧歪。

偏方：中医揉捏法；着重对胸锁乳突肌进行按摩。

小儿斜颈也就是我们俗称的"歪脖子"，在医学界被称为肌性斜颈。一般来说，分为以下几种情况。

（1）先天性肌斜颈：是由于一侧胸锁乳突肌挛缩导致的小儿斜颈，是最为常见的一种肌性斜颈。其典型表现为：一般在宝宝出生后2～3周左右在颈部出现一个包块，包块位于胸锁乳突肌的中部或下部，和肌肉在一起。一般情况下，随着宝宝的成长，包块会渐渐地变小甚至消失。

（2）骨性斜颈：是由于宝贝的颈椎椎体发育异常，例如颈椎融合，颈椎形，颈椎和颅底间异常连接等。这种性质的颈部会有活动受限，脖子转动不灵活等表现。需要照颈椎的X线片子或者CT扫描来辅助诊断。骨性斜颈的治疗比较困难，治疗的风险比较大，效果也不太理想。

（3）眼性斜颈：是由于孩子眼肌麻痹，斜视，内视（俗称"斗眼"）等眼睛疾病导致的颈部歪斜。这种斜颈的孩子需要到眼科就诊和治疗，一般情况下，眼睛疾病治愈后，宝宝歪脖的问题就会消失，但是，有的宝宝需要一些后续的辅助治疗（包括手术），才能逐渐恢复正常。

（4）急性斜颈：也称为"炎症性斜颈"，是由于颈部的炎症导致的斜颈。这种性质的斜颈，在发病之前宝贝的头颈部是正常的，发生斜颈是突然的。引起急性斜颈的常见原因有：部淋巴结炎，咽喉壁脓肿，椎体的结核病，椎体的肿瘤等。这里面最多见的是寰枢椎半脱位，表现类似"落枕"，但性质不同于"落枕"。需要拍摄颈椎的开口位片子或者颈椎的三维CT检查，才能明确诊断。这种性质的斜颈需要及时和有效的治疗，例如：颈托保护，咽部炎症消炎，颈部牵引等。

（5）神经性斜颈：由于颅内肿瘤，脊髓空洞症等引起的斜颈。比较

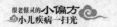

少见，属于神经外科治疗的疾病，并需要神经外科医师给予相应的治疗。

痉挛性斜颈：由于颈部肌肉痉挛引起的斜颈，原因不明，比较少见，检查和诊断不太容易，治疗方面也没有太好的方法。

（6）习惯性斜颈：在排除了上述器质性病变引起的斜颈之外，存在的斜颈称为习惯性斜颈。也就是说宝宝做了很多检查，但是，始终没有找到一个引起斜颈的原因，那就可能是习惯性斜颈，但轻易不要做出习惯性斜颈的诊断，因为有可能潜在的原因还没有被发现。

小儿肌性斜颈本身有一定的自愈倾向，但是，积极地治疗会促进这一过程。通常来说，在 1 ~ 2 岁可以采用保守治疗，在 1 ~ 2 岁之后就需要采用手术治疗的方法。本节我们为 1 ~ 2 岁的宝宝推荐中医揉捏法来治疗小儿斜颈，具体情况如下。

第一步，患儿取仰卧位，医者在患儿患侧的胸锁乳突肌处涂少量滑石粉，然后施用推揉法，以舒筋活血。

第二步，用拇指、食指指腹捏拿、弹拨患侧胸锁乳突肌 10 次，以松解其粘连。

第三步，用拇指指腹轻揉肿块 10 分钟，以散瘀消肿。

第四步，双手抱患儿头部，扳正头颈，并稍做牵拉旋转活动，以改善恢复颈部活动功能。

第五步，用拇指、食指指腹揉捏胸锁乳突肌的起止点，以松解其挛缩。整个治疗过程为 30 分钟。

在治疗过程中，有一些注意事项家长一定要多加重视，比如平时可用小米做一低枕，患病宝宝仰卧位时，垫在患侧颈部，以保持头部的正确睡姿；侧身睡眠时，要患侧颈部朝下，将枕头垫在患儿头部的耳朵处，以拉长颈部。

尽管中医揉捏守法对治疗小儿先天性肌性斜颈的效果很好。但是，家长必须注意，由于这种方法的专业性比较强，如果按错位置，很有可能引起对宝宝更大程度上的伤害，因此家长在自行治疗前需掌握专业的按摩手法和技巧，如果做不到这一点，还是建议家长带宝宝到专门的医院找专业的治疗师来做。

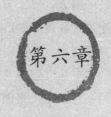

第六章

送走病痛乐逍遥：生殖排泄系统小偏方

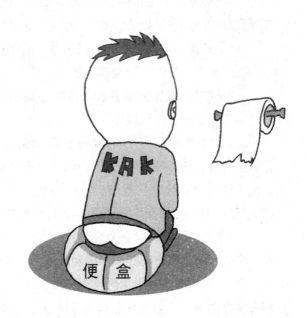

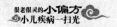

肛门湿疹

症状： 宝宝肛门周围皮肤瘙痒，时轻时重，偶尔伴有刺痛或灼痛，抓破后才可继发糜烂、出血。

偏方： 绿豆百合汤；取绿豆30克、百合干30克；将百合干事先洗净泡发备用；绿豆洗净后加适量清水，将二者一同煮熟，加适量白糖服食；日服2次，可多吃一段时间。

小儿肛门湿疹中医学称为"浸淫疮"，是宝宝肛门疾病中较为常见的一种，本病多因湿热蕴结于肌肤而成。父母可以通过以下几点来判断宝宝是否患有小儿肛门湿疹，这也是肛门湿疹的表现症状。

（1）瘙痒。肛门湿疹的主要症状即为瘙痒，瘙痒往往呈阵发性，搔抓局部后会使皮肤破损而痛痒加剧，严重影响宝宝睡眠、食欲等。

（2）肛门潮红。因湿润、搔抓或摩擦，使肛门周皮肤或皱襞呈淡粉红色，部分宝宝还会出现水肿。

（3）肛门湿润。患处渗出水分可引起肛门湿润、皮肤磨损等不适。

（4）疼痛。宝宝年龄小，当肛门瘙痒时会不自觉地抓痒，而宝宝搔抓导致肛门周围皮肤破溃、皲裂、感染，而出现肛门疼痛即排便时疼痛。

（5）其他。宝宝患有肛门湿疹后，还可引起消化不良、腹胀、腹泻和便秘、头晕、失眠、烦躁等症状。

与此同时，根据宝宝患有小儿肛门湿疹症状变化，通常可以将此疾病分为急性、亚急性和慢性三期。

（1）急性湿疹：初起时局限于某一部位，很快发展成对称性，甚至扩展至全身。皮肤损害由红斑、丘疹和水疱组成，常融合成片，边界不清。并由于搔抓，可见糜烂、渗液、化脓、结痂等改变，伴明显渗出。自觉搔痒，以夜间最为明显，病程一般为1~2周，易于复发。

（2）亚急性湿疹常在急性发作后，皮肤红肿、渗出减轻，但有少量小丘疱疹起伏，伴有糜烂、结痂和鳞屑，病程可达数周。

（3）慢性湿疹通常由急性湿疹发展而来，病患处损害边缘清楚，浸润和肥厚明显。可发生于任何部位，多好发于如面部、耳后、阴囊、小腿等处，常呈对称性发病。

宝宝患有小儿肛门湿疹的原因比较复杂，从现代医学上大致归纳为以下几种原因。

（1）遗传因素。与宝宝先天体质有关，部分宝宝遗传了父母的过敏体质，对外界的刺激非常敏感，引发肛门湿疹。

（2）精神因素。如果宝宝精神紧张、劳倦、忧郁、失眠同样可能引起这一疾病。

（3）外界环境。在天气炎热、潮湿的环境中更容易滋生细菌，导致这一疾病。

（4）饮食影响。如果宝宝过量食用鱼、虾、蟹、牛羊肉、鸡蛋、葱、蒜等刺激性食物，也可能因为消化不彻底而刺激肛门引发肛门湿疹。

（5）肛门疾病。如痔疮、肛瘘、肛裂、肛门失禁等都可能诱发肛门湿疹。

而中国传统医学则认为，此病症是由于风邪夹杂湿邪、热邪，湿邪停留于皮肤，使得气血运行不畅，就会出现瘙痒、糜烂、渗液等症状；若风含热邪，侵袭于肌肤，致糜烂，痛痒而成湿疹。

针对宝宝肛门湿疹的情况，本节特别推荐"绿豆百合汤"这一偏方，家长只要取适量的绿豆与百合，将两者洗净，百合泡发后一起放到锅里，大火烧开再用小火慢煮即可，根据宝宝年龄和口味加入适量白糖调味，每日为宝宝服用两次，一段时间后效果即能表现出来。

此方的药效原理在于，绿豆味甘性寒、入心、胃经、具有清热解毒、消暑利尿的功效。《本草纲目》里记载：用绿豆煮食，可消肿下气、清热解毒、消暑解渴、调和五脏、安精神、补元气、滋润皮肤。百合性微寒平，主入肺、心经，具有清热泻火的功效，主治天疱湿疮。所以二者合用可以清热泻火解毒，对小儿肛门湿疹有一定的疗效。

除了绿豆百合粥之外，本节再推荐几个不错的食疗偏方，家长可以根据家中准备材料的便利情况和宝宝的病情进行合理选择。

（1）鲜地瓜：鲜地瓜 60 克洗净去皮，并将其捣烂如泥状挤汁，汁可饮服，挤汁后的地瓜泥加醋适量调匀，敷患处，连用 5 ~ 7 天。

（2）赤豆薏米汤：赤小豆 30 克、薏米 30 克，二者一同煮熟至烂，加糖适量，日服 2 次。

（3）赤小豆：赤小豆 10 克，焙干研成细粉末状，以一个鸡蛋清调和成厚糊状，涂于患处。如果渗液多者，可加松花粉敷在患处。

（4）米仁荸荠汤：生薏米5克，荸荠10枚去皮切片，一同加水煮服，每日1次，连服10天。

（5）绿豆甘草汤：绿豆60克，甘草5克，一同煮汤，吃绿豆喝汤，小儿量减半。

（6）龙井茶：龙井茶6克，以50毫升开水冲泡，加糖少许，连喝2周。

（7）鲜芦根汁：鲜芦根100克挤汁，每日喂服宝宝数次，连喂一周左右，可治婴幼儿肛周湿疹。

（8）鸡蛋馏油：鸡蛋7个，煮熟后取蛋黄，将锅内放50～100克的麻油，以文火将蛋黄内油熬出，（待蛋黄烧焦或变糊状即可）取油频涂患处。

（9）文蛤散：文蛤100克，川椒50克，轻粉3克。将文蛤打成细块，炒至金黄，放入川椒同炒至黑色，以起烟为度，一同放入罐内密封保存。第二日加入轻粉，共研细末。香油调搽患处。

（10）将土豆洗净，切碎捣烂成泥，敷患处，用纱布包扎，每一昼夜换药2～3次。

在了解了一些帮助宝宝治疗肛门湿疹的偏方后，我们依然建议家长把"预防疾病"的理念放在第一位，防患于未然，具体的防病措施可以参考以下几点。

（1）用温水泡澡，可以减少皮肤感染的机会，且有助于软化皮肤。但家长一定要避免水温过热，时间也不宜过长。

（2）尽量给宝宝穿棉质衣服，避免化学纤维过敏引起皮肤瘙痒。

（3）避免温度的快速变化，降低外界引发湿疹的可能性。

（4）洗衣服时，一定要用水将衣物上的洗衣粉等物质冲干净。并且尽量选柔软、凉爽、透气、吸汗的棉质或丝绸衣物。

（5）如果宝宝肛门湿疹感到非常瘙痒，冰敷有助于缓解瘙痒。

（6）宝宝饮食以清淡为主，少加盐和糖，以免造成水和钠过多地在体内积存，而加重患处的渗出及痛、痒感。

最后提醒各位家长朋友，肛门本身就是身体敏感的部位，宝宝肛门非常柔嫩，所以当宝宝患有肛门湿疹时，可能会因为病患处的痒痛而导致食欲下降、心烦气躁甚至精神萎靡等现象，家长一定要耐心照顾宝宝。同时，如果宝宝疾病长时间未有起色，家长应当及时送宝宝到医院进行观察治疗。

小儿睾丸炎

症状： 一般继发于腮腺炎之后，孩子的阴囊出现红肿，压痛，并有一侧或双侧睾丸增大。

偏方： 鱼腥草拌萝卜；取适量的新鲜鱼腥草、萝卜、生姜、葱、蒜及各调味品；将鱼腥草择去烂叶洗净（鱼腥草只能吃白根和叶，并且在食用前必须用冷水浸泡以消除异味）、萝卜洗干净切段、葱白、大蒜洗净切粒，生姜洗净切丝，备用；将鱼腥草、萝卜段放入盘中，放入姜丝、蒜粒、依个人口味调入适量的香油、酱油、食醋、鸡精并拌匀即可；每日食用 2 次。

睾丸炎通常是由各种致病因素引起的睾丸炎性病变，可分为非特异性、病毒性、霉菌性、螺旋体性等多种类型，而宝宝患有的睾丸炎，大多是由于腮腺炎引起的，由血行传播而致，在中医上称为"卵子瘟"。

宝宝所患的睾丸炎一般继发于腮腺炎后的 4 ~ 6 天，但也可见于无腮腺炎症状的宝宝。除了腮腺炎诱发病患之外，非特异性睾丸炎也比较常见，这种类型的病因通常是由于感染了细菌以后，直接经尿道、精囊、输精管、附睾蔓延波及，或经血行、淋巴传播，最终导致睾丸发炎。患病宝宝中有 30% ~ 40% 会发生睾丸萎缩，如果双侧睾丸都萎缩可能会导致宝宝将来不育，所以家长一定要重视。

患有睾丸炎的宝宝表现出来的症状比较明显，一般来说，宝宝发病前会有其他急性的传染病或流行性腮腺炎发生，体温高热可达 40℃，有畏寒反应。正式发病后，宝宝的一侧或是双侧的睾丸会出现红肿，有明显的压痛，与附睾的界限不清楚，同时，宝宝睾丸的疼痛可向阴囊、大腿根部以及腹股沟区域放射，如果宝宝睾丸化脓，摸上去有积脓的波动感觉。

针对宝宝睾丸炎的病症原理，在中医上提倡以清热解毒、泻火排脓，或清热、利湿、消肿为主，所以本节特别推荐"鱼腥草拌萝卜"这一食疗偏方，相信能够帮到患病宝宝。

此偏方的药效原理在于，鱼腥草味辛，性微寒；归肺、膀胱、大肠经。具有清热解毒、利尿消肿通淋、化痰排脓消痈的作用。用于治疗实热、热毒、湿邪所引起的疮疡肿毒均有非常好的疗效。经现代医学研究，鱼腥草主含挥发油，癸酰乙醛鱼腥草素等多种成分，具有增强身体免疫力，

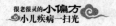

抗病原微生物作用。而另一味主料萝卜，性平，味辛、甘，入脾、胃经，具有消积滞、化痰止咳、下气宽中、解毒等功效。且含有能诱导人体自身产生干扰素的多种微量元素，可增强机体免疫力。因此，鱼腥草拌萝卜这款食疗小偏方对宝宝睾丸炎有一定的辅助疗效。

除了"鱼腥草拌萝卜"之外，本节另外给家长们介绍一些治疗孩子睾丸炎的小偏方，家长可以根据实际情况取材操作，早日帮助宝宝恢复健康。

1. 菊花茄子羹

材料：选取 40 克左右的优质杭菊花，适量的茄子及调味品。

做法：首先把菊花加水煮沸 30 分钟左右，去掉药渣留取药汁。然后茄子洗净后切成斜片，放入烧热的素油锅内翻炒至快熟时，放入葱、姜、淀粉和菊花汁，翻炒片刻，再滴点麻油即可喂宝宝食用。

2. 雪莲花瘦肉汤

材料：选取 100 克的猪瘦肉，10 克左右的雪莲花，适量的葱、姜、蒜作为辅料。

做法：首先将雪莲花与瘦肉洗净切块，一同放入锅中，加适量清水煮开，肉煮熟后再加入葱花、食盐、味精、姜末、胡椒等调味即可食用。

3. 坐浴疗法

材料：取 30 克左右的芒硝、马齿苋煎汤。

做法：保持适宜的水温让宝宝坐浴，每次 15 分钟，每日 2 次。

除了偏方之外，家长仍应当注重宝宝的疾病预防，由于此病多是由于腮腺炎引起，所以家长可以给 1 岁以下的宝宝接种流行性腮腺炎病毒的疫苗，来预防流行性腮腺炎及并发症睾丸炎的发生。其次，如果宝宝有感冒、腮腺炎时要积极治疗，以免并发睾丸炎。再次，多食含纤维多的蔬菜水果，以增加维生素 C 等成分的摄入，来提高身体的免疫力，或者饮用绿豆、赤小豆汤有清热利湿解毒的功效，经常喝有助于本病的康复。另外，一定要注意孩子外生殖器的健康和卫生。

最后提醒各位家长，如果宝宝已经患有睾丸炎，家长应随时观察宝宝的病情和病状，如有特别的反应或者病情加重，父母应第一时间带宝宝到正规医院进行检查和治疗，以免影响宝宝一生。

小儿尿路感染

症状：宝宝排尿时出现尿急、尿痛、排尿困难等情况。

偏方：车前竹叶甘草汤；取鲜车前草 50 克（或干品 30 克），淡竹叶 15 克，甘草 10 克；以上药物一同放入锅中，加适量清水煎煮，煮沸后继续 10 分钟，加适量冰糖后再煎 2 分钟；取药液 500 毫升左右，代茶频饮。每日 1 剂，7 ~ 10 日为 1 个疗程。

小儿尿路感染简称尿感，是指病原微生物入侵泌尿系统，并在其中繁殖，侵入泌尿道黏膜或组织引起炎症反应。一般女孩尿路感染的发病率高于男孩，而婴幼儿是小儿尿感的高发群体，约占尿路感染总发病人数的 70% 以上。

尿路感染如果细致分类比较复杂，按感染部位分上、下尿路感染，上尿路感染指的是肾盂肾炎，而下尿路感染指尿道炎及膀胱炎；根据炎症的性质不同，又可分为急性和慢性尿路感染；根据有无尿路功能或器质上的异常，又有复杂性和非复杂性尿路感染之别。

为了使各位家长更易于对宝宝尿路感染进行辨认，下面我们较为详细地介绍以下尿路感染的症状表现。

（1）新生儿期：症状可轻重不等，多由血行感染引起。以全身症状为主，如发热、吃奶差、苍白、呕吐、腹泻、腹胀等非特异性表现。病程长的宝宝多数可有体重增长缓慢、生长发育停滞的现象。尿急、尿痛等一般的局部排尿症状多不明显。

（2）婴幼儿期：以全身症状为主，如发热、轻咳、反复腹泻等。尿频、尿急、尿痛等排尿症状会随年龄增长逐渐明显。如果宝宝排尿时哭闹，尿频或有顽固性尿布疹应想到本病。

（3）儿童期：下尿路感染时多仅表现为尿频、尿急、尿痛等尿路刺激症状，有时可见有终末遗尿，而全身症状多不明显。但上尿路感染时全身症状比较明显，多表现为发热、寒战、可伴腰痛及肾区叩击痛。部分患儿可有血尿，但蛋白尿及水肿多不明显。

小儿尿路感染的感染途径有多种，其中，血行感染多发生在新生儿及月龄较小的婴儿，常见于脓疱病、肺炎、败血症等疾病的病程中；上行感染多见于女孩；淋巴通路及邻接器官或组织直接波及感染，这种感

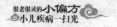

染较为少见。

宝宝发生尿路感染的原因比较多，其与自身的生理特点和外界环境卫生都密切相关。

（1）婴幼儿不能控制排便，尿道口常常受到粪便污染，同时宝宝尿路免疫功能、膀胱防御机制较弱，使尿路容易发生上行感染。

（2）尿路的先天畸形，容易并发尿路感染，如输尿管、膀胱、下尿道畸形等。

（3）宝宝的免疫力差，容易被病菌所侵扰，如果宝宝生病时常使用抗生素，会破坏尿道周围的防御屏障，更易于细菌侵入尿路而引起感染。

（4）在母亲妊娠期有菌尿的宝宝，或者出生后缺乏母乳喂养的宝宝，患尿路感染的可能性也会增加。

然而，在中医上来说，小儿尿路感染归属于"淋症"，主要是由于湿热下注，湿热毒邪蕴结肾与膀胱而发病。《幼科金鉴》中指出："淋病有五，热淋、冷淋、血淋、气淋、食淋是也。名虽不同，小儿得之。不过肾热流于膀胱，故令水道不利，小便赤少而数，小腹急痛引脐"。本节根据中医理论，针对宝宝发生尿路感染而出现尿急、尿痛、排尿困难的情况，特别向家长们推荐"车前竹叶甘草汤"这一偏方。

此方的药效原理在于，车前草味甘淡，性微寒，归肺、肝、肾、膀胱经，有清热利尿的作用，主治小便不利，淋浊带下。淡竹叶味甘、淡，性寒，归心、肺、胃、膀胱经，具有利尿通淋，清热除烦的功效。甘草能清热解毒，调和诸药性，具有抗炎、抗病毒、利尿、保肝解毒及增强免疫功能等作用，因此，这一偏方对小儿尿急尿痛有不错的疗效。

与此同时，对于身体健康的宝宝，家长也应当注意预防尿路感染，因为发生尿路感染对身体健康和日常生活都有很大影响，具体预防措施可以参考以下几点。

（1）孕妇孕期的预防。妈妈在怀孕早期应保持身心健康，注意预防感染，使胎儿的泌尿器官健康发育。

（2）宝宝出生后要合理喂养。宝宝的肾功能一般在1岁至1岁半时才能达到成人水平，所以3个月以内的宝宝，最好不要添加辅食，采用母乳喂养或者婴儿配方奶粉喂养。5个月以后可以开始添加辅食，辅食中不要有盐。6个月以上少吃含盐分过高的食物，食用盐的用量要逐步缓慢添加，但每天仍不能超过 1 克，以免损害宝宝的肾脏功能。

（3）发热应及早就医。如果宝宝反复出现原因不明的发热时，一定要警惕是否是尿路先天畸形的原因，家长们应及早带宝宝去医院检查。

（4）注意会阴护理。注意宝宝的会阴部的清洁，对于不满周岁的宝宝，除了要勤洗勤换尿裤、尿布，每次大小便后都要清洗宝宝的小屁屁外，还应注意清洗外阴时要由前向后，最后再清洗肛门，女宝宝更应注意这一点。为了防止婴儿尿道感染，无论是男孩还是女孩，不要让宝宝穿着开裆裤到处乱坐，尽早穿封裆裤，最好尽早给宝宝穿内裤，以减少感染的机会。

最后需要提醒父母朋友的是，尿路感染是儿科最常见的病之一，但也是引发小儿慢性肾衰竭、高血压等疾病的主要原因，因此，如果发现宝宝出现不明原因发热，虽然没有明显感染症状的，也应及时带宝宝到医院检查，及早诊断，及早治疗。

小儿鞘膜积液

症状：宝宝的睾丸有一侧或两侧肿胀，阴囊有坠感，不红不痛、手电筒照射肿物可透光。

偏方：茴香粥；取小茴香 10 ~ 15 克，粳米 50 ~ 100 克；将小茴香洗净，加入适量的水先煎煮 15 ~ 20 分钟后留汁去渣；把粳米洗净后加入煎好的茴香汁中煮成稀粥食用。

小儿鞘膜积液是小儿最常见的泌尿生殖性疾患之一，主要患病人群是 2 岁以内的宝宝，并且患病部位以单侧多见。婴幼儿睾丸鞘膜积液，是由于腹鞘膜突在出生前后未能闭合而形成一个鞘膜腔，它导致液体的积聚、扩张而形成梨形的腔囊。健康宝宝的睾丸鞘膜囊内有少量液体（2 ~ 3 毫升），可以供滑润、保护睾丸。如果液体过多，远远超出了正常值的范畴，就属于鞘膜积液。这种病症的发病原因较多，如炎症、外伤、肿瘤等阴囊和睾丸病变都可能引起小儿鞘膜积液。鞘膜积液中以睾丸鞘膜积液最为常见。

小儿鞘膜积液是一种局部性病变，并不会有全身症状，容易被家长误以为是"疝气"。其实两者是有很大不同的，具体的区别方法在于，用手电筒照射肿物如果有透明感那是鞘膜积液，也就是"透光实验阳性"，而"透光试验阴性"的就是疝气，即用手电筒照射没有透明感的。希望家长可以认真区分，以免误诊。

小儿鞘膜积液并不是一种单一病症，主要分为以下三种形式：第一，只是在宝宝精索部位有长圆形肿物，表面光滑，张力较大，用手电筒照射，可能透光，称为精索鞘膜积液。肿物限于睾丸以上的部分。第二，只是在宝宝睾丸鞘膜囊内有大量液体积聚（阴囊内有光滑肿物）称为睾丸鞘膜积液。性质同精索鞘膜积液，一般摸不到睾丸。第三，在宝宝的精索或睾丸部有透光性肿物，但是宝宝平卧时肿物可消失；恢复站立后，阴囊内肿物又徐徐出现，称为交通性鞘膜积液，也叫先天性鞘膜积液。

那么，小儿鞘膜积液又有什么危害呢？长期的慢性鞘膜积液由于因张力大而对宝宝睾丸的温度调节和血供都会产生不利的影响，例如睾丸周围的鞘膜积液压迫睾丸，影响血液循环，影响生精功能。严重的可能会引起睾丸萎缩；如果积液严重，影响双侧睾丸，阴茎被阴囊皮肤包绕，不利于正常性交，很可能影响孩子将来的生育能力。

患了鞘膜积液之后，妈妈要特别注意宝宝外阴清洁，保持局部卫生；其次是保持宝宝清淡的饮食，忌食油炸煎炒之品。而如果宝宝肿大的鞘膜比较柔软，张力不大，应想到可能为继发性鞘膜积液，要警惕宝宝的睾丸、附睾存在病变，如炎性病变、结核、肿瘤及丝虫病等。要及时到医院检查，以明确诊断，再做相应的治疗，决不可因粗心大意，而延误治疗时机。

在中医的理论中，小儿鞘膜积液相当于"水疝"的范畴。原因是宝宝"脏腑娇嫩形气未充"，先天肾气不足，或脾肾阳虚，水液不能蒸发、气化，使正常分泌与吸收功能失调，导致局部水液潴留而致。

本病涉及肝、脾、肾三脏。而小茴香味辛，性温，入肾、肝、胃经，有温肝肾、暖胃、散寒等作用，而且小茴香辛散温通，善治中下二焦之寒证，尤以疏肝散寒止痛见长，为治寒疝要药，对疝气等有很好的疗效。因此，家长不妨以茴香为主料推出一些食疗方案。

粳米茴香粥：粳米性平、味甘，归脾、胃经；可以补中益气，平和五脏，壮筋骨，通血脉，益精强志，主治诸虚百损。唐代医药学家孙思邈在《千金方·食治》中强调说，粳米能养胃气、长肌肉。所以二者合用可以行气止痛，对寒湿所致的小儿鞘膜积液有不错的疗效。

橘核吵茴香：取小茴香100克，橘核100克，食盐10克，三者一同放入铁锅内微火炒热，炒熟后装入预先缝制好的布袋内（布袋要洗净晾干），敷于宝宝患处。药凉后可以再炒热再敷，每次敷4～5回，每日1～2次。用完后，可将药倒在大盘内阴干，以备第2日再用。每剂药可连用5天。

艾灸疗法：取艾条灸三阴交穴，该穴位于宝宝的内踝尖直上三寸，胫骨后缘，即内踝尖上四横指（注意应以宝宝小手为准）。每日1次，每次20分钟，7日为1个疗程。

茴香大枣饼：用小茴香7粒，大茴香7粒，大枣7个，蜂蜜适量。用大、小茴香及大枣共研细末后用蜂蜜调成药饼，敷于孩子脐部，然后用消毒纱布覆盖，再用胶布固定。有散寒理气止痛的作用。可将小茴香炒热，趁热熨睾丸20分钟，每日1次也有辅助治愈效果。

银花车前子：取金银花40克，紫苏叶15克，蝉蜕40克，车前子10克。将以上4味加适量的水煎煮，先趁热熏洗患处，待药液微温时将阴囊放入药液内浸泡，每次30分钟，每日2～3次。每服药1剂用2天，此方对散寒燥湿，收敛消肿有非常好的作用。

扁蓄薏米煎：取扁蓄草、生薏米各30克。两药一同放入锅中加适量的水煎取药汁。口服，每日1剂。有清热利湿、行水消肿的功效，适用于属脾虚湿热型的睾丸鞘膜积液。

丁香粉：取母丁香40克，研成极细的粉末。将宝宝肚脐及其周围洗净擦干，在神阙穴即肚脐眼内放入药粉2克（高出皮肤2毫米）后，以纱布固定。每隔2日换药1次，20天为1个疗程。

蝉蜕金银花紫苏汤：取蝉蜕、金银花各30克，紫苏叶15克。加适量清水，煎2次后，去渣，将两次煎煮所得药汁混合倒入碗内，待药之温热后先浸后洗阴囊，每次浸泡30分钟，每日浸洗2～3次。

干荔枝汤：干荔枝7～8个，去壳，锅里加入适量清水，连果肉和果核一起煮（将果肉撕开露出果核），10～20分钟给孩子喝汤水，每天2次，一周为一个疗程。

小儿疝气

症状：宝宝站立时在腹股沟部位可看到或摸到有肿物突出，仰卧或按压后即可消失。

偏方： 生姜汁涂患处；取一大块新鲜生姜洗净，生姜不能有霉烂；洗净双手，将生姜切碎放入臼中捣至烂糊状后，倒在干净纱布上（纱布下放一干净容器）攥取生姜汁约25克待用；先给宝宝洗澡，待周身微微出汗时，用棉签蘸生姜汁涂擦患部；一日两次，连用三四天；治疗过程中要注意宝宝的保暖。

小儿疝气，俗称"脱肠"，是小儿普通外科手术中最常见的疾病。在胚胎时期，腹股沟处有一"腹膜鞘状突"，可以帮助睾丸降入阴囊或子宫圆韧带的固定。有些小孩出生后，此鞘状突关闭不完全，导致腹腔内的小肠、网膜、卵巢、输卵管等进入此鞘状突，即成为疝气，属于中医中"狐疝"范围。唐代医学家王冰在《黄帝内经素问·大奇论》注中有"疝者寒气凝结之所为也"之说，所以中医学认为宝宝先天禀赋不足、脾胃功能虚弱，中气不足而又因感受外界风邪、内食生冷或坐卧湿地导致寒邪凝滞导致气血运行受阻不畅滞留，腹腔内产生负压，而致腹腔内压力增大，迫使腹腔内的脏器见孔就钻，也就是说导致疝气的根本原因就是寒凝气滞，血行不畅。

疝气多数在宝宝出生后2～3个月时出现，也有迟至1～2岁才发生。小儿疝气一般发生率为1%～4%，早产儿则更高，且可能发生于两侧。男孩发病率是女孩的14倍。下面来说说小儿疝气的主要症状及并发症。

从时间上说，这种病症有可能会在宝宝出生后数天、数月或数年后发生。一般在宝宝哭闹、剧烈运动或大便干结时，在腹股沟的部位会有一块状肿物突起，有时会延伸至阴囊（阴唇）部位；在宝宝平躺或用手按压时会自行消失。

一旦疝块发生嵌顿，肿物不能返纳腹腔，就会出现腹痛加剧，哭闹不止，继而出现呕吐、厌食、腹胀、排便不畅等肠梗阻症状，如果嵌顿时间过久可能会见到皮肤红肿，有可能出现肠管缺血坏死等严重并发症。

小儿疝气首先影响宝宝的消化系统，从而出现腹胀气、腹痛、便秘、营养吸收功能差、体质下降和易疲劳等症状。因疝气的挤压还可影响宝宝睾丸的正常发育。

现在家长们对小儿疝气有了基本的认识，那么我们应该怎样预防呢？以下有几条建议可以帮助大家有效地预防小儿疝气。

首先，注意经常观察宝宝的腹股沟部及阴囊处是否有肿大，或是否有若隐若现的包块，遇有疑问可以及时请教医生。

其次，废除"蜡烛包"，不要将宝宝的腹部裹得太紧，以免腹内压力加重。不要让宝宝过早的站立，以免肠管下坠形成腹股沟疝。尽量避免和减少哭闹、咳嗽、便秘、生气、剧烈运动久立、久蹲等。

再者，日常生活中要给宝宝多喝水、吃些易消化和含纤维素多的食品，如薏米等。增加营养，平时可多吃一些如扁豆、山药、鸡、蛋、鱼、肉等具有补气功效的食物。这些食物可以促进排便通畅，防止便秘。宝宝如果大便干燥，要采取通便措施，避免让宝宝用力解大便。可以预防儿童疝气。

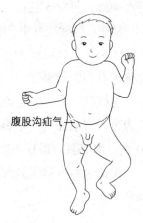

腹股沟疝气

腹股沟疝气是指腹腔内脏器通过腹股沟的缺损向体表突出所形成的疝。

最好多运动，尤其是年龄稍大一些的幼儿，要鼓励孩子多参加体育运动，以增强体质，有效防止呼吸道感染疾病和慢性咳嗽，坚持加强腹部肌肉锻炼。可以预防疝气。学会调节呼吸，防止腹压增高，建议儿童经常游泳，可以预防疝气的发生。

小儿疝气是比较常见的一个疾病，以男孩子多发，危害可大可小，甚至危机宝宝的生命安全。但是如果发现、处理及时的话，相对来说康复比较顺利。所以如果发现孩子有哭闹不止，呕吐，持续性发热等情况，请及时到医院诊断，以确保治疗的最佳时期。而且，虽然患疝气的较多为男孩，但女孩也会发生疝气。对女孩的疝气更要提高警惕，因为常有卵巢、输卵管进入疝囊，以防延误病情。

下面为大家介绍几种在预防疝气方面表现不错的瓜果，大家可以多多选择。

茄子：有收敛止血、健脾止带等多种效用。民间用茄子 50 克，水煎取汁服，饭前温服，每日 2 次，对轻度疝气有收敛固提之效，并可改善疝气带来的不适感。也可根据自己的口味将茄子凉拌、煎炒、油炸食用，对疝气皆有作用。

刀豆：《本草纲目》认为刀豆"温中下气、利肠胃、止呃逆、益肾补气"。可用其煮粥服，刀豆 50 克，粳米 50 克，每日 2 次。也可将刀豆研末，

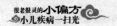

开水冲服，每次 5 克。

柚子：有理气宽中、燥湿化痰之效。柚子核 30 克，水煎服，每日 2 次，连服 1 个月。也可取柚子皮 10 克，煎汤服，每日 2 次。两种方法都对疝气疼痛有一定效果。

荔枝核：《本草衍义》曰：荔枝核"治心痛及小肠气"。《本草纲目》认为可"行散滞气，治癫疝气痛，妇人血气痛"。荔枝核 30 克，小茴香 10 克，水煎服，每日 2 次。有行气散结、止痛之效。

无花果：有理气健脾之效。取无花果 5 个，小茴香 10 克，水煎服，每日 2 次。

小儿脱肛

症状：宝宝使劲排便时出现肛门直肠脱垂，便后可以自动缩回。

偏方：揉丹田和龟尾；选取一个空气流通、安静整洁、室温适宜、避风的环境；操作前先洗净双手，修短指甲，最好修得圆润，以免刮伤宝宝，摘除戒指、手表等硬物，如果是冬天的话，先让自己的双手温暖，以免使宝宝产生恐惧；准备好按摩油或爽身粉，以防推拿时将宝宝皮肤蹭损；揉丹田：让宝宝仰卧，家长坐在孩子右边，用手掌根着力以顺时针方向轻揉患儿丹田（脐下 2 ~ 3 寸）7 ~ 10 分钟，注意揉时掌根不要在皮肤上滑动，频率约每分钟 80 ~ 100 次；揉龟尾：让宝宝俯卧或由人抱住，家长坐于孩子的右侧，用右手中指螺纹面揉龟尾穴（即尾骨尖处，又称长强穴），按顺时针的方向揉 3 ~ 5 分钟，频率同样每分钟 80 ~ 100 次；操作完毕后，应将宝宝衣被盖好，以免又感受外邪，加重病情。

小儿脱肛是指宝宝肛管、直肠或直肠黏膜，甚至部分结肠移位下降外脱。中医认为本病多因小儿先天不足，或腹泻日久耗伤正气，导致气虚陷下，升摄无力，直肠脱垂。《诸病源候论》卷五十："小儿患肛门脱出，多因利久肠虚冷，兼用努气，故肛门脱出。"

一般来说，3 岁以下的儿童容易患病，但其中 1 岁以内的婴幼儿很少见到。宝宝长大之后，脱肛基本自行痊愈，绝大多数可在 5 岁之前自愈。导致脱肛的原因主要有两种，一是先天原因：宝宝太小，骶骨发育未成形，直肠处于垂直位，而支持直肠的组织还比较薄弱，所以当腹腔内压力增大时，没有什么可以有效地支持直肠，导致直肠向下滑动，发生脱肛。二是后天原因：宝宝发生便秘，排便时过于用力，或者频繁腹泻、剧烈地咳嗽或呕吐；有的宝宝有长期坐便盆的不良排便习惯等，使腹腔内的压力长期处于增高状态，这些都会引发直肠脱重。

归纳来说，小儿脱肛主要有以下五种症状，家长在照顾宝宝时要注意，一旦发现类似情况，要及时采取相应措施。

脱出：这是肛门直肠脱垂的主要症状。刚开始的时候，或许只是排便时直肠黏膜脱出，便后可自行恢复。时间长了之后，病情进一步发展，身体抵抗力随之下降，直肠全层或部分乙状结肠突出，甚至咳嗽、负重、行路、下蹲时也会脱出，而且需要用手推或卧床休息后，才能复位。

出血：大便干燥，排便时容易擦伤黏膜，时会有血，但出血量较少。

湿润：由于肛门括约肌已经松弛，常有黏液从肛内溢出，所以有湿润感。或因脱出后，未及时复位，使直肠黏膜充血、糜烂，黏液刺激肛周皮肤可导致搔痒。

坠胀：黏膜下脱后，压迫肛门部，产生坠胀感。

嵌顿：直肠脱出未能及时复位，时间一长，局部的静脉回流受阻，产生炎症肿胀，并引发嵌顿。嵌顿后脱垂肠段因肛门括约肌收缩而绞窄坏死。孩子会出现全身症状，如体温上升，食欲减退，大小便障碍，疼痛坠胀加剧，坐卧不安，甚者发生肠阻塞症状。

认清了脱肛的症状后，爸爸妈妈们要做好预防工作，先要了解以下几点：不要把新生婴儿包裹得过于严密，要留有足够的空间让宝宝的肢体自由活动，以增强各部位肌肉韧带的力量，这样脱肛的情况就可以减少发生。如果宝宝出现了腹泻、便秘等症状，尽快治疗，不要让这些疾病带出脱肛。治疗期间宝宝排便应取卧位，可坐高盆，尽量采取伸直大腿的姿势，或取站立位排便，尽可能避免蹲位排便，亦尽量不要让孩子蹲位玩耍。排便后用温开水清洗脱出的肛门直肠，应轻轻揉推上去。采取措施帮助宝宝预防便秘或久泻，积极治疗咳嗽、便秘及哮喘病。应加强营养，注意饮食卫生，防止腹泻或便秘。鼓励孩子作提肛锻炼。

下面为大家推荐一种治疗脱肛的按摩手法：丹田和龟尾两穴均为督脉之穴，揉督脉总督人一身之阳气，有"阳脉之海"之称，揉、摩擦丹田能温补下元，培肾固本，分清别浊，多用于孩子先天不足，寒凝腹痛、腹泻、脱肛、疝气、遗尿等症；龟尾穴即是长强穴，穴性平和，按揉它可以通调督脉的经气，有调理大肠的功能，技能止泻也能通便，两穴配合使用可以补益中气已达到治疗目的。

需要提醒的是，给孩子推拿时应选择避风、避强光、噪声小的地方；推拿后注意避风，忌食生冷；孩子过饥或过饱，均不利于按摩疗效的发挥，要先安抚好孩子的情绪后再进行；如果孩子有烈性传染病、恶性贫血、开放性损伤、皮肤疮疡、骨折、脱臼、创伤出血等情况时，也不宜使用推拿。

除了有效的按摩手法，还有一些饮食方面的禁忌需要爸爸妈妈们注意一下：宝宝忌辣椒、蒜、花椒等刺激性的食物；少吃生冷寒凉性食物；忌食如肥肉、多油汤类、糯米饭、糍粑等黏滞难消化的肥甘厚味之品；久泻者忌食蜂蜜、豆类、土豆、萝卜、芹菜、韭菜等质粗通便食品。另外，再给家长们介绍一些治疗宝宝脱肛的小偏方。

（1）把乌龟头放在瓦片上，用文火焙干，研成细末，注意不要烧焦。早晚各服一个，以温开水冲服，一般六至八个可治愈。

（2）五倍子 30 克，葱白 7 根水煎，汤中加入明凡 5 克，温洗。

（3）五倍子 20 克，枯矾 20 克，一同煎水外洗。

（4）荆芥、五倍子、寄生、朴硝各 30 克，煎汤熏洗患处，每次煎汤可用三天。

（5）每晚用车前子 30 克，鸡蛋 3 个，加水同煮，水要多一点儿，煮的车前子越糊越好，最后把鸡蛋吃了，连用 3 个晚上。

肛周脓肿

症状：宝宝出现肛门周围有小硬块或肿块，并伴有疼痛、红肿发热、排便时哭闹、坐卧不宁等不适。

偏方：马齿苋外敷；取新鲜马齿苋适量洗净后捣烂成泥；分别于午睡前及晚上临睡前把宝宝的屁股洗干净，用柔软的毛巾擦干后将敷有马齿苋的纱布贴敷肛门患处（无须胶布固定），每天换敷两次。

肛周脓肿属于肛肠科的一种急症，多见于儿童，尤其是新生儿或婴幼儿，这是因为宝宝的皮肤娇嫩，免疫力低，抵抗能力差，再加上宝宝使用尿布易导致皮炎，致使毛囊、汗腺、皮脂腺感染，形成脓肿。

若宝宝患有肛周脓肿，通常可以比较直观地看到患处，同时伴有排便时经常哭闹、排斥饮食、发热等症状，继而肛门旁边长硬结、脓包，即可确诊是肛周脓肿。

一般来说，宝宝的肛周脓肿是由胎毒引起的。当宝宝还在母体里时，母亲体内的湿热火毒传承给了宝宝，导致宝宝出生就具有湿热体质，如果在宝宝出生后，父母的喂养护理没能及时排出宝宝体内的湿热，就会外发为脓肿。

因此，本节根据中医里清热脱毒的治疗理念，向广大父母推荐"马齿苋外敷"这一偏方来为宝宝调理肛周脓肿。家长只要选取新鲜马齿苋洗净捣烂，将捣烂的马齿苋涂抹在纱布上，每天在宝宝午睡和晚上睡前将宝宝的臀部洗净擦干，在患处敷上纱布即可，然后在宝宝醒来后换下。

这一偏方的药效原理在于马齿苋性寒，味甘酸，入心、肝、脾、大肠经，有清热解毒，利水去湿，散血消肿，除尘杀菌，消炎止痛，止血凉血的功效，被称为"天然的抗生素"。另外，马齿苋还含有丰富的维生素A样物质能维持上皮组织如皮肤、角膜等的正常机能，所以用来治疗小儿肛周脓肿效果不错。

宝宝肾炎浮肿

症状： 发病前1～3周内有感染病史，如咽炎、扁桃体炎、猩红热、皮肤脓疱病，以面部及眼睑部较明显，逐渐发展到四肢、全身浮肿；血压增高或正常；少尿，可能伴有发热、头晕、腰部酸痛、头痛、全身乏力等。

偏方： 麻黄、连翘、赤小豆、白茅根等。麻黄3克，连翘9克，赤小豆30克，白茅根、茯苓皮各15克，冬瓜皮15～30克，泽泻10克，每日1～2次即可。

儿童肾炎是乙型溶血性链球菌感染后引起的一种变态反应性疾病，此病不是一种单一病症而是包含多个种类一组疾病。肾炎是小儿肾脏疾病中最常见的一种，常见于3～12岁儿童。由于急性肾炎主要表现为起病急，变化快、多以水肿和血尿为特征，中医学将之归入"水肿""尿血"等病中。

肾炎的主要症状是浮肿，一般从面部开始，然后逐渐发展到四肢、全身。并伴有发热、厌食、胀闷、尿少而赤、大便不通等症状。

本节为家长朋友们提供的小偏方为麻黄连翘赤小豆汤。此房具有清热解毒、化湿利水的功效，能有效帮助肾炎浮肿的宝宝消肿。

为了更好地护理及预防患上肾炎的宝宝，家长应做好周到的护理。

首先要让宝宝卧床休息，起病2周内都要卧床休息，直到浮肿消退，血尿消失，血压恢复正常后才能下床活动。

其次在饮食方面也应该多加注意。患病宝宝的饮食应以易消化为宜，忌食生冷油腻及发物，如虾、蟹等，要多给宝宝补充低蛋白食物。但为了保证小儿生长发育，病情一旦好转，要及时补充蛋白质如蛋、肉、鱼、牛奶等。待患病宝宝浮肿消退，尿量正常，血压也降至正常后可少吃低盐素食。对于患病的宝宝家长一般不需要限制饮水，但如出现循环充血、少尿、无尿、心力衰竭等现象时除外。另外，如果宝宝出现外感发热，服用发汗药后，要随时观察出汗情况，及时拭干汗液，保持皮肤干燥和清洁。

再次，要保证宝宝的大小便通畅。如出现便秘，可服用麻仁丸等用来润肠通便。

最后，要给宝宝提供适宜的治疗环境。保持病室内安静，注意通风。要经常锻炼身体，增强体质。平时要勤换衣、勤洗澡，注意个人卫生，尤其是在夏秋季节，要防止蚊虫叮咬。注意天气变化，及时给孩子增减衣物。补充维生素C及B族维生素。

为了让患病宝宝尽早康复，下面我们再为家长提供几个既能起到预防作用又可辅助治疗的小偏方。

（1）益母草100克，水煎代茶，每日饮用。

（2）金银花15克、连翘15克、射干12克、赤芍15克、白茅根15克、白藓皮9克、蒲公英9克，水煎服，日2次。

（3）冬瓜400克、赤小豆50克，加水适量煮粥食用。

（4）用糯米60克，生姜5片捣烂，入连须葱5茎，熬粥。加米醋5毫升，趁热食用，温覆取汗。

（5）取生姜5片，粳米50克煮粥，快熟时放入葱、醋适量，趁热食用，覆被取汗。

（6）适用于急性肾炎引起的全身浮肿、少尿明显者可以多喝赤小豆鲤鱼汤：先煮鱼取汁，另水煮赤小豆50克做粥，临熟入鱼汁调匀（不入佐料），晨起做早餐。

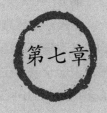

第七章

皮肤护理小偏方

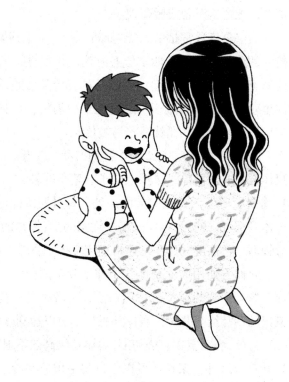

幼儿急疹

症状： 幼儿在持续高热不退的 3 ~ 5 天后，体温突降，皮肤突然出现红色的斑丘疹。

偏方： 地肤子、紫叶草；将两味药用清水煮后晾温，每日两次擦洗患处。

急疹是宝宝常见的一种疾病，多见于 2 岁之前的宝宝，因此又被称为婴儿玫瑰疹。急疹发病有一个过程，常先出现在颈部及躯干等部位，后波及至全身，主要以腰部和臀部较多，面部和膝以下皮疹较少，以中心多周边少的向心性皮疹为主要特点。通常患过一次后就会产生抗体，终身免疫。

急疹的病征比较明显，病发初期，宝宝会气色不好，精神状态差，头部发热，严重者会有明显的体温变化甚至高热，伴随轻微的咳嗽流鼻涕。除此之外，急疹还可能有以下一些特征：突然高热，并持续发热 3 ~ 4 天；服用退热药后，药效很短；高热期间伴随拉肚子、轻微的咳嗽、流鼻涕等；高热退后出现玫瑰色疹子，一般以腰部和臀部较多，疹子在一到两天内消退，无色素沉着或脱屑现象。

宝宝急疹通常是由人类疱疹病毒 6、7 型感染引起的，是一种靠唾液传播的急性传染病，四季皆有患病的可能性，发病高峰期多在冬春季。此病患因为由病毒引起，所以是具有传染性的，由于宝宝出生后，从母体里获得的免疫力逐渐消退直至最后消失，自身体抗力很低，所以宝宝与病患密切接触，那就很容易被传染。

本节针对宝宝急疹病症，特别推荐一款有效的偏方，地肤子、紫叶草。操作方式非常简单，选择地肤子、紫草叶各 15 克，加入 500 毫升的水煮 15 分钟，晾温后擦洗宝宝的患处，每日两次即可。这个方法在出疹前和出疹后都可以使用，但家长需要注意的是，擦洗的时间不宜过长，在 8 ~ 10 分钟即可，擦洗完后要迅速帮助宝宝擦干身体，避免感冒着凉。

此偏方使用的就是地肤子和紫叶草的药性，地肤子可以清热祛湿止痒，紫叶草清热解毒，祛热祛湿，两者都是对抗急疹的良方。用药方中煮出的汤汁给婴儿擦拭身体和患处，可以达到减轻宝宝不适的效果。

另外，当宝宝在急疹初期，体温持续高热不退时，除了推荐的"地肤子、紫叶草"之外，家长还可以尝试将毛巾放在冷水中浸湿，拧成半干放在患处，也能帮助宝宝缓解痛楚。同时，家长要让发热的宝宝多饮水，保持体内水分充足，以防止高热导致的虚脱，且饮水能排出一定的体内毒素，促进幼儿有效出汗，降低温度。

在宝宝出急疹期间，家长还需要注意以下几点。

（1）当宝宝出疹后，切勿乱服用药物，以免发生药物使用不当。

（2）当宝宝出现急疹症状时，切勿带宝宝去人多的场所，以免造成交叉感染。

（3）患幼儿急疹的宝宝饮食一定要清淡，如果患儿没有食欲，不要勉强宝宝进食。

（4）宝宝的衣物不宜过多，要保证宝宝能够出汗和有效散热。

（5）注意保持室内空气清洁，注意通风，室内温度不宜太高。

最后提醒家长朋友，从病状表面看，幼儿急疹与幼儿麻疹、风疹的症状很容易混淆。家长在宝宝生病时很容易着急后乱投医。家长可以从出疹时间来判断，麻疹在高热时出疹子，而幼儿急疹的出疹则相反，是在退热以后。

另外家长要知道，急疹会有一段时间的潜伏期，一般是一到两周，在此期间，家长要多注意观察和照顾宝宝，如果出现持续的高热，首先要采取的措施是暂时的隔离，以免传染给其他孩童。因为急疹一般是在高热退后，开始出疹，而在出疹之前，婴儿的病状与一般的感冒、发热的状况极为相似，只有退热后开始出疹，才能最后确诊是幼儿急疹。如果潜伏期过后，婴儿没有出疹，那就说婴儿没有患上幼儿急疹。

当确诊宝宝患有急疹后，如果家长认为家中无法对宝宝病情做出更好的辅助治疗，则应该第一时间送宝宝去医院，以免小病拖久引起其他病变。

湿疹

症状： 全身布满红斑丘疱疹，奇痒无比，有的破裂后有渗出液，小儿寝食难安，烦躁。

偏方： 外洗方：艾叶9克，花椒6克，地肤子15克，白鲜皮15克。以上药品加水2000～3000毫升，煎煮30分钟，将药渣滤出，取药液擦洗患处。每日2次。

小儿湿疹是一种常见的皮肤病，以夏秋季较为多见。随年龄的增加而逐渐减轻自愈。湿疹发病部位不定，湿疹初起时，其皮疹呈对称性、弥漫性和多形性，常此起彼伏，反复发作，严重时会蔓延至全身，特别是大腿根及腋下，但主要分布在面部、额部眉毛、两颊、头皮以及耳郭周围，呈对称分布。发病时初起皮肤发红，继而出现针头大小的红色疹或小水疱，分布较密集，破裂后有渗液流出，最后结痂脱屑，并伴有严重瘙痒。

诱发湿疹的原因有以下几点：①过敏因素：这是造成小儿湿疹的最主要原因。鸡蛋、鱼、虾、蟹、巧克力、糖果等都可能会引起过敏，引起小儿湿疹。②遗传因素：小儿湿疹与遗传有一定的关系，父母有过湿疹、过敏性鼻炎、哮喘、食物过敏和药物过敏等疾病，小儿发生湿疹的概率相对来说就高一些。③诱发因素：鱼、虾、蛋类及牛乳等食物中的蛋白质，护肤品、洗浴用品、清洁剂等接触化学物品，各种植物花粉，穿着太暖、寒冷等许多物质或情况，会诱发或加重湿疹症状。④小儿自身因素：小儿皮肤角质层比较薄，毛细血管网丰富而且内皮含水及氯化物比较多，对各种刺激因素较敏感，极易发生小儿湿疹。小儿湿疹一般多为急性的，如果未治愈彻底就会演变成慢性湿疹，反复发作影响小儿正常起居和生活。

中医认为，湿疹主要是由于过敏体质、饮食不节、湿热侵袭等原因，使脾胃失于健运，水湿不能正常排泄，郁于皮肤腠理之间而发生。内服药以清热，解毒，凉血，渗湿为主，药苦，一般小儿不易接受。这里给大家推荐一款外洗方，取艾叶9克，花椒6克，地肤子15克，白鲜皮15克。以上药品加水2000～3000毫升，煎煮30分钟，将药渣滤出，取药液擦洗患处。药液外洗时温度以小儿能耐受为宜，每次擦洗10～20分钟，每日2次，每剂药可反复煎煮2次。如果小儿渗出严重或是3岁以下患儿，可将药液稀释后外洗。如果外洗后出现局部皮肤干裂，妈妈可将维生素E胶囊打开，取适量外涂即可。本方中艾叶归脾、胃、肺经，能散寒止痛、温经；花椒归脾胃肾经，《本草纲目》记载花椒："散寒除湿，解郁结，消宿食，通三焦，温脾胃……"，有温中止痛，杀虫止痒的功效；地肤子归肾、膀胱经，能清热利湿、祛风止痒；白鲜皮归脾胃经，具有清热解毒、除湿的功效。现代医学证明，艾叶中含有桉油素、樟脑级芳樟醇等成分，具有止血、抗菌的功效；花椒含挥发油、有机酸，具有局部麻醉、止痒、抗菌等作用；地肤子含有三萜皂苷、脂肪油，能够祛湿止痒；白鲜皮含有白鲜碱、白鲜内酯等成分，能抗真菌。本方一般用 3～5 天，即可痊愈，奇痒消失。

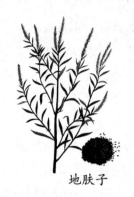

地肤子

过敏体质的小儿易患湿疹，家长在日常生活中更要多注意，饮食宜清淡，勿食海鲜、牛羊肉等发物，避免诱发和加重病情。洗浴次数不宜过多，尤其是冬季，不宜过多使用含有化学成分的香皂、沐浴露等。尽量减少环境中的过敏源，家里最好不养宠物，以免动物毛发引起湿疹；衣服以棉布为主，不穿化纤、羊毛衣服；衣服不要过暖，以减少汗液对皮肤的刺激。室内温度不要过高，同时要注意通风。在户外运动时，尽量在有遮蔽的地方进行，避免强风刺激。天气好时经常出来晒太阳，紫外线是最好的杀菌武器。

处于哺乳期的妈妈一定要注意自己的饮食，因为妈妈大量吃过敏原类食品（牛奶、鸡蛋、花生、蘑菇等）孩子也可能会过敏。海鲜、豆制品、花生、瓜子、牛奶、动物的肝脏、辛辣的东西哺乳期妈妈尽量都不要吃；少食蛋类（或只吃蛋黄）；牛奶要煮透再喝（最好煮开2次以去除过敏源）；其他海鲜类少吃；多吃些含植物油丰富的食物（因不饱和脂肪酸通过乳汁到达婴儿体内，可防止毛细血管脆性和通透性增高，而这正是婴儿湿疹的病理基础）。

添加辅食阶段的宝宝，妈妈要特别注意；辅食要一样一样加，每次从少到多，每样吃四五天，先吃蔬菜和水果类的，每样东西吃了一周不出现湿疹，再吃新的一种。这样，若是有一种食物吃过之后发了湿疹，家长就立马知道是什么，这样的食物就停一两周再试。只有做好完备的预防工作，才有可能有效对抗湿疹。

麻疹

症状： 全身出现红色斑丘疹，尤见于手掌足底，伴随高热、咳嗽等。

偏方： 西河柳7克，蝉衣3克，葛根6克，升麻4克，连翘3克，银花3克，紫草根3克，桑叶3克，甘菊3克，牛蒡子6克，甘草4克

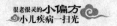
各适量，水煎服。

麻疹，俗称"疹子"，是一种由麻疹病毒引起的急性呼吸道传染病，具有高度传染性，是小儿常见的传染病之一。麻疹全年均可发生，以春冬季节多见。常发于6个月至5岁的小儿，尤以7个月至2岁的乳幼儿发病率最高，半岁以下的婴儿很少感染，5岁以上的儿童发病较少，年龄愈大，发病率越低。成人未出麻疹者，也有感染发病的机会。如果发病一次，那就有了持久免疫，很少有第二次感染者。

麻疹的出热期一般为3～4天，主要症状似感冒、发热，体温高达39～40℃，并伴有流鼻涕、打喷嚏、眼睛怕光、眼结膜充血、精神萎靡不振等。发热3～4天后，身上开始出现红色斑丘疹，大小不等，形态不规则，不伴痒感，先见于耳后、颈部，逐渐蔓延至面部躯干及四肢，最后达手掌足底，疹间皮肤正常。随着皮疹发展，全身症状加重，体温可达40℃以上，咳嗽及其他症状加剧，此为出疹期。皮疹出齐后按出疹顺序消退，体温下降，全身症状明显改善。疹褪后可见糠麸样脱屑以及棕褐色色素沉着症，经过10～14天后完全消失。

中医认为，麻疹是由感受时邪麻毒所致，病变部位在脾胃二经。若麻毒炽盛，正气不支，无力托毒于外，邪气内陷，产生逆证。邪毒闭肺，肺气郁闭，可见咳喘痰鸣，就形成肺炎喘嗽证。麻毒时邪炽盛，化热化火，循经上攻咽喉，而见喉肿声嘶，形成热毒攻喉证。邪毒不能外达，内陷心肝，蒙闭清窍，引动肝风，而见神昏抽搐，形成邪陷心肝证。西医学上，麻疹是由麻疹病毒引起的急性呼吸道传染病，若治疗不及时常导致并发症，如肺炎、喉炎、心肌炎及脑炎等。单纯麻疹预后好，重症患者病死率较高。所以，一旦发现小儿麻疹，一定要积极治疗。

家长可以取西河柳7克，蝉衣3克，葛根6克，升麻4克，连翘3克，银花3克，紫草根3克，桑叶3克，甘菊3克，牛蒡子6克，甘草4克加适量水煎服。本方常用于麻疹出疹期，也是小儿最难受的阶段，它可清热解毒，佐以透疹。桑叶甘、苦，寒，归肺、肝经。蝉蜕性甘，寒，归肺、肝经。《本草纲目》记载蝉蜕："治破伤风及疔肿毒疮。"菊花辛、甘、苦，微寒，归肺、肝经。桑叶、蝉蜕、菊花、牛蒡子皆有疏散风热、清热解毒、透疹止痒的功效，用于麻疹不透、风疹瘙痒。金银花、连翘清热解毒，紫草根凉血解毒透疹。几方共用，对麻疹有较好的疗效。

如果小儿伴有高热，可在方剂中加入生石膏和知母，更有利于清热泻火。

因为麻疹具有极强的传染性，在潜伏期末至出疹后5天内都具有传染性，所以小儿一旦感染麻疹，且无并发症，即可在家隔离调理休养，隔离时间为5天，合并肺炎者隔离时间为出疹后10天，易感的接触者应检疫3周，并给予被动免疫制剂。家长要做好以下护理工作。

（1）做好消毒。由于麻疹病毒一旦离开人体很快就会丧失致病力，居室经常开窗通风换气，给空气消毒。患儿的衣服、被褥、玩具等在室外曝晒1～2小时进行消毒。

（2）给小儿创造一个良好的休养环境。居室要安静、空气要新鲜流通。要开窗通风，但要避免穿堂风，不要让冷风直接吹到患儿身上。要避免强烈光线刺激病儿的眼睛，窗户拉上窗帘。给病儿穿衣盖被要适当，穿盖过多，捂得全身是汗，见风反而容易感冒着凉，而引起肺炎。

（3）食物给以清淡易消化的流食或半流食。多喝水或热汤，这样不但有利于将身体内的毒素排出，利于退热，还可以促进血液循环，使麻疹容易发透。疹子消退，进入恢复期，及时给患儿添加营养丰富的食物。除生冷油腻的食物外，不需"忌口"。

（4）注意病儿的皮肤、眼睛、口腔、鼻腔的清洁。麻疹病毒侵入不但使皮肤出疹子，同时还使眼结膜、口腔、鼻腔黏膜产生分泌物，这些分泌物中含有大量病毒，如不及时清洗，分泌物长时间地刺激皮肤黏膜，使这些部位的抵抗力下降，给病毒继续入侵和其他致病菌的生长繁殖创造了条件。

（5）高热的护理。麻疹病儿如果没有并发症，发热不超过39℃，不必采用退热措施，发热在39℃以上的，需采取一些退热措施，如按医生的指导吃少量阿司匹林，忌冷敷及酒精浴。

小儿麻疹的预防可通过计划免疫来实现，婴儿满8个月时可接种麻疹疫苗，能有效预防麻疹。麻疹疫苗接种2次，第2次（1.5～2岁时接种）为复种。复种可使用含麻疹疫苗成分的其他联合疫苗，如麻疹风疹联合减毒活疫苗、麻疹腮腺炎风疹联合减毒活疫苗等。未完成麻疹疫苗免疫程序的儿童，未达到2剂次（含强化免疫等），应补种完成2剂次。注射后一般无局部反应。接种麻疹疫苗后6～12小时可出现全身反应，主要是发热，体温一般不超过38℃，不需要特殊处理。少数宝宝接种后

6 ~ 10 天内，可能出现一过性发热反应以及散在皮疹，一般不超过 2 天可自行缓解，不需特殊处理，必要时可对症治疗。如最近注射过多价的免疫球蛋白，在 6 周内不应接种麻疹疫苗。

风疹

症状：发热 1 ~ 2 天内全身开始出疹，先见于面部，依次是躯干四肢，疹色浅红，24 小时遍布全身，手掌和足底没有皮疹，有瘙痒感。

偏方：（1）金银花 15 克，玄参 15 克，蝉蜕 6 克，薄荷 6 克，紫草 9 克，生石膏 30 克，水煎服，每日 1 剂，分两次服用。

（2）地肤子 16 克，白蒺藜 16 克，浮萍 15 克，川椒 3 克。上药加水煎煮，去渣备用，温洗瘙痒部，每日数次。

风疹是儿童常见的一种呼吸道传染病，一年四季均可发病。以冬春季节发病者占多数。由于风疹的疹子来得快，去得也快，如一阵风似的，"风疹"也因此得名。风疹病毒在体外生活力很弱，传染性与麻疹一样强。一般通过咳嗽、谈话或喷嚏等传播。多见于 1 ~ 5 岁儿童，6 个月以内婴儿因有来自母体的抗体获得抵抗力，很少发病。一次得病，可终身免疫，很少再患。

风疹从接触感染到症状出现，要经过 14 ~ 21 天。病初 1 ~ 2 天症状很轻，可有低热或中度发热，轻微咳嗽、乏力、胃口不好、咽痛和眼发红等轻度上呼吸道症状。患儿口腔黏膜光滑，无充血及黏膜斑，耳后、枕部淋巴结肿大，伴轻度压痛。通常于发热 1 ~ 2 天后出现皮疹，皮疹先从面颈部开始，在 24 小时蔓延到全身。皮疹初为稀疏的红色斑丘疹，以后面部及四肢皮疹可以融合，类似麻疹，但是手掌足底没有。出疹第 2 天开始，面部及四肢皮疹可变成针尖样红点，如猩红热样皮疹。皮疹一般在 3 天内迅速消退，留下较浅色素沉着。在出疹期体温不再上升，病儿常无疾病感觉，饮食、嬉戏如常。

中医《备急千金要方》指出，风疹又名风痧，多由外感风热时邪，郁于肌表，发于皮肤所致，所以治疗宜以清热解毒为原则。家有风疹小儿，妈妈可采用内服汤药和外洗的方法，双管齐下，帮小儿缓解瘙痒症状，加速出疹。金银花 15 克，玄参 15 克，蝉蜕 6 克，薄荷 6 克紫草 9 克，生石膏 30 克，方中薄荷蝉衣、生石膏、金银花疏风清热，清热解毒；而玄参、紫草有凉血活血的功效。诸药共用，即可达到热清毒解，风散血和的目的。风疹期间，小儿起疹子的部位会有瘙痒感，妈妈可以配合外洗方，取地肤子 16 克，白蒺藜 16 克，浮萍 15 克，川椒 3 克。上药加水煎煮，去渣备用，待水温后，洗瘙痒部，每日数次。地肤子苦、寒，归膀胱经，有祛风止痒的功效，常用于风疹瘙痒等。浮萍辛、寒，归肺经，外敷和内用皆可透疹止痒；川椒性辛、热，归脾、胃、肾经，可杀虫止痒。

在小儿出疹期间，应适当补充维生素，给小儿喂一些水果汁或维生素 C 片，提高机体抵抗力，有助于抵抗病毒和病情的恢复。小儿饮食应以流食或半流食为主，如米粥、豆浆、挂面汤，还要多喝水。到恢复期可加强营养，进食含高蛋白的食物等。注意忌口：忌食煎炸、油腻、辛辣的食物。如辣椒、大蒜、韭菜、芥末等易助火伤阴，从而导致本病加重。妈妈还可给小儿做一道可口的家常菜——苦瓜豆腐汤。

材料：豆腐 400 克，苦瓜 150 克，瘦猪肉 100 克，植物油、盐、味精、料酒、酱油、香油等调料各适量。

做法：苦瓜洗净，切条，备用；豆腐洗净，切块，备用；瘦肉剁成肉末，加料酒、酱油、香油腌 10 分钟左右；炒锅置火上，放入植物油，油热后，倒入腌好的肉末，翻炒几下后，加入苦瓜条，倒入沸水，同时将豆腐块放入锅中，几分钟后加酱油、盐、味精，淋入香油即可。

功效：清热解毒，通利肠胃，有利于缓解小儿风疹。

带状疱疹

症状：有明显的皮肤灼热感，碰触有明显痛感，随之变成水疱，水疱外环绕红晕。

偏方：马齿苋内服与外敷；取干马齿苋适量，研磨成细末，使用时加糖调味，用温开水送服，一天三次；鲜马齿苋、花生油各取适量，一起捣成糊状，敷于患处，干燥后再次敷于患处，每天换药 4～6 次，直至痊愈；出现了带状疱疹的情况后，如果对这种病毒没有免疫力的儿童，可能会发生水痘。一旦出现症状，马齿苋可以内服外敷来治疗此病。

带状疱疹是一种急性的感染性皮肤病，是由水痘带状疱疹病毒引起的，其特征为簇集性水疱沿身体一侧周围神经，呈带状分布，伴有显著的神经痛及局部淋巴结肿大。宝宝患病是因为自身抵抗力弱，难以抵抗病毒。根据调查研究，人是带状疱疹的唯一病毒宿主，当这种病毒随着呼吸道黏膜进入人体内的血液中，宝宝会出现水痘或者无症状，然后成为病毒携带者。病毒会一直潜伏在宝宝的神经节里，当身体的抵抗力下降时，病毒就会被激活，产生水痘以及带状疱疹。如果宝宝患病后成功治愈，通常会获得对这种病毒的免疫细胞，病症往往不会再次复发。

当宝宝患有带状疱疹后，首先患处皮肤会出现很多的水疱，沿着身体一侧的周围神经条状分布。水疱中有水，四周发红，触之有痛感，大部分宝宝还会出现身体局部淋巴结肿大的现象。

中医对这一病症描述得更为详细一些，中医认为，带状疱疹出现的原因可从人体状况分为两种：一是因为肝经气郁，导致肝胆的火气旺盛；二是由于脾湿郁久，体内湿气过重，外部环境又出现重大变化，受到风邪导致病发。

前者称之为"热盛"。由于热盛而患有带状疱疹的宝宝，会有皮肤潮红的病征，水疱触之有紧绷感，非常疼痛，同时有口舌干燥，心烦易怒，小便呈黄色的症状。从舌头上来看，舌苔发黄。

后者称之为"湿盛"，由于湿盛而患有带状疱疹的宝宝皮肤会呈现淡红色，水疱不是紧绷的，而是比较松弛，没有热盛患者那样的疼痛。但常会出现肚子痛，肠胃不适，拉稀的症状。从舌头上看，舌苔是白色的，这样的就需要去除湿气。

针对宝宝带状疱疹这一疾病，本节为家长朋友推荐一款较为广泛适用的偏方：马齿苋。具体方法：首先选取适量干马齿苋，研磨成细末，然后加入适量糖调味后用温开水送服，一天三次。或者选用适量的鲜马齿苋、花生油，一起捣成糊状，敷于患处直到药膏变干，每天换药 4 ~ 6 次。

此偏方的药效原理在于，马齿苋性寒，味甘酸，入心、肝、脾、大肠经。含有大量维生素 E、维生素 C、胡萝卜素及谷胱甘肽等抗衰老有效成分，有"天然抗生素"的美称，对于缓解带状疱疹有非常好的效果。

带状疱疹会给宝宝带来很大的病痛，所以家长还是要注重预防工作，以下是专家提出的预防措施，家长朋友可以作为参考。

（1）气温的剧烈变化很容易让宝宝感染上带状疱疹，所以在季节更替时要为宝宝及时增减衣物，加强对温度的感知。

（2）保证宝宝的睡眠充足和心情开朗。

（3）适当增加宝宝对蔬菜水果的摄入量，补充体内所需要的各种营养成分，也可适当让宝宝吃一点儿粗粮，保持每日排便通畅。

（4）为宝宝补充足够的水分，同时让宝宝忌吃辛辣刺激的食物。

（5）适量的运动，这里要特别提醒家长不要让宝宝运动过量，可以从散步开始，给宝宝一个适应外界环境的过程。

最后希望父母朋友们知道，对于带状疱疹来说，预防后遗症是十分重要的。由于这种病毒感染后，容易出现后遗神经痛，所以在早期的治疗中，护理需要合理进行。治疗病症时期和恢复时期，父母要尽量给宝宝创造一个在安静、空气清新的环境，在这样的环境中治疗，有利于病情的恢复，同时，最好不要让宝宝在患病期和康复期进行太大的运动量。除此之外，由于个人体质和情况不一，当宝宝出现严重症状时，应当及时送至医院就诊。

荨麻疹

症状：急性荨麻疹，全身有风疹团，皮肤瘙痒，小儿忍不住用手挠。

偏方：荆芥 10 克，防风 10 克，紫草 30 克，黄芪 30 克，苦参 20 克，地肤子 20 克，蒲公英 20 克，水煎服。每日 1 剂。

荨麻疹俗称风团、风疹团、风疙瘩、风疹块，是一种常见的过敏性皮肤病。风疹块可出现在小儿身体任何部位，各个年龄段的小儿均可发病。此病经适当治疗可痊愈，但不少小儿易复发。食物过敏是引起小儿过敏的最常见原因。容易引起小儿过敏的食物主要有海鲜类、牛奶、食物添加剂等。接触过敏源也可引起过敏，如昆虫叮咬，蜂蜇以及洗洁剂类的一些化学物质等，此外还有由细菌、真菌、病毒、蠕虫等病原微生物感染引起的过敏。吸入过敏源也是小儿过敏的常见原因，常见的吸入过敏源主要有动物皮屑、花粉、尘螨等。还有一些物理因素，如遇冷、热、日晒、水的刺激等，也可引起小儿荨麻疹。此外，精神因素及遗传因素也是引发荨麻疹的常见原因。在接触过敏源的时候，会在身体不特定的部位，冒出一块块形状、大小不一的红色斑块，这些产生斑块的部位会

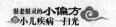

有发痒的情形，如果没有停止接触过敏源并加以治疗，出疹发痒的情形
就会加剧。

本病分急性和慢性两种，急性荨麻疹迅速出现风疹块（风团），在
风疹块出现前几分钟，局部常发痒或有麻刺感，随着痒感和搔抓迅速出
现大小不等、形状不一的红色或苍白色的风疹块；有的为环状，也可互
相融合成大片，一般 1 ~ 2 小时后逐渐消退，并不留痕迹。多数患儿除
了皮肤奇痒外，没有其他不适感，重者可伴有全身发热、恶心、呕吐、
腹泻等症状。而慢性荨麻疹多由急性迁延反复而来，可长达 1 ~ 2 年，
一般抗过敏治疗无效，易发该病的小儿体质多较弱，抵抗力较差。所以，
一旦发现小儿急性荨麻疹，要及时治疗，防止迁延成慢性的。

家长可取荆芥 10 克，防风 10 克，紫草 30 克，黄芪 30 克，苦参 20 克，
地肤子 20 克，蒲公英 20 克，水煎服。每日 1 剂。荆芥辛，微温。归肺、
肝经。《本草纲目》记载荆芥："散风热，清头目，利咽喉，消疮肿。
有透疹消疮的功效，可用于麻疹不透、风疹瘙痒及疮疡初起兼有表证者。
防风辛、甘，微温。归膀胱、肝、脾经。《神农本草经》记载防风："主
大风头眩痛，恶风，风邪，目盲无所见，风行周身，骨节疼痹，烦满。"
可发表散风，常用于感冒头痛、风疹瘙痒等症。紫草能凉血活血透疹、
清热解毒，常用于斑疹、疹出不畅，或外感温热、发斑发疹、用于热毒
疮疡等。黄芪可健脾益气，可增强机体免疫力。苦参苦，寒。归心、肝、胃、
大肠、小肠、膀胱经，可清热燥湿，用于湿热、湿疹瘙痒、疮疥、皮癣等。
地肤子可祛风止痒，用于风疹瘙痒等。蒲公英能清热解毒、消痈散结，
用于痈肿疔毒、乳痈内阻。诸药共用，能够清热解毒、止痒消毒、祛湿。
一般情况下，2 ~ 3 日，即可治愈。

小儿荨麻疹容易复发，所以那些复发过或易过敏的小儿家长要格外
注意：合理安排小儿生活起居。在四季交替以及天气急剧变化时，随时
给小儿增减衣物，出汗后及时擦汗，避免风吹后着凉，尽量避免风、冷、雨、
热的侵袭。家中尽量不要养猫、狗等宠物。猫、狗等宠物的毛、皮屑、尿屎，
都有可能引起过敏。家里应勤清扫，保持室内清洁。屋尘中常含有人的
肉眼看不到的尘螨，如果随灰尘吸入体内，常引起过敏，因此可在室内
喷洒杀虫剂，消灭蚊子、跳蚤等节肢动物，以保证室内卫生防止过敏。
对花粉过敏的小儿应少去公园，家中也尽量不要养花，避免花粉引起过敏。

加强体育锻炼，增强小儿身体抵抗力。

在饮食上，避免食用常见的可能引起过敏的食物，可以食用一些没有过敏反应的食物，饭菜内尽量不要加酱油、鸡精、五香粉等调味剂。多食用清热、凉血、解毒食物，如白菜、菠菜、茼蒿、芹菜、空心菜、茄子、丝瓜、豆芽等，以缓解病症。注意忌口：忌食辛辣刺激性食物，如大葱、蒜、韭菜、辣椒等，这类食物会明显降低胃肠道消化功能，使食物得不到充分消化，增加过敏的发生机会；忌食腥发食物，如牛奶、鸡蛋、虾、蟹、猪头肉、酱豆腐、大豆、蚕豆、红薯等。这类食物有发毒、助火、助邪的作用，容易加重病情；忌食油腻食物，如动物内脏、肥肉以及煎炒的油腻食物，这类食物助长湿热，容易使病情加重。妈妈还可以给小儿做一款爽口甘甜的饮料——甘蔗荸荠饮。

材料：红皮甘蔗1段，荸荠7个。

做法：去掉甘蔗皮，将甘蔗榨汁；将荸荠洗净，榨汁；将上述两种汁液倒入杯中调匀，代茶饮。

功效：有清热解毒、生津止渴的功效。

痱子

症状：红痱子，皮肤表面有红色的小丘疹或丘疱疹。

偏方：取桃叶，加水熬成汁液，掺到洗澡水中，或者直接用来涂抹患处。熬桃叶汁时，其比例是桃叶100克，水1000毫升。

小儿新陈代谢旺盛，容易出汗。盛夏酷暑，气温升高，加上衣着不当、贪玩、哭闹等原因，汗液分泌增多，若排泄不畅，清洗不到位，可引起痱子。

小儿痱子表现与成人有所不同，变化较大。新生儿或小婴儿痱子多为细小透明的小水疱，颜色发白，比较浅表，分布密集，俗称白痱子。多发生于孩子突然出大汗、穿戴过多、强烈日光曝晒或服用退热药以后。白痱子一般不痛不痒，无明显不适，一二天后可自行吸收，留下少许白色糠状鳞屑。一般不须特殊处理。

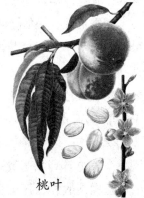

桃叶

大一些的孩子，痱子表现与成人相似，为皮肤表面红色小丘疹或丘疱疹，常突然出现并迅速增多。有的融合成片，以脸部、颈部、胸部及皮肤皱折处为多，伴有明显痒感和灼热感，汗液浸湿后可有刺痛。孩子因此烦躁不安，睡眠时惊哭，手乱抓乱挠。此型最为多见，俗称红痱子。红痱子可继发细菌感染，红色丘疹顶端出现黄色脓头，即为脓痱子。如处理不及时，感染范围扩大，可形成皮肤疖肿，伴有发热、局部疼痛等症状。所以，盛夏酷热，在痱子高发季节，家长千万不可小觑，要及时采取治疗措施。

用桃叶来防治痱子是一种古老的偏方，至今在亚洲很多国家和地区都很流行。将新鲜桃叶阴干后盛于袋中，使用时取 50 克泡在热水里，给孩子洗澡，这样可预防痱子的发生。如果小儿长痱子情况严重，可以用桃叶熬成汁液，掺到洗澡水中，或者直接用桃叶水来涂抹患处，效果更佳。熬桃叶汁时，其比例是桃叶 100 克，水 1000 毫升，将其煎熬到只剩一半水量即可。这样可使痱子迅速消散，并起到解毒消炎、止痛止痒的功效。《本草纲目》中记载，桃叶的功能是"疗伤寒时气，风痹无汗，治头风，通大小便，止霍乱腹痛。"痱子主要是因为汗孔堵塞造成的。由于夏季气温较高、湿度非常大，小儿易出汗，且汗腺功能尚未发育完全，汗液不易蒸发，附着在皮肤表皮角质层，易造成汗腺毛囊口闭塞，汗腺导管内压增高，出现破裂，停留在汗腺导管内的汗液开始渗入周围组织，引起刺激，在汗孔处就会发生疱疹和丘疹，从而形成痱子。想要彻底治愈痱子，最关键是要解决排汗问题。现代药物学家研究证实，桃叶的成分中含有柚皮素，具有抗炎、发汗的作用，且其中的丹宁，可使痱子迅速解散，有止痒消毒的作用。

夏季炎热，妈妈还可以为孩子准备一款三豆汤，辅助治疗痱子。将绿豆、赤豆、黑豆煮熬成汤，这是中医所称的三豆汤，有清热解毒、健脾利湿的功效。取绿豆、赤豆、黑豆各 10 克，加水 600 毫升，小火煎熬至 300 毫升，连豆带汤喝下即可，宜常服。若从入夏开始服用，小儿很少生痱子。同时，妈妈在日常生活中还要注意以下几点。

第一，应适当控制孩子户外活动时间和活动量，居室内注意保持通风凉爽。每日为孩子洗一两次澡。水温不宜过冷或过热。过冷使皮肤毛细血管骤然收缩，汗腺孔闭塞，汗液排泄不畅，致使痱子加重；过热则刺激皮肤，使痱子增多。

第二，孩子夏天衣着应宽松、肥大，经常更换。衣料应选择吸水、通气性好的薄型棉布。不要让孩子成天光着身子，以免皮肤受到不良刺激。

第三，注意饮食卫生，夏季给孩子吃些清淡易消化的食物，营养适当，可多补充富含蛋白质和维生素的食品。饮食中还应补充适量盐分，适当喂服藿香茶、绿豆汤、金银花露等防暑降温饮料。忌食辛辣刺激性食物及性热有火的暖性食物，如辣椒、花椒、羊肉、荔枝、韭菜、红枣、石榴、桂圆等；忌食油腻荤腥、煎炸爆炒、助火的食物，如爆米花。

第四，加强皮肤护理，保持皮肤清洁。不要给孩子多搽粉类爽身用品。若与汗液混合，堵塞汗腺开口，导致出汗不畅，引起痱子。还要勤剪指甲，保持双手干净，以免因痱子瘙痒抓挠皮肤引起细菌感染。

冻疮

症状：受冻部位有些红肿，有热、痒、灼痛感。

偏方：自制桂黄散：取肉桂30克，艾叶15克，干姜15克，细辛5克，黄芪15克，黄柏15克，黄芩15克，麦芽15克，炙甘草9克，樟脑5克，混合后研成细粉（等分成10包）。每次取1包用开水适量冲泡，当水温降至45 ℃左右时浸泡患处；面部及耳郭可用毛巾蘸药液热敷，或将药粉用开水调和成糊状，待温度适宜时敷患处，外用塑膜毛巾保温。

冻疮多发于寒冷的冬季，多发生于小儿肢体末梢和暴露的部位，如手足、鼻尖、耳郭、面颊等，是一种常见的皮肤病。

现代医学认为，冻疮是因为小儿的皮肤耐寒性差，加上寒冷的侵袭，使末梢的皮肤血管收缩或发生痉挛，导致局部血液循环障碍，使得氧和营养供应不足而发生的组织损伤。冻疮如不能及时采取措施，加强局部保暖，容易加重病情，形成水疱或溃烂等，严重冻疮还可伤及肌肉或骨骼，甚至导致局部组织坏死。

小儿常见冻疮多为一级冻疮，一般症状较轻，受损在表皮层，受冻部位会出现皮肤红肿充血，有热、痒、灼痛感，边缘鲜红，中央青紫，触之有冰冷感，挤压患处血色会退去，松开后血色恢复较慢，愈后不留瘢痕，结痂1周后，自然愈合。

当小儿手部和脚部有冻疮，妈妈可以采用按摩的方法，促进患部的血液循环。妈妈可以揉法、摩法、擦法等在患处的手部进行操作，时间为 5 ～ 10 分钟。动作要轻快柔和，切忌生硬粗暴。如果局部发生了水疱或溃疡，操作时要避开局部，先在其四周操作，待局部溃疡愈合、血脉流通后，再在局部进行操作。除此之外，妈妈还可以用外敷法，取肉桂 30 克，艾叶 15 克，干姜 15 克，细辛 5 克，黄芪 15 克，黄柏 15 克，黄芩 15 克，麦芽 15 克，炙甘草 9 克，樟脑 5 克，混合后研成细粉（等分成 10 包）。每次取 1 包用开水适量冲泡，当水温降至 45 ℃左右时浸泡患处；面部及耳郭可用毛巾蘸药液热敷，或将药粉用开水调和成糊状，待温度适宜时敷患处，外用塑膜毛巾保温。每天 2 次，每次 20 ～ 30 分钟。治疗期间注意保持患处的干燥及保暖。一般 4 ～ 7 天，患儿即可痊愈。

中医认为，本病的发生是由于小儿阳气不足，外感寒湿之邪，使气血运行不畅、瘀血阻滞而发病。冻疮是机体对寒冷发生异常反应引起的局限性皮肤炎症损害，起病缓、病程长、易复发。其治疗以益气、活血、温阳为主，调节免疫功能，改善血管功能，解除痉挛，加速血流，达到"流通血脉"的目的。本方中肉桂、干姜、细辛和艾叶等有补火助阳、散寒止痛、温经通脉等功效；黄芩、黄柏具燥湿解毒、消肿止痛作用；黄芪可补气生血、扶正祛邪、生肌敛疮；甘草能缓急止痛、调和药性。现代医学研究亦证实了肉桂有扩张血管、促进血液循环、降低血管阻力、镇痛和抗炎等；干姜能预防血栓形成、降低组织耗氧、提高耐缺氧能力和镇痛等作用；细辛有镇痛、局部麻醉、抗变态反应、扩张血管和抗炎等作用；艾叶有抗过敏及抗炎作用；黄芩有较强抑菌、抗凝血、抗氧化、抗过敏和降低毛细血管通透性等功效；黄柏有抗炎、保护血小板、促进皮下渗血吸收和抗溃疡等作用；黄芪能增强和调节机体免疫功能，提高机体抗病力；樟脑有除湿、消肿、止痛、止痒及轻度局部麻醉作用；甘草有抗溃疡、镇痛、抗菌、抗炎和抗过敏等作用。诸药合用，相得益彰，共达温通祛寒、活血化瘀、抗炎及抗过敏的目的。

冻疮容易复发，所以家长在平时要做好预防工作，注意冬季保暖，特别是对经常暴露的部位，可适当为幼儿涂抹护肤油来保护皮肤。幼儿生活空间的室内外温差不要太大，以免外出时冻伤。在平时生活中，家长应注意锻炼幼儿的抗寒能力，可循序渐进地增加孩子的冬季户外活动。

家长要给孩子穿着较宽松的衣服，最好穿棉服或羽绒服；鞋子不要太紧，避免脚部血液循环不良引起冻疮。幼儿穿的袜子要吸汗，出汗较多的孩子，家长应及时更换衣物，以免因潮湿诱发冻疮。当孩子冬天外出回来时，如果手冻得很厉害，切忌马上烤火或用热水烫，应让双手自然复温，避免冻疮发生。一旦孩子被冻伤，家长不可用冷水浴、雪搓、捶打等方式为孩子制暖，这些方法易引起毛细血管破裂，诱发冻疮。

小儿头疮

症状：宝宝出现头疮。

偏方：夏枯草、鸡蛋；夏枯草加水烧开后，用药水煮鸡蛋，吃蛋喝汤。

小儿头疮是夏季宝宝常见的病症，普通头疮的原因有两种：一是传染性的，宝宝可能在和其他宝宝玩耍时传染而来；二是由于挠破了痱子后引起化脓菌感染造成的。小儿头疮有轻有重，有的只长出三四个脓疮，而严重的宝宝则满头都是，密密麻麻的非常可怖。

当宝宝患有头疮的时候，除了头部有脓疮这一症状之外，也可能会伴有38℃左右的发热症状。如果宝宝的脓疱化脓，稍微碰一下就很痛，睡觉的宝宝往往会因为翻身时碰到脓疱被痛醒，然后因为疼痛大哭不止。

中国传统中医在《巢氏病源》中记载，小儿头疮是腑脏有热，热气上冲于头，而头部遇到风邪或者湿气，湿气和体热相搏，折损血气而发生病变，由此出现头疮的病症。

本节从中医理论出发，针对宝宝头疮问题推荐夏枯草这一偏方。具体操作方法：将夏枯草放入锅中加水烧开，然后把鸡蛋洗干净，将蛋壳微微敲裂，不要敲破，放入药汁中，再熬二三十分钟，然后喝汤吃蛋。夏枯草的用量要根据宝宝年龄决定，不宜过多，四岁的宝宝适宜，5～10克，家长可根据宝宝的年龄和体质适当调整药量。

此偏方的药效原理在于夏枯草的药性，据《神农本草经》记载，夏枯草因冬至生，夏至枯而得名。其性味辛苦，性寒，入肝、胆两经。其疏肝解郁，清热散结效果极佳。经现代医学研究发现，夏枯草有降低血压和抗多种细菌的作用，常用来治疗淋巴结核、甲状腺肿大、乳腺炎、高血压等病。若用于肝阳上亢引起的高血压病、头痛、头疮、耳鸣、烦热污出等病症都有非常好的疗效。

除此之外，为了预防宝宝头疮的发生，建议父母们还是不要给宝宝留长发，以防夏天宝宝容易出汗起痱子。卫生方面，一定要给宝宝勤洗头洗澡，保持头部干爽卫生。如果宝宝后脑勺长了头疮，父母要注意在给宝宝换纸尿裤的时候，或者放宝宝到床上睡觉的时候一定要轻轻将宝宝侧身放在床上，并在后背垫上枕头或抱枕之类的柔软靠物，以免触碰到宝宝的痛处让宝宝从梦中惊醒。

最后，为避免其他原因导致宝宝患上头疮，父母首先要注意在宝宝开始起痱子时，爸爸妈妈就要经常给宝宝剪指甲、勤换枕巾以保持头部清洁。其次，如发现有脓疮生成，哪怕只有 1 个，也要尽早进行治疗。

在治疗小儿头疮时时要注意，一般在就诊时要具体看脓疮的状况选择去外科还是去儿科就诊，如果脓疮有一部分已经化脓，且已变软，就必须去外科将其切开。当宝宝脓疮痊愈以后，在宝宝的耳后、脑后部仍然会留有几个淋巴结肿块，这些肿块极少化脓，如果这些肿块摸着不痛，就不要多做处理，肿块自己会慢慢变小。如果脓疮开始长大，就带宝宝去儿科就诊。在宝宝康复阶段注意卫生和营养即可。

蚊虫叮咬

症状： 蚊虫叮咬后，出现皮肤红肿，疼痛难忍。

偏方： 将大蒜切成片或捣烂取汁，在被蚊虫叮咬处反复涂擦至皮肤发热。

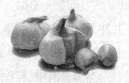

大蒜

夏天是蚊虫活动频繁的时节，宝宝幼嫩的皮肤就成了攻击对象，他们比成人更容易被蚊虫叮咬。被蚊虫叮咬后常会引起皮炎，这是夏季宝宝皮肤科常见病症。宝宝常会感到奇痒、烧灼或痛感，表现出烦躁、哭闹；个别严重者可于眼睑、耳郭、口唇等处见到明显红肿，甚至出现发热、局部淋巴结肿大等，偶发由于抓挠或过敏引起的局部大疱、出血性坏死等严重反应。

有的妈妈一看到宝宝被蚊虫叮咬了，就直接给宝宝涂抹花露水，这种做法是不科学的。虽然花露水有祛痱止痒、清凉爽身、防蚊虫叮咬的作用，但是也不要直接用于宝宝娇嫩的皮肤上。因为花露水中的伊默宁、薄荷、樟脑等成分，非但不能改善局部炎症反应，可能还会引起皮肤过敏，导致皮炎，以致局部皮肤红斑范围扩大，瘙痒加重，甚至起水疱。而且花露水不是以水为溶剂的溶液，而是以酒精为溶剂的酊剂，酒精很容易透过宝宝较薄的表皮渗入真皮，引起真皮毛细血管扩张、充血。所以，如果是过敏体质的宝宝一定要慎用花露水。

其实，当孩子被蚊虫叮咬后，有一个既快速又安全的小方法，那就是将大蒜切成片或捣烂取汁，在被蚊虫叮咬处反复涂擦至皮肤发热，一般 10 分钟左右局部痛痒感就会明显减轻或消失。为什么大蒜有这么神奇的功效呢？不要小看这调味的大蒜，它可是个居家必备的"良药"。大蒜可抗菌、消炎、消毒，是天然的植物广谱抗生素，大蒜约含 2% 的大蒜素，杀菌能力是青霉素的 1 /10，对多种致病菌都有明显的抑制和杀灭作用。作为擦剂能预防和治疗因蚊虫叮咬后抓挠所致的继发感染。大蒜中含有微量元素硒，其抗氧化能力比维生素 E 强 500 倍，对细胞膜有保护作用，其次硒对细胞免疫反应有强烈抑制作用，可以清除蚊虫叮咬时分泌的毒素，减轻叮咬后的红肿、痒、痛等不适症状。大蒜还可改善涂擦处皮肤血液循环，有助于皮肤的新陈代谢，可抑制异状皮脂的分泌，活化细胞，对皮肤有保护作用。大蒜中的半胱氨酸还具有解毒作用，可以清除毒素，加速蚊虫叮咬后各种不适症状的缓解和消除。大蒜中的硫化物有特殊的气味，局部皮肤涂擦可防止蚊虫叮咬。

在蚊虫繁殖较快的夏季，妈妈要注意室内清洁卫生，定期打扫，不留卫生死角，不给蚊虫以藏身繁衍之地；开窗通风时不要忘记用纱窗做屏障，防止各种蚊虫飞入；在暖气罩、卫生间角落等房间死角定期喷洒杀蚊虫的药剂，最好在宝宝不在的时候喷洒，并注意通风。宝宝睡觉时，为了让他享受醋畅的睡眠，夏季可以给他的小床配上一顶透气性较好的蚊帐；或插上婴儿专用电蚊香，注意蚊香不要离宝宝太近；宝宝洗澡时可以在水中滴一些中成药，如藿香正气水、十滴水等，这也可有效预防孩子被蚊虫叮咬，缓解皮肤瘙痒症状。

宝宝一旦出现以下情况之一，爸爸妈妈要立即带他去医院：在被蜱虫叮咬后出现类似流感的症状。过敏。出疹子或者皮肤上出现红疙瘩。持续感觉不舒服或者肿胀。呼吸时有杂音或者呼吸困难。被叮咬后有面色苍白、出虚汗的现象。

口角炎

症状： 口角周围潮红，起疱，呈乳白色糜烂，裂口或结痂，伴有烧灼和痛感，张口易导致出血，严重时甚至会影响吃饭说话。

偏方： 硼砂末、蜂蜜各20克调和，均匀涂擦患处。

小儿口角炎，俗称"烂嘴角"，是小儿常见的口腔疾病，多发于冬春季，婴幼儿发病率较高。

小儿口角发炎主要发生在比较干燥的季节，此时皮脂腺分泌相对减少，由于小儿自身口唇黏膜特别柔嫩，所以极易造成口唇及周围皮肤裂口。而且因为干燥，小儿常用舌头去舔嘴唇，湿润嘴唇，可使唾液却为细菌的生长和繁殖创造了条件，唾液中的微生物带至裂口中，会引起细菌感染，加重口角炎。还有一个原因也是造成小儿口角炎的主要因素——营养不良，由于小儿挑食或者吃过于精细的食品而造成营养缺乏，尤其是缺乏维生素 B_2 极易引起口角炎。维生素 B_2 是人体细胞中促进氧化还原的重要物质之一。人体如果缺乏核黄素，就会影响体内生物氧化的进程而发生代谢障碍，出现口角炎、唇炎、舌炎、黏膜皮肤干燥等。另外，小儿平时有吮手指、吃零食、咬铅笔等不良习惯，这会刺激唾液腺分泌唾液。过多的唾液从口角溢出，也会使口角温暖潮湿。白念珠菌最适宜在这样的环境中生长繁殖，从而发生霉菌性口角炎。

孩子得了口角炎，家长也不用紧张。妈妈可以取硼砂末、蜂蜜各20克，调和，均匀涂擦患处即可，每日涂 3 ~ 4 次。硼砂甘、咸，凉，归肺、胃经。《本草纲目》记载硼砂："治上焦痰热，生津液，去口气，消障翳，除噎膈反胃，积块结淤肉，阴，骨鲠恶疮及口齿诸病。"外用清热解毒，内服清肺化痰。用于咽喉肿痛、口舌生疮、目赤翳障、痰热咳嗽，可抑菌，防腐，抗惊厥等。蜂蜜甘，平，归肺、脾、大肠经。《本草纲目》记载蜂蜜："和营卫，润脏腑，通三焦，调脾胃。外敷可治疗疮疡肿痛、水火烫伤等，且能抗菌、解毒、促进皮肤生长发育等。一般来说，外敷 2 ~ 3 日后，小儿口角炎的症状即可痊愈。已发口角炎的小儿，家长在保持小儿口腔清洁的基础上，也可以在医生指导下给孩子服用维生素 B_2 和维生素 C 片。

口角炎的预防很重要，特别是干燥的季节。家长要调节宝宝饮食，注意膳食平衡，加强营养。平时要让宝宝养成不偏食、不挑食的良好习惯。让宝宝多喝水，多给宝宝吃些富含维生素 B₂、维生素 C、维生素 E、锌的食物，如动物肝脏、瘦肉，禽蛋、牛奶、豆制品、胡萝卜，新鲜绿叶蔬菜等。在烹调的时候，要注意防止维生素流失：米不要过度淘洗，熬米粥煮豆类时尽量不放碱，蔬菜要先洗后切，切后尽快下锅，炒菜时可加点醋。注意宝宝的保暖工作，衣物、被褥要适当，不要过热或过冷。纠正宝宝的不良习惯，注意宝宝的口腔卫生，尤其在寒冷的季节。饭后应及时用温热的湿毛巾给宝宝洗脸、擦嘴，涂上合适的润唇膏或防裂油，以保持皮肤滋润，防止口角干裂。口角糜烂严重的小儿，可给粥食或半流食，如豆浆、稀米粥、烂面片汤、鸡蛋汤等。要让小儿多喝水，最好喝些白糖水、果汁水及蜂蜜水。由于炎症刺激，往往会不由自主地用舌头去舔患处或用手揭伤疤，这样容易使原有的伤口糜烂感染，从而影响痊愈，爸爸妈妈一定要及时纠正。

这里给妈妈们推荐两款预防小儿口角炎的食疗方——荸荠汤、绿豆茶叶饮。

荸荠汤

材料：荸荠 250 克，白糖适量。

做法：将荸荠洗净、去皮、切块，备用。

锅置火上，放适量清水，将荸荠煮汤，加糖调

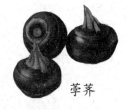

荸荠

味即可。

功效：荸荠具有清热祛火的功效，可以有效防止小儿口角炎。

绿豆茶叶饮

材料：绿豆适量，白糖 25 克，茶叶 2 克。

做法：绿豆洗净打碎和茶叶、白糖一起用开水浸泡，代替水饮用。

功效：绿豆有清热解毒的功效，与茶叶共制成茶饮服用具有降火、清热解毒的功效，可有效辅助治疗口角炎。

水痘

症状： 小儿身上出现米粒大小的小红点，红素斑丘疹，先见于头皮，由胸部、腹部扩展至全身，呈向心性分布。之后小红点变大成有液体的水疱。并伴鼻塞、流涕、微咳嗽、不思饮食。

偏方：金银花10克，连翘7克，桔梗7克，荆芥穗5克，淡竹叶5克，薄荷(后下)5克，板蓝根10克，蝉蜕3克，薏米10克，车前子(布包)5克，生甘草3克，每日1剂，水煎分3～4次服，3日为1疗程。

水痘是一种小儿最常见的出疹性传染病，全年均可发生，以冬春季最为多见，任何年龄的儿童均可得病。此病具有较强的传染性，仅次于麻疹。它主要通过呼吸道传染，病毒存在于小儿的口鼻内，主要通过说话、咳嗽、打喷嚏传播。其次是接触传染，通过小儿的食具、玩具、被褥及毛巾等用品传染，没有出过水痘的婴幼儿，只要接触了就有可能得病。

水痘起病急骤，发病前有轻微发热症状，食欲不振，与感冒症状类似，持续时间为1～2天。起病后小儿身上出现米粒大小的小红点，即红素斑丘疹，先见于头皮，由胸部、腹部扩展至全身，呈向心性分布。之后小红点变大成有液体的水疱，称为疱疹，一两天以后，疱疹迅速扩大，大如豌豆，小如米粒，呈圆形或椭圆形，内有澄清液体，周围有红晕，3～4天后，疱疹先从中间部分开始凹陷，结痂，逐渐脱落，同时伴有皮肤瘙痒，结痂，而后疱疹继续出现至脱落，经过2～4次反复，10～15天后，方可完全康复。

如果家长无法判断宝宝是否患有水痘，或无法分辨宝宝皮疹的类型，这时，你就需要带着宝宝去医院进行确诊。但要注意，不要把宝宝带到儿科等待室中，以防将病毒传播给其他宝宝。一旦确诊为水痘，可以采用内服银翘散来治疗。取金银花10克，连翘7克，桔梗7克，荆芥穗5克，淡竹叶5克，薄荷(后下)5克，板蓝根10克，蝉蜕3克，薏米10克，车前子(布包)5克，生甘草3克，每日1剂，水煎分3～4次服，3日为1疗程。一般2～3个疗程水痘即可结痂。

水痘是感染疱疹病毒引起的急性出疹性传染病，以发热，分批出现丘疹、疱疹、结痂为特征。一般分为风热犯表和热毒炽盛两型，大多数小儿都是风热犯表型，选用银翘散疗效显著。中医学认为，水痘邪毒借外感之机，经口鼻侵入，上犯于肺，下郁于脾，而发为病。其病在肺脾两经，因肺主皮毛，属卫，故邪毒入侵卫表后，肺气失肃，所以初起时多有类似外感初起的发热、流涕、轻微咳嗽等肺系症状。脾主运化，邪毒入里则水气失于通调，或因水湿不化，乳食不消而见饮食减少，以及轻度腹泻等脾经症状。邪毒与内湿相搏，郁而化热，毒热由内透发肌表则发为水痘。治宜用轻剂解之，不宜温燥。本方选用疏风解表，清热解毒之银翘散加减治疗。方中金银花、连翘、板蓝根、薄荷、蝉蜕可清热解毒、透疹；荆芥穗、桔梗有轻宣肺气的功效；淡竹叶、车前子、薏米泄热利水、渗湿，使毒邪可随小便排出体外。诸药合用，外解肌表，内清湿浊，使表里之邪透泄而愈。现代药理研究证明，银翘散有较好的体内抗病毒作用，可明显减少体内感染病，有解热、抗炎、抗过敏等药效作用。

小儿患水痘期间，会非常痒，容易去抓挠，这样容易使患处感染。所以家长宜剪短宝宝的指甲，不要让他抓挠患处。如果宝宝年龄还小，可以在他睡觉的时候，给他带上小棉手套和脚套，避免他在睡觉时无意识地抓挠。在洗澡后给瘙痒的小疹子表面涂上炉甘石洗剂（可去医院让医生开具），可以止痒消毒。

有时水痘疹会出现在口腔中，在疹子未消退的几天内，进食可能是非常困难的一件事。所以爸爸妈妈应多鼓励孩子，让孩子多吃蔬菜、水果。宜食多汁多水的新鲜瓜果和蔬菜。因为小儿发病期间伴有发热，除了多饮水以外，多食多汁水的瓜果蔬菜，能及时补充小儿身体所需水分。而且带叶子的蔬菜中含有较多的粗纤维，可助于清除体内积热而通大便。

患病期间孩子的饮食宜以清淡易消化食物为主。应注意饮食调养，多吃少油少渣的流质或半流质食物，如稀粥、米汤、牛奶、面条和面包，还可加些豆制品、瘦猪肉等，保证小儿营养的摄取充足，以提高身体免疫力。这里再为家长推荐一款食疗方——绿豆海带粥。

材料：绿豆60克，粳米60克，海带30克，陈皮3克，红糖适量。

做法：海带浸透，洗净，切丝，绿豆、粳米洗净，备用；锅置火上，将绿豆、海带、粳米放入锅中，武火煮沸，转文火熬成粥，加白糖调味即可。

功效：有清热解毒、去风解表的功效。适用于小儿水痘瘙痒。

注意忌口：忌食辛辣刺激性食物，如辣椒、姜、葱、蒜等。这类食物易损伤脾胃，使胃肠功能失调，加重病情；忌吃油腻、香燥之类的食物。这类食物助热上火、难以消化，不利于小儿病情恢复；忌食发物，如南瓜、香菜、菌类等含丰富蛋白质的发物，这类食物容易产生过敏源，使机体发生过敏反应，食后会加重小儿水痘病情，延长病程。

小儿黄水疮

症状： 黄水疮是一种儿童常见的化脓性皮肤病，多发于宝宝的面部及四肢暴露部位，如颜面、口周及四肢，发病之初皮损开始为散状红斑或丘疹，很快变为水疮，从米粒到黄豆大小快速化脓，为传染性脓疱疮；

偏方： 先用75%的酒精和1%碘酒对周围健康皮肤进行消毒处理；在无菌情况下刺破脓疱，用外用生理盐水，清洗创面，切忌用清水洗；创面清洗后，把西瓜霜喷剂对准创面喷敷，不久后创面就可以收敛黄痂，不会再往外渗出脓液；每日喷敷1至2次，3至5日后痂皮即可脱落、痊愈；禁用水洗皮损部位及病变部位，发痒时勿抓，以免脓液流到患者其他部位受到传染。

黄水疮又称脓疱疮是一种常见的化脓性皮肤病。黄水疮多发于夏秋季节，常发病于宝宝暴露在外的部位，如颜面、口周及四肢，是一种皮肤接触性的传染病。在西医看来黄水疮是由细菌感染所致，而中医则认为风、湿、热、火、毒乘虚内侵是婴幼儿患黄水疮的主要原因。

黄水疮是皮肤科常见病，亦是儿科常见病、多发病。各年龄组均可发病，1~5岁的宝宝较易患病。黄水疮发病之初的皮损为散状红斑或丘疹，但很快变为周围成炎性红晕的水疮，水泡从米粒到黄豆大小快速化脓，溃脓干燥后形成黄色痂皮。黄水疮的发病情况及致病菌根据不同地区环境的差异亦有不同，湿度大、温度高、气压低的环境有利于致病病菌的生长和传播。

对于宝宝来说，此病的感染传播主要是由于与其他患病者的接触，随着人们饮食、起居习惯的改变以及供暖条件的改善，许多人体内火毒堆积、熏蒸肌肤、湿热互结，导致黄水疮不仅仅多见于炎热和干燥的季节里，在冬春季发病率也越来越高。如果在学校等公共场所发现患病宝宝，应该把患病宝宝及时隔离治疗，患者接触到的东西应严格进行消毒，以防止疾病的扩散。可以为患儿补充适当维生素A、B族维生素、维生素C，必要时可注射丙种球蛋白来增强免疫力。

家长在发现自己的宝宝感染黄水疮后应给予宝宝及时的治疗，避免宝宝搔抓。局部治疗原则为杀菌、消炎、收敛、干燥。全身治疗根据药敏试验选择相应的抗生素。

在这里我们为家长朋友们提供一个比较有效的局部治疗小偏方——西瓜霜。具体的操作方法为：首先用用 75% 的酒精和 1% 的碘酒给宝宝患病皮肤周边消毒。然后在无菌状态下将脓包刺破，之后用生理盐水清洗创面。家长们一定要注意，不可用清水清洗宝宝的患病创面。清洗后，给宝宝的创面喷上西瓜霜喷剂，不必包扎。此操作每日 1 ~ 2 次，3 ~ 5 日后痂皮即可脱落。

喷上喷剂后不久我们就可以看到创面开始结痂了，在这个过程中，家长一定要看护好宝宝，避免宝宝因发痒抓挠，因为抓挠会导致对患病部位的二次伤害以及造成新的感染。

西瓜霜之所以对治疗黄水疮有效，其药理在于西瓜霜制剂主要成分为西瓜霜、黄柏、黄芩、黄连等，这些中草药有清热解毒、抗菌消脓、消肿止痛、燥湿收敛、固痂的功效，因此西瓜霜对治疗黄水疮有很好的效果。

除了治疗外，为了保证宝宝能顺利的康复，在宝宝康复期间家长有一些方面一定要注意。首先是宝宝的饮食问题。宝宝的饮食应以清淡为主，多给宝宝喝白开水，若在夏季患病可多吃清暑利湿的饮食，如荷叶粥、绿豆粥、芹菜、马齿苋等；避免燥热、刺激性食物，如油腻及油炸类食物；少吃或不吃发物，如羊肉、牛肉、各种海鱼等。

其次是卫生清洁方面的问题。家长应做到每天都给宝宝换洗衣服，并把换下来的衣服、尿布、包被等煮沸消毒，在阳光下晾晒。另外，还要保持宝宝肌肤的清洁卫生，勤洗澡、勤剪指甲，养成良好的卫生习惯。

为了让宝宝更好地康复，下面我们再为家长们提供几种清热解毒的配方，供家长们参考。

（1）野菊花 10 克，加水煎好，然后去渣留浓汁，用小块纱布浸药水，每天洗敷患处 2 ~ 3 次。

（2）无花果叶 150 克，加水煎好，取汁擦洗患处，次数不限，消炎祛湿。

（3）马齿苋、蒲公英、野菊花、千里光适量。加水煎好，湿敷或外洗。每日 3 ~ 4 次。

（4）土茯苓、薏米、黄柏适量加水煎好，然后煎好取汁。药水用消毒棉签蘸，外涂患处，每天 2 次。

以上几种方法，对宝宝黄水疮的康复治疗都会起到一定的帮助作用，但再好的治疗也不如预防，让宝宝彻底远离黄水疮的侵害，这就要求家长朋友们在日常生活中注意个人卫生和家庭环境的卫生，勤洗澡，勤换衣的同时保持环境明亮、干燥、清洁；让宝宝多参加体育锻炼，锻炼时衣着要宽松，以减少衣物对皮肤的摩擦；合理安排饮食，多吃些新鲜蔬菜水果，多喝白开水。

宝宝毛囊炎

症状： 在毛囊处长出小丘疹，丘疹四周有明显红晕，有毛发在丘疹之中，脓包破后有少量脓液，排出后即结痂。

偏方： 芙蓉叶加碘酒外敷；将芙蓉花或者芙蓉叶捣碎，加少量碘酒敷于红肿处，一日1次；五倍子碾成粉，加入蛋黄油调匀，将混合物抹在毛囊处。一日1～2次。

毛囊炎是一种常见的皮肤炎症，通常是毛囊部发生的急性、亚急性或慢性化脓性或非化脓性炎症。这种疾病对大人来说，并不是太大的问题，但发生在宝宝身上就会有许多困扰。

当宝宝患有毛囊炎后，起初阶段会出现与毛囊一致的炎性小丘疹，丘疹周围有红晕，之后丘疹迅速变为脓疱，脓包的中心会有毛发贯穿，不相融合。脓包的外壁非常薄，如果不小心破坏后会有少量脓性分泌物流出，同时宝宝会感觉到瘙痒和微痛。脓包经过数天后会干燥结痂而愈，不留瘢痕。这里要特别提一下，对于处于青少年的孩子，家长容易把毛囊炎和粉刺相混淆，家长可以根据脓包内有无毛发来做初步判断，但最好还是到医院做专业的检查确诊，以免耽误孩子病情。

毛囊炎通常是因为毛囊堵塞，使得汗腺中的汗管无法顺利排汗，而汗液中的脏污会停留在毛囊中无法排出，脏污中有金黄色葡萄球菌或链球菌，长时间的累积就可能会导致毛囊发炎。

虽然毛囊炎不常见于儿童，但如果发生在宝宝身上，家长一定要给予重视。本节针对此病症推荐"芙蓉叶加碘酒外敷"这一偏方，家长只要将适量的芙蓉叶或者芙蓉花捣碎，然后加入少量的碘酒敷在红肿处即可。

此偏方的药效原理在于芙蓉叶，其性凉，味微辛，有清肺凉血，消肿排脓的作用，在很多地区都有种植。治疗时取适量消毒碘酒敷在患处，能够帮助宝宝毛囊炎的患处消毒凉血，消肿止痛，所以治疗毛囊炎的效果非常好。

如果宝宝已经患上了毛囊炎，从治疗方面来讲，家长可以从以下几点加以注意。

（1）勤剪指甲。当宝宝患有毛囊炎时，容易因为瘙痒而抓挠，这时父母要注意为宝宝勤剪指甲，防止宝宝把毛囊炎的患处抓破，导致患处细菌感染而加重病情。

（2）注意宝宝的沐浴用品。由于宝宝年纪还小，皮肤非常娇嫩，所以家长在选择宝宝的沐浴用品时一定要注意。很多洗发露和沐浴露含有化学物质，如果洗不干净就会残留在皮肤上，对皮肤产生刺激，对于已经患有毛囊炎的宝宝来说，不适合的沐浴用品也容易加重病情，即使没有患病的地方，这些化学制剂也容易刺激毛囊导致发炎。

（3）宝宝饮食要做到以清淡为主，少油腻，少吃含有大量脂肪的动物蛋白食物。多给宝宝喝水，多吃蔬菜水果，还有要吃含纤维素多的杂粮，高纤维素食物能帮助宝宝每日肠道畅通，有利于身体进行排毒，对健康是很有好处的。

对于健康的宝宝，家长同时也要注意预防毛囊炎，有关专家提出了这样几个方面。

（1）帮助宝宝养成有规律的作息，保证宝宝充足的睡眠。

（2）保持维生素的摄入。宝宝挑食是很正常的现象，这时家长不应该因为溺爱而只给宝宝吃他喜欢的食物，均衡饮食，增加维生素才是对宝宝真正的关爱。

（3）不要过度给宝宝清洁身体。过度的清洁会让皮肤流失皮脂，皮肤失去了应有的保护屏障，就会分泌更多的油脂。这样下去就有可能患上脂溢性皮炎。

（4）适当加强宝宝的身体锻炼，宝宝出现毛囊炎也是一种身体抵抗力下降的表现，所以提高宝宝体质和免疫力也是预防的一大措施。

这里提醒各位家长，不要以为毛囊炎是小毛病，如果毛囊炎久治不愈，很容易形成慢性毛囊炎。慢性毛囊炎如果发生在宝宝的头部就会引起永久性脱发，严重的宝宝会有淋巴结肿大、头疼的症状，还可能引起败血症。所以在本节我们再次推介两个常用小偏方，希望能帮助宝宝摆脱毛囊炎

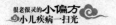

的痛楚。一是苦瓜瘦肉汤，把汤煮熟后，家长可以让宝宝将瘦肉、苦瓜、汤一起食用，有祛除体内湿气的作用。二是五倍子蛋黄油，只要将五倍子碾碎，加入蛋黄油调匀敷在患处即可，作用和"芙蓉叶加碘"相同。

最后，希望家长朋友了解，由于每个宝宝的体质各异，如果在一段时间的调理后宝宝的病情没有好转甚至更加严重，请立即带宝宝去正规医院就诊，听从医生指令，配合医生治疗。

皮肤瘙痒

症状：发病时皮肤可能出现肉眼可见白色皮屑。

偏方：维生素 E，白醋和甘油；取普通装的油状维生素 E 即可，将胶囊剪破，涂抹于皮肤瘙痒处；用适量的白醋和甘油混合在一起，每天三次涂抹在皮肤瘙痒的地方，一个星期左右见效。

宝宝年龄小皮肤相对娇嫩，对于外界的耐受性比较差。当外界空气、环境中的过敏源、细菌等和宝宝的皮肤有所接触，都有可能引起宝宝皮肤瘙痒。当宝宝皮肤瘙痒的时候，首先情绪会出现烦躁，较小的宝宝会哭闹不安，而年龄大一点儿的宝宝容易随意抓挠引起别的皮肤病，所以，父母要了解宝宝的皮肤瘙痒，从而以最快最好的方法帮助宝宝摆脱瘙痒。

宝宝皮肤瘙痒一般分成头皮瘙痒和体表瘙痒。

（1）头皮瘙痒。造成宝宝头皮瘙痒的原因有很多，最常见的原因中，一是由于给宝宝洗头的水温过高。过高的水温会导致宝宝头皮出油，油脂过多容易和空气中的灰尘接触导致瘙痒，所以父母要注意给宝宝洗头的水温度控制在 37～38℃较适宜。二是由于洗发水偏碱性。弱酸性的洗发露才适合宝宝的头部皮肤，而成人用的洗发露大多偏碱性，如果父母随意使用的话就容易对宝宝头部皮肤造成损伤，导致瘙痒。在此，我们推荐家长使用野菊花泡水来给宝宝洗头，如果找不到新鲜的野菊花，泡茶喝的干菊花也具有同样的止痒效果。三是由于缺钙导致的头部瘙痒。家长可以在宝宝的日常饮食中准备一些高钙的食物，例如虾皮、蛋黄、动物内脏等。以保证宝宝身体对于钙的需要。

关于宝宝头部瘙痒，这里再提示各位家长一点：最好不要给宝宝剃光头，虽然光头便于宝宝排汗，也比较凉快，但是汗液里面有盐分，如果没头发，盐分就会直接刺激皮肤，让宝宝觉得皮肤更加瘙痒，如果宝宝的头发比较少，一出汗就会用手去把汗擦掉，一旦弄出伤痕，就可能会引起细菌感染。

（2）体表瘙痒。造成宝宝体表瘙痒的原因通常是过敏，首先，家长要考虑是不是某些食物导致宝宝瘙痒，比如蛋类、海鲜、竹笋等。这时家长就要注意宝宝的饮食，同时可以考虑使用"冰镇""拍打"的方法来为宝宝止痒，一定要注意不能让宝宝抓伤搔痒处，引起更严重的皮肤疾病。其次，外界环境对宝宝皮肤影响也不能忽视，例如空气中的灰尘和尘螨，有宝宝的家庭中，最好不要使用地毯，家具也以皮质、木质为宜。父母尽量保持家里环境的清洁，经常打扫卫生，减少家里的浮尘，避免细菌、尘螨的生长。最后，宝宝的贴身衣物和经常接触的玩具也都可能引起宝宝体表瘙痒。对于这一方面，父母要注意的就是宠物、香烟、清洁剂、消毒剂等化学制品也要远离宝宝，同时常给宝宝和所接触的东西做清洁。宝宝的贴身衣物最好是棉质布料，这种材质吸湿性好，而且保湿性好，并且耐热耐碱，所以制出来的衣物也都吸汗透气、柔软、防敏感、不刺激宝宝皮肤。最后一种可能性就是皮肤干燥，宝宝的皮肤要比成年人更加水嫩，所以稍有干燥就会感觉瘙痒。父母可以在宝宝洗澡后用适当的滋润性护肤品护肤，以锁住皮肤表面水分，缓解干燥瘙痒。

本节针对宝宝的皮肤瘙痒，推荐两款简便实用的偏方："维生素E"和"白醋甘油"。首先是维生素E，家长在药店购买普通的油状维生素E即可，在家中取出油液，涂抹于宝宝瘙痒患处。这种方式主要缓解干燥引起的皮肤瘙痒，对其他原因的瘙痒也有辅助作用，并可以滋润皮肤。其次，家长可以用适量的白醋和甘油混合在一起，每天三次涂抹在皮肤瘙痒的地方，一个星期左右见效。这偏方对大多皮肤瘙痒都有一定作用。

最后，如果宝宝一直有瘙痒的情况，则应该考虑到湿疹等皮肤疾病，最好带宝宝去医院检查确诊，以防未知病情的恶化影响宝宝的身体健康。

皮肤过敏

症状： 皮肤瘙痒，出现荨麻疹等各种皮疹。

偏方： 取地肤子适量，用清水熬煮，在洗浴时，取适量药液放入洗

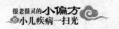

澡水中。

　　小儿皮肤过敏通常指的是以红、肿、瘙痒为特征的发炎性皮肤病，当宝宝过敏后会浑身不适，年龄小的宝宝会经常哭闹，大一点儿的宝宝会忍不住抓挠患处，严重的还会造成食欲不振，进而影响宝宝的精神状态。

　　通常来说，当宝宝患有皮肤过敏时，症状大致分为感知型和外显型。感知型症状通常是指宝宝明显感觉到皮肤痒、紧绷；而外显型症状通常指宝宝患处皮肤出现干燥、面部红斑、脱屑、红肿等可见症状，如果宝宝患病严重，两种症状会同时发生，部分宝宝还会有可能发生胸部紧绷、麻木、肿胀等症状。

　　宝宝皮肤过敏大致上来说有两大原因，一是宝宝本身是过敏体质，另一个是外界的过敏源。

　　（1）过敏体质。如果宝宝经常打喷嚏，出湿疹，而且不容易治愈时，父母一定要注意，宝宝有可能是过敏性体质。过敏的体质是可以遗传的，如果父母其中一方对花粉、宠物或某种食物过敏，宝宝则有50%的可能性患过敏症；如果父母双方都有过敏的话，宝宝患过敏症的概率会更高，皮肤过敏情况也一样，而宝宝皮肤比成人更加娇嫩，所以，更容易出现皮肤过敏、皮肤干燥等各种状况。

　　（2）外界过敏源。宝宝由于身体尚未发育成熟，体内的免疫系统还不完善，所以受到外界物质刺激的时候，就可能会出现过敏反应。例如外界的空气、花粉、灰尘、蛋清、巧克力或其他物质都有可能引起宝宝身体发生过敏反应。

　　本节针对宝宝皮肤过敏，推荐"地肤子泡澡"这一偏方。家长只要取适量的地肤子，加入大约1升的清水先用大火烧开，然后用小火慢炖熬煮，最后只要在宝宝洗澡的时候，取适量药水放入洗澡水里即可。

　　地肤子，性寒，味辛、苦，含有三萜皂甙、脂肪油、生物碱、黄酮等化学成分，有清热利湿，祛风止痒的作用，对于宝宝的风疹、湿疹、皮肤瘙痒，过敏瘙痒有非常好的效果。

　　除了用于沐浴的"地肤子"，本节再推荐一款辅助治疗的食用偏方：马齿苋豆腐干。选用适量新鲜马齿苋和三块豆腐干备用，先将马齿苋洗干净，用沸水浸泡5分钟左右，然后挤干水分，充分晾干。将晒干的马齿苋切成细末，豆腐干切成小块，拌匀后倒入麻油即可让宝宝食用。马齿苋清热解毒、消炎止痛、除尘杀菌，对皮肤过敏同样有很好的辅助作用。

除了了解过敏后的治疗偏方，针对宝宝皮肤过敏的原因，家长更要注重预防。家长可以参考以下几点，在生活细节和宝宝自身方面多加注意。

（1）要控制环境的湿度。由于潮湿的环境容易滋生细菌，所以宝宝房间的湿度不能超过50%，否则皮肤会因为细菌而过敏；同时也不能太干，否则宝宝皮肤会因为干燥而瘙痒，不利于免疫系统的工作。因此控制宝宝生活环境的湿度非常重要。

（2）清除灰尘。在宝宝生活的环境里尽量避免灰尘，家长可以经常用潮湿的抹布进行清洁，减少室内的灰尘。被套枕头除了要经常晒太阳进行消毒杀菌之外，也要经常清洗更换，以便减少宝宝接触灰尘的可能。

（3）让宝宝远离化学产品。家长最好不要在家中使用化学类的空气清新剂、固态香薰、杀虫剂等等，这些人工化学制品容易让宝宝产生过敏反应，家中只要使用空气净化器对室内的空气进行清洁即可。

（4）避免花粉。大部分宝宝皮肤过敏的原因和花粉有关，所以家长尽量少带宝宝去花开的旺盛的地方。尤其是花粉传播的季节，更要注意。

（5）饮食方面。对于6个月以下的宝宝，选择母乳喂养可以降低发生过敏的概率，当宝宝6个月以后，可以适当地添加辅食。另外，对于婴幼儿时期的宝宝来说，由于肠胃发育的还不是很完善，所以饮食还是以清淡、易消化为主，防止出现拉肚子、呕吐等现象。家长还要注意宝宝是否对某种食物过敏，比如花生、牛奶、鸡蛋等，如果发现宝宝在食用了某种食物后发生了过敏反应，家长要注意在饮食中避免中种食物。

（6）增加运动量，增强身体的免疫功能。宝宝过敏体质是天生的，但随着宝宝长大，体质不断增强，免疫系统也逐渐成熟，大部分的过敏反应会减轻，所以父母可以加强宝宝锻炼，增强其对外界环境的适应能力。

小儿丹毒

症状： 突然寒战、高热，体温可达 39 ~ 40℃，伴有全身不适、继而在患部出现红肿，周围边界比较清楚，自觉灼热、疼痛，局部淋巴结肿大。

偏方：黄豆浓汁涂患处；取黄豆若干，打碎磨制成浓汁，然后涂抹在患处。可一日两次。

丹毒虽然以"毒"命名，却并不是病毒感染引起的，而是由细菌感染引起的急性化脓性真皮炎症。其病原菌是 A 族乙型溶血性链球菌，病菌主要由皮肤或者黏膜的破损处侵入，也可以由血行感染。之所以称其为"丹毒"是因为发病时皮肤突然发红，其色如丹涂脂染而得。其中发于头面部的被称为抱头火丹，发于躯干内的被称为内发丹毒，发于腿部的被称为腿游风，新生儿丹毒被称为赤游丹。

本病多发生于营养不良和低蛋白血症的宝宝。患病宝宝会出现火毒炽盛，易致毒邪内陷，常有壮热烦躁、神昏谵语、恶心呕吐等全身症状，严重者会危及生命。一般情况下，丹毒好发于下肢及头面部，一般发病较急，在初期阶段，多数患病宝宝会有一些前驱症状，表现为突然寒战、高热，体温可达 39 ~ 40℃，并伴有全身不适、恶心、呕吐，有时还会出现高热惊厥。继而在患部出现边界清晰的红肿，用手指轻压，红色即可消退，除去压力时红色很快恢复，红肿向四周蔓延，红肿有灼热、疼痛感。有时可发生水疱，往往边缘高出正常皮肤。急性期可伴有轻重不等的全身中毒症状及附近淋巴结肿大，化验检查白细胞增高，同时中性粒细胞也会增高。

针对宝宝患丹毒的症状，我们为家长朋友推荐"黄豆浓汁搽患处"的偏方，以帮助宝宝早日康复。具体做法是取黄豆若干，打碎磨制成浓汁，然后涂抹在患处。可一日两次。

此偏方的药理在于黄豆中含有丰富的维生素和多种人体不能合成但又必需的氨基酸。中医认为黄豆宽中、下气、利大肠、消水肿毒，具有补脾益气、消热解毒的功效，作为外敷，黄豆浓汁具有消热解毒的奇效。在外敷的同时，患者的饮食也尤为重要，患者要多食蔬菜水果，饮食要清淡，忌辛辣油腻刺激食品。注意个人卫生，加强体育锻炼，增强机体抗病能力。

在这里要提醒家长朋友们，黄豆浓汁的涂抹只是为了减轻患病宝宝的疼痛，还远达不到治愈的效果。如果宝宝患有丹毒或症状类似丹毒，家长应及时带宝宝去医院就诊。

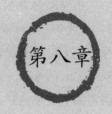

第八章

突发意外不用急：急救小偏方

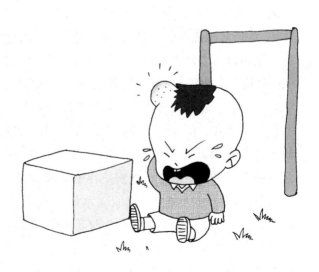

热惊厥

症状： 发高热，全身或局部抽搐。

偏方： 按摩手部穴位——中冲穴、端正穴、老龙穴、十宣穴。

热惊厥是儿科急症，是小儿时期一种特殊的癫痫综合征，发病率为3%～4%，且有较高的复发率，国内资料显示复发率为30%～40%，约有5%发展为癫痫，影响患儿智力危及生命。有的惊厥只发作一次就不再发了，有的小儿一旦发生过惊厥，只要突然发热，就会引起惊厥发作。通常孩子过了3岁，再出现高热惊厥就要警惕有无癫痫发作的可能了。

小儿惊厥后多呈全身游走性、阵挛性抽动，由一侧肢体开始迅速移向同侧或对侧肢体，无一定规律，有时会局限于一侧肢体抽动很长时间，然后出现其他部位抽动。小儿高热惊厥体温超过38℃，全身或局部肌群抽搐，常伴有双眼球上翻、凝视或斜视、头向后仰或歪向一侧、四肢僵直或有节律地抽动、脸色苍白、牙关紧闭、口吐白沫等症。

当小儿发生高热惊厥时，小儿在抽搐时，家长不要慌张，要立即开窍醒神，及时控制抽搐，促使神志苏醒。妈妈首先要让患儿平卧，头偏向一侧，有呕吐者立即侧卧，防止吸入性肺炎；上下齿之间置牙垫，防止舌咬伤；保持呼吸道通畅，及时清除口鼻腔内分泌物；注意安全，防止坠床。在这里介绍几个特效穴位，只要通过按摩，就可达到清热豁痰、定惊熄风的作用。中冲穴为人体常用穴之一，现代医学临床上常用于治疗惊厥、中暑、昏迷、心绞痛等症。中冲穴是非常重要的急救穴位，它是手厥阴心包经的井穴，位于人体中指上，取穴时，仰掌，手中指指尖的中点，指甲游离缘下缘掐之酸痛明显处。小儿惊厥时，家长使其一手掌自然弯曲，掌心向上，另一手的食指指腹垫在中指末节的下方，拇指尖掐按该中指尖端中央的中冲穴，掐之疼痛明显为度。先掐左手（昏迷时重掐直至苏醒），再掐右手，一般3～5分钟，小儿即可开窍、苏醒。此外，还可配合端正穴、老龙穴、十宣穴等穴位按摩，妈妈用一手拇、食二指掐小儿中指指甲根两侧赤白肉际处，即端正穴3～5次。再一手握住小儿的手，使其掌心朝下，以另一手以拇指指甲重掐小儿中指指甲后——老龙穴。再用拇指指甲逐一掐小儿双手十指顶端，即十宣穴。通过刺激手指上丰富敏感的神经，使强烈的痛感迅速传递到中枢神经，大脑的中枢神经为了阵痛，就会发出信号，使肌肉松弛，因此就能缓解高热惊厥引起的肌肉紧张和痉挛。

　　小儿惊厥时要立即行物理降温，头部置冰袋，温水擦浴或酒精擦浴等，有窒息或呼吸暂停者立即清理。明确病因，等抽搐结束后，要记下惊厥发作时间，带宝宝去医院做进一步检查，引起抽搐原因很多，特别是既往没有惊厥史的宝宝。

烫伤

　　症状：皮肤发红、起泡、疼痛。

　　偏方：生姜鸡蛋清：将适量蛋清与蜂蜜调和后敷在烫伤处。

　　宝宝被烫伤后，家长必须冷静下来，然后根据不同情况，进行有针对性的应急处理，这样才能尽可能地降低烫伤对宝宝所造成的伤害。那么，宝宝一旦意外被烫伤了，是直接冷水冲洗？还是用冰块冷敷？之后又该做哪些处理家长究竟该怎么做才能使宝宝化险为夷？

　　本节为家长朋友们提供一个小偏方，对于宝宝的烫伤的应急处理有很不错的效果：准备蜂蜜和蛋清。首先家长需要从鸡蛋中将鸡蛋清分离出来，切忌不要掺入蛋黄，因为掺入蛋黄会影响偏方的效果。然后将蜂蜜加热再与鸡蛋清混合在一起，然后敷在被烫伤的皮肤处，蜂蜜和蛋清形成一个防护膜覆盖在烫伤的皮肤上。如果有条件的话，也可以加入香油（芝麻油）加以辅助，这样效果会更佳。

　　这个偏方之所以有效是因为蜂蜜是一种营养丰富的天然滋养食品，具有良好的保健作用。其成分除了葡萄糖、果糖之外还含有各种维生素、矿物质和氨基酸。具有护肤美容、抗菌消炎、促进组织再生等作用和功效。而鸡蛋清不但可以美白皮肤，而且能使皮肤细嫩，还具有清热解毒和增强皮肤免疫功能的作用。

　　可以说这是个既简单又实用的偏方，如果一时间找不到蜂蜜，家长朋友们也不用着急，下面我们再为家长们提供一个方法，其材料也极为简单，只需要生姜几片即可。首先要把生姜碾成姜汁，小心地把这些姜汁收集起来，然后用消毒棉签蘸姜汁外涂，或用姜汁纱布湿敷在烫伤处。其药理在于生姜在中医学上是一味药材，性温，当人食用生姜后会有身体发热的感觉，这是因为它能使血管扩张，血液循环加快，促使身上的

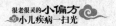

毛孔张开，这样有利于把烫伤处多余的热气带走。

在儿童意外伤害事件中，烫伤总是排名前几位。家中紧急救护烫伤的方法很简单，关键是让孩子尽快脱离热源，具体有以下4个步骤。

（1）冲：马上冷却孩子被烫伤的部位，通常可以用自来水冲被烫伤的部位5~10分钟，直至孩子不再感到痛。如果烫伤部位是头部，则不要用冷水冲，以防自来水呛了孩子，可改用冷湿毛巾敷在孩子头部，并不时地更换毛巾。

（2）剪：用剪刀把孩子被烫皮肤处的衣服剪开，这样做一是为了不让孩子的皮肤被衣服的热度二次烫伤，二是可以预防感染。如果皮肤和衣服粘在一起，不要硬扯，不然孩子会感到疼痛。

（3）盖：用干净的毛巾把孩子被烫伤的皮肤盖上，并松松地包裹一圈。如果送孩子上医院，包裹上毛巾可以防止皮肤被感染。不要将毛巾紧紧包裹皮肤，要给皮肤一定的空间接触空气，这样有助于慢慢恢复。

（4）送：根据孩子受伤的严重程度决定是否送医院治疗。如果烫伤皮肤表面出现水疱，在做紧急处理后应送孩子去医院做进一步诊治为好。

扭伤

症状：疼痛、肿胀、皮下瘀血、关节功能障碍等。

偏方：备白酒60毫升，樟脑9克，姜汁少许，樟脑倒入酒内溶解后，滴入姜汁，摇匀，外涂患处，一日3次。

连接人体骨骼的带状组织叫作韧带，它的作用是给予关节力量和稳定性，当韧带受到抻拉或者被强行扭转时会产生损伤，称为扭伤。当小儿的关节遭受剧烈扭转后感到疼痛通常是扭伤。

扭伤会造成受伤关节的肿大以及关节周围的疼痛，受伤关节的灵活性也会有所降低。如果扭伤后关节处剧烈疼痛，而且小儿无法自行移动关节，则应该立即就医，以排除骨折的危险。小儿扭伤出现最多的地方是脚踝韧带，小儿在跌倒之后，或者用单腿猛地着地时便会发生这种扭伤。

小儿一旦出现以下情况之一，爸爸妈妈要立即带他去医院：怀疑小儿骨折。小儿不能移动受伤的关节。48小时内小儿的疼痛和肿胀现象没有减轻。小儿走起路来步履蹒跚。

如果确诊小儿为扭伤，爸爸妈妈要做好护理工作。休息时用冰块冷敷患处、压紧患处、将受伤部位抬高都是治疗扭伤的好方法。在得到良好的休息后，所有受伤的地方都会恢复得更好。保证小儿至少在 48 小时内尽量多地让受伤部位得到休息。可以使用类似悬带、拐杖等支撑物来减少小儿受伤关节的移动。受伤后 24～48 小时内，应该每两三个小时用冰袋为小儿的患处进行 20～30 分钟的冷敷。第一次给小儿冷敷时，小儿会抱怨太凉，继而有灼痛、疼痛和麻木的感觉。当小儿说有麻木感时应该取下冰袋。

可以使用弹性绷带压紧患处来防止肿胀。在扭伤后的 8～24 小时，小儿应该连续使用弹性绷带。夜间应该将绷带松开一些，但是不能把绷带取下。

针对身体的不同部位，弹性绷带有不同的尺寸。根据小儿的年龄和身体状况为小儿受伤的关节选择适合的弹性绷带。对于 3 岁以下的小儿来说，2.5～5 厘米宽的绷带就足够了。

为小儿绑绷带时，应该由受伤处下面几厘米的地方开始，层叠向上缠绕。应该将绷带拉伸到其最大长度的 70% 的程度下使用，以获得足够的压力。把小儿的手指或者脚趾留在外面以便观察。疼痛、皮肤发白、麻木以及刺痛感都意味着绷带绑得太紧了。

结合冰袋冷敷和绷带包扎，还应该将伤处用枕头或软垫子抬高来减轻肿胀。如果条件允许，在伤后 24～48 小时内可以将患处抬高于心脏。当怀疑小儿骨折时，不要强行将患处抬高，应立即就医。

骨折

症状：局部疼痛、肿胀和功能障碍。

偏方：猪排骨 250 克，川芎 5 克，当归 6 克，白芍 10 克，熟地 12 克，黄芪 15 克，红枣 3 颗，生姜 3 片。炖汤喝，每周喝 2 次。

骨折就是骨头断裂或者变形。小儿的骨质比较脆弱，很容易发生骨折。

骨折可以分为以下几种：开放性骨折，是指骨头刺出皮肤，伤口周围的肌肉和血管也可能受到损伤。闭合性骨折是指虽然骨头完全或者不完全的折断，但没有刺穿皮肤。小儿常见的闭合性骨折是青枝骨折，即

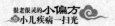

小儿发育中的骨头发生了不完全的弯曲，类似骨裂。粉碎性骨折，是指骨头承受巨大的压力后碎裂性骨损伤，是骨折中最严重的。

小儿的骨折多发生在胳膊、腿、脚踝、脚趾、鼻子、手和手指等关节处。大一些的小儿还容易在跌倒时导致锁骨骨折。

小儿一旦出现以下情况之一，爸爸妈妈要立即带他去医院：骨头刺出皮肤——拨打120急救电话。肘部受伤并且肿得很厉害。伤肢变形。严重肿胀。面色苍白、出汗或者头晕。呼吸困难。昏迷。伤肢变冷、发青或者麻木。受伤肢体不能承重。伤肢不能自如活动。极度疼痛。

但是在大多数情况下，如果怀疑骨头受到损伤，应带小儿看急诊。

需要时给小儿照X光片，最好向小儿简短地解释一下，让他配合治疗。

如果小儿骨折后需要做铸模，应该即时向医生咨询具体的护理方法。石膏的铸模需要保持干爽。

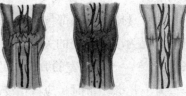

受伤后将患处抬高24～48小时，这样可以帮助消肿。

安装铸模后的常见问题是瘙痒。

骨折愈合过程。

询问医生如何把棉签伸到铸模里面为小儿搔痒。在睡前给小儿服用相当剂量的苯海拉明可减轻瘙痒，保证小儿能得到良好的睡眠。

如果小儿在铸模内的肢体感到严重的疼痛或有压迫感，或者伤肢的手指、脚趾不断地变冷或者变青，应该及时和医生联系，医生可能需要给小儿重新做铸模。

当铸模取下时，小儿会觉得没有力气，需要逐渐增加小儿的运动量。如果小儿的恢复过程有问题，请和医生联系。

流鼻血

症状： 鼻孔出血，色红量多，牙龈出血，口渴，烦躁，口臭，大便秘结，小便黄赤，舌质红，苔黄。

偏方： 栀子10克，黄芩6克，金银花30克，知母10克，生地黄10克，玄参10克，牡丹皮10克，仙鹤草15克，川牛膝6克。煎水喝，每日1剂，分次早晚凉服。

鼻出血也被称为鼻衄，指鼻腔内血管破裂引起的鼻腔出血，一年四季均可发生，春、秋季节气候干燥，鼻黏膜更容易裂开而引起出血。现代医学认为，由于鼻子在面部最突出，受外伤的机会也相对较多，加之鼻腔的黏膜血管丰富，就形成了易出血区，所以一旦碰伤就会发生鼻出血。此外，孩子好挖鼻孔或患鼻部疾病等，也会引起鼻出血。除此之外，患风湿热、上呼吸道感染、血液病以及缺乏维生素等全身性疾病都可引起鼻出血。

中医学认为，鼻出血是很多疾病的共有症状，虽然其引起的原因较多，但其发病机理都属于气血逆乱、血不循经、脉络损伤、血溢于外等。小儿常见症状为鼻中出血，反复发作，难以自止，多为一侧鼻孔发生，出血多的可从口中和另一个鼻孔同时流出，长期、大量出血可出现面色苍白、出冷汗、脉搏快而弱和血压下降等休克症状。

小儿鼻出血，如果家长可以排除以下原因：过于用力或者频繁地擤鼻涕、打喷嚏；鼻部外伤；挖鼻孔或是鼻部有异物；空气干燥，那么十有八九是胃热炽盛型鼻出血。家长可以取栀子10克，黄芩6克，金银花30克，知母10克，生地黄10克，玄参10克，牡丹皮10克，仙鹤草15克，川牛膝6克。煎水喝，每日1剂，分次早晚凉服。3天为1个疗程，一般1～2个疗程即可治愈。

由于小儿脏腑娇嫩，各脏腑的功能发育不成熟，鼻腔黏膜、血管功能较弱，故风热或燥热之邪犯胃，邪热循经上壅鼻腔，伤于脉络，血热妄行，溢于鼻中而为鼻衄。《寿世保元》记载：衄血者，鼻中出血者也；阳热沸郁，致动胃经，胃火上烈，则血妄行，故衄也。小儿因胃热炽盛可采用以上方子，栀子味苦而气寒，其性清利，既可入肺胃而泻火，又能入心肺而凉血，善治鼻出血为主药；黄芩、知母、芦根助栀子清肺胃之火；金银花、生地黄、玄参、牡丹皮可清热凉血止血；仙鹤草能辅助止血；川牛膝味苦兼甘，善降上炎之火又引血下行而归经。整个方子集清热泻火、养阴生津、凉血止血为一体，使热清火降，阴复津生，鼻膜得养，血行络中，那么鼻血也可随即止住。

如果宝宝经常出现流鼻血的症状，以下是一些能减少鼻出血的方法：使用润滑剂，如用凡士林润滑鼻道，早晚各一次。如果天气过于干燥，如冬天时，由于暖气过热导致室内环境干燥，可以在房间里使用空气加湿器。在一次鼻出血发生后的至少3小时内不要让宝宝擤鼻涕。宝宝流

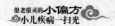

鼻血时，要让宝宝低着头，否则血液会进入胃部，导致加重症状和呕吐。对于复发的或是很难止住的鼻血，可以在鼻孔中塞入纱布，纱布可以产生压力，可帮助鼻腔中的小血管收缩，从而起到止血的效果。或持续按压鼻子大约10分钟。如果在捏住鼻部软组织10分钟后，出血没有停止，尝试再捏住10～20分钟。

在饮食上，妈妈也要注意以下几点。摄入清润凉血食物：对于肺胃积热的小儿，应让孩子多吃一些清润清热、凉血止血的食品，如鲜藕汁、茅根竹蔗水等。在这里还给大家推荐一款食疗方——蛋清白糖水。

材料：鸡蛋2个，白糖适量。

做法：将鸡蛋打破一个小口，取出蛋清，盛入小碗中，加入适量白糖，调匀，用沸水冲至蛋花状，即成，待适温后饮用。

功效：具有补阴益血、除烦安神、补脾和胃的功效，适用于小儿因肺胃积热引起的鼻出血。

补充维生素：当小儿发生鼻出血后，家长应在孩子平时的饮食中让其多吃富含维生素C、维生素K的新鲜蔬菜和水果，如西红柿、西瓜、山楂、橙、橘子等。维生素C有参与造血和促进铁吸收利用的作用。维生素K能维护血液功能的正常凝固，减少出血。

忌食辛辣、燥热、煎炸类食物，这类食物有很大的刺激作用，过多食用，可导致小儿免疫力低下。

气管异物

症状：出现剧烈呛咳、啸鸣。异物堵塞气管时，可有憋气、声嘶、面色苍白或青紫、呼吸困难、甚至窒息等症状。

偏方：用手指伸进口腔，刺激舌根催吐，适用于较靠近喉部的气管异物。

当幼儿在进食时哭闹、嬉笑、跑跳或口内含着小物品突然深吸气时，就非常容易将异物吸入气管中。随着呼吸的作用，异物就会进入气管、支气管或其深部，可以引起幼儿咳呛、脸色青紫、呼吸困难。进入气管的异物有的没有及时被发现，常常继发感染，出现发热、咳嗽等症状，与慢性支气管炎、肺炎或肺肿脓的表现相似。较大的异物被吸入后可以因阻塞在声门或气管腔，使其受到强烈刺激而发生气管痉挛或声门紧闭，幼儿可立即出现青紫、窒息而死亡。

（1）异物进入期：异物经过声门进入气管、支气管时，立即引起剧烈咳嗽及憋气甚至窒息，随着异物的深入，症状可缓解。

（2）安静期：异物停留在气管或支气管内，一段时间可无症状，开始或仅有轻微咳嗽及喘鸣，特别是异物较小，停留在小支气管内时可无其他症状，常被忽视。此期长短不定，如异物堵塞气管引起炎症，则很快进入下一个时期。

（3）刺激与炎症期：异物刺激局部黏膜产生炎症反应并可合并细菌感染引起咳喘、痰多等发炎症状。

（4）并发症期：有支气管炎、肺炎、肺脓肿时，表现为发热、咳嗽及咳脓痰、呼吸困难等，此外，还可引起肺不张、肺气肿等。特别是异物阻塞气道影响通气时，由于缺氧，使肺循环的阻力增加，心脏负担加重而并发心力衰竭，表现为呼吸困难加重、烦躁不安、面色苍白或发绀、心率加快、肝脏增大等。

家庭紧急处理法

（1）当异物吸入喉部时，宝宝立即发生咳嗽、气急、面色青紫、气喘。这时家长要保持镇静，鼓励宝宝咳嗽，这是机体的一种自我保护。有时通过咳嗽可将异物排出。在宝宝咳嗽时，暂时不要拍打背部，以免造成异物移位。

（2）宝宝出现气急、不能咳嗽、不能说话、不能呼吸，面色青紫，这说明异物已经将呼吸道完全堵住。这时要采取海姆立克急救法。

下面介绍海姆立克急救法，步骤如下。

（1）妈妈站在宝宝身后，让宝宝弯腰、头部前倾，妈妈双臂环绕宝宝腰部。

（2）妈妈将一只手握拳，大拇指朝内，使拇指侧顶住宝宝腹部正中线肚脐上方。

（3）妈妈用另一只手压在拳头上，有节奏地快速向上、向内冲击，连续做 6 ~ 10 次。这样可使宝宝肺内气流冲出，将异物冲到口腔里。

（4）检查异物是否已被冲到口腔里，若有及时让宝宝侧头，妈妈用手掏出。如果异物未出来，可再冲击腹部 6 ~ 10 次。

当家庭急救失败时，父母应带着小儿就近到医院进行抢救。不可等待急救车或送到较远的大医院救治，以免延误抢救时机。有些时候，家长的第一反应就是赶快将东西抠出来，或者让孩子拼命喝水，试图把异物吞咽下去，其实这些做法都是错误的，只会使堵塞进一步加重。

为了预防幼儿气管异物的发生，要避免幼儿在吃东西时哭闹、嬉笑、跑跳，吃饭要细嚼慢咽。同时不要给幼儿吃炒豆子、花生、瓜子等不易咬嚼的食物，更不要强迫喂药，这些都容易造成幼儿气管异物的发生。

婴幼儿多在口内玩耍时不慎吞入，呼吸道异物多发生在6岁以下儿童，是6岁以下儿童意外死亡最常见的原因。其危险性在于阻塞呼吸道引起窒息；异物引起严重并发症。

常见的危险为：①异物活动：如花生米/蚕豆/瓜子，圆珠笔帽等，这类异物光滑，重量轻，遇患儿哭闹/呛咳，异物可突然进入总气管，引起缺氧甚至窒息；②异物嵌顿：螺丝钉/滚珠/玻璃球等可完全堵塞支气管，严重可引起气胸。

如果异物进入消化道一般可自行排出，但如出现以下情况应立即就医。

（1）患儿个体状况及异物的大小/外形/是否粗糙尖锐分叉；

（2）异物数量多，不易自行排出；

（3）出现消化道梗阻/异物嵌顿/出血/穿孔等急腹症；

（4）保守治疗无效，异物长时间滞留排出困难。

在这里教授家长一种简易鼻腔异物取出法：患儿取平卧位，父亲双手掌捂住患儿双耳，同时固定头部，母亲用一手指尖密闭患儿未堵塞之鼻孔，同时迅速口对口向患儿口中深吹气一口，异物便会被气流推出。

家长应对宝宝做好宣教，勿将玩物含于口中，避免不慎吞入食道。进食时要细嚼慢咽，特别是对学龄前儿童吃肉食鱼类菜肴时要先除去骨/刺，避免意外的发生。一旦发生了严禁用硬饭将异物强行下咽，防止将异物推向食管壁深处或造成黏膜更大损伤，应尽快就医。

动物咬伤

症状：被咬伤的部位会伴有皮损，而且损害为上下对称的齿龈，出现皮肤的红肿，之后出现灼烧感或痒痛感；重者可有恶心、头疼等中毒症状，严重的甚至会发生昏迷或死亡。

偏方：用针刺伤口周围皮肤，尽力挤压出血或用火罐拔毒。接着用 20% 的肥皂水冲洗半小时，再用大量的清水冲洗。然后用白酒或 5% 的碘酒或 75% 的酒精反复消毒伤口。

现在，养宠物的家庭越来越多，宠物对小儿的伤害事件也随之增多。同时，在父母带小儿去野外郊游或野生动物园游玩时，也有可能遇到野生动物的伤害。因此，爸爸妈妈最好让小儿和动物保持一定的距离。但为了防患于未然，爸爸妈妈还应学会一些应对意外伤害的措施和方法。

家庭宠物传染的疾病可达 200 多种，较常见的有以下几种。

狂犬病。又称恐水症，是由狂犬病毒侵犯中枢神经系统所致的急性传染病，以恐水、咽喉痉挛、肢体瘫痪等为主要特征。目前尚无特效治疗方法，死亡率几乎 100%。

猫抓热。猫、狗、兔、猴抓咬伤可引起本病，主要是由一种多形性革兰氏阴性杆菌通过宠物抓伤或接触部位引起的感染性疾病。

弓形体病。这是由弓形体引起的一种人畜共患的疾病，哺乳动物和鸟类均可为弓形虫的宿主，当人食用了被携带弓形体的宠物的粪便污染的食物后即可发病。

金钱癣。这是一种在猫狗皮肤上感染的真菌，它能通过直接接触在人和宠物之间交叉传染。

如果小儿不慎被狗狗咬伤，爸爸妈妈要学会以下急救措施。

（1）先将宝宝的伤口挤压出血，并用浓肥皂水反复冲洗伤口，防止或减少狂犬病病毒通过伤口进入血液，然后用大量清水冲洗、擦干。

（2）在伤口涂擦碘酒，以清除或杀灭污染伤口的狂犬病病毒。

（3）家庭紧急处理完毕应及时到有关部门接种狂犬疫苗。

（4）只要伤口不大，出血不严重，就不要包扎。然后，立即去医院治疗，必要时应接种疫苗。

被猫挠伤或咬伤后，受伤部位附近的淋巴结可能会肿大，引起发热。另外，猫身上的跳蚤也会造成感染，在受伤后数天至两周内，患儿手足部可能出现隆起的紫红色丘疹。有时症状很轻，但如果痊愈很慢时，最好去医院治疗。

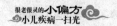

昆虫蜇伤

症状：发红、肿胀，局部刺激与疼痛。

偏方：（1）用拔罐拔出蜂针，再把大蒜切成片贴在患处；

（2）涂抹母乳。

春天是百花盛开的季节，也是蜂类活动的高峰期。小孩在户外活动时很容易被蜂类或其他虫类意外蜇伤。了解一些被昆虫蜇伤后的紧急处理常识，学会正确的护理方法，可以在很大程度上减轻小儿的伤痛。

蜜蜂和黄蜂是蜇伤小儿的主要"凶手"。这两种昆虫都会在皮肤上留下刺伤，区别是蜜蜂总会留下它们的刺，而黄蜂却极少这样。昆虫蜇伤一般对小儿没有致命的伤害，大多数的蜇伤仅仅造成局部的刺痒、疼痛和肿胀。有些小儿对蜂蜜过敏，会在被蜇后呼吸困难、出疹子甚至休克，此时需急救。

小儿一旦出现以下情况之一，爸爸妈妈要立即带他去医院：小儿失去意识或者昏倒。口腔内被蜇伤。严重肿胀。被蜇后发生过敏的先兆。呼吸有杂音或者呼吸困难。胸口或者喉咙发紧。蜇伤处感染。小儿一次遭受到超过 5 只蜜蜂或黄蜂的袭击。

如果你发现有刺残留在小儿的皮肤中，可以用镊子把它弄出来。刺被取出后，再用手挤出被蜇伤处的毒液；再用肥皂水或清水充分清洗伤口。用冰块摩擦患处 15 分钟。用冷敷包扎法安抚患处。如果小儿的症状没有缓解，要立即带他去医院就诊。

不要让小儿用指甲抓挠患处，因指甲中的细菌很容易进入被抓破的部位，如果小儿用力地抓蜇伤的伤口，可能会感染诸如脓疱病一类的疾病。

给小儿吃对乙酰氨基酚或是布洛芬止疼。如果非常痒，可以在医生的指导下给小儿口服适当剂量的苯海拉明。

毒蛇咬伤

症状：普通的蛇咬伤会在人体伤口处皮肤留下细小的齿痕，伤者会有轻度刺痛感，有的还会起小水疱，一般情况下不会造成全身性反应。被毒蛇咬伤后，伤者会在 20 分钟内出现局部疼痛、肿胀、麻木和无力等症状，严重者可至死亡。

偏方：白矾液；将白矾放于热锅中溶化。趁热将白矾液滴于伤处。

现如今，越来越多的家长在休闲时光带着自己的宝宝到郊外旅游，体验大自然的美好。但是美好的旅途难免遇上意外，比如被蛇咬伤。被普通的蛇咬伤后，人体伤口处的皮肤会留下细小的齿痕，伤者会有轻度刺痛感，有的还会起小水疱，不过一般程度的咬伤不会造成全身性反应。而被毒蛇咬伤，根据中毒情况的不同，症状表现也不一样。总的来说，伤者会有如伤口灼痛、局部肿胀并扩散，发热、恶心、呕吐、抽筋等症状，严重者甚至会在被咬后 6 ~ 48 小时内死亡。

在野外郊游的时候，宝宝难免会被虫子咬伤。普通的小虫子倒不那么严重，若是被蛇咬伤，父母们要学会些应急的急救措施，否则后果不堪设想。很多家长都不会注意在野外郊游时带上治疗蛇咬伤的药物，那么如果宝宝被蛇咬伤，在等待医生救援的同时，家长应该做怎样的紧急处理呢？

在此，我们为家长朋友们提供一个可以有效治疗蛇咬伤的小偏方。

偏方的操作方法非常简单。将白矾加热使其溶化，在白矾液保持温热的情况下将其滴于咬伤处即可。

白矾是矿物明矾石经加工提炼而成的结晶。具有强力凝固蛋白质的神奇作用，外用有解毒杀虫、燥湿止痒、止血止泻，清热解毒的功效。在使用这个小偏方的时候家长们应注意一定要适量使用，且在使用前要将伤口清洗干净。

说到清洗伤口，下面我们就为家长朋友们介绍一下被蛇咬伤后的相关处理知识。

如果宝宝被蛇咬伤，家长千万不可惊慌。为了防止毒液扩散，应立即让宝宝停止活动。用鞋带或长布带在伤口靠近心脏处扎紧 5 ~ 10 分钟。具体来说，如果被咬伤的是手指可直接绑扎指根；脚趾被咬伤可绑扎脚趾根部，手掌或前臂被咬伤可绑扎肘关节上；脚部或小腿被咬伤可绑扎膝关节下，大腿被咬伤可绑扎大腿根部。

注意绑扎的时候不必过紧，同时立即清洗宝宝的伤口。清洗时可用凉开水、泉水、肥皂水等，但最有效的还是用 1 ∶ 5000 的高锰酸钾溶液，这样可以清洗掉伤口表面的毒液。

如果伤口内有毒牙残留，家长们也不必惊慌，可采取下面的措施进

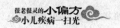

行急救：可用小刀等尖锐物将毒牙挑出，有条件的最好能将尖锐物用火烧一下消毒。以牙痕为中心做十字切开，深至皮下，然后用手从肢体的近心端向伤口方向及伤口周围反复挤压，促使毒液从切开的伤口排出体外，边挤压边用清水冲洗伤口，这个排毒过程应持续 20 ~ 30 分钟。

为了进一步将残留在宝宝体内的毒液排出，家长可用随身携带的杯子制作一个简单的拔火罐，操作方法如下：先在茶杯内点燃一小团纸，然后迅速将杯口扣在伤口上，使杯口紧贴伤口周围皮肤，利用杯内产生的负压吸出毒液。切忌不到万不得已的时候，家长不要用嘴吮吸伤口排毒，如果使用这一方法，吮吸者的口腔、嘴唇必须无破损、无龋齿，否则就有中毒的危险。吸出的毒液随即吐掉，吸后要用清水漱口。

做完上面的紧急处理后要立即将宝宝送往医院，进行进一步的治疗。在整个治疗护理的过程中，家长都要注意安抚宝宝的情绪，让宝宝不要有太大的精神压力。

意外都是可以避免的，为了防止宝宝在郊游中受到毒蛇的伤害，家长们在带宝宝到野外游玩前应该做好充分的准备工作。具体可参考下面的注意事项。

（1）要给宝宝穿戴整齐。鞋子以靴子、球鞋为最佳，裤子以长筒裤为好，务必扎紧裤脚。

（2）在带宝宝游玩的过程中，最好随身携带一根树枝或木棍，边前进边敲打四周草丛，这可以事先赶走蛇虫。

（3）在户外露营时，要保证宝宝帐篷周围没有任何杂物、乱石、野草等，并要在帐篷四周喷洒杀虫类药物。

（4）为防止意外地发生，最好带足一些必备的消炎解毒类药品，以备用于急救。这样即使宝宝出现什么状况，也能及时处理。

（5）带宝宝郊游，最好到人流相对较多的地区，不可以去人迹罕至的地区。

异物入眼

症状：眼睛进了异物。

偏方：干咳；睁眼或用手撑开眼皮，咳嗽几下，可以将异物震出来。

206

　　宝宝在外面玩耍，眼睛很容易被异物侵入。这时候宝宝因为眼睛不舒服会不自觉地揉眼睛，殊不知这样会伤害宝宝脆弱娇嫩的眼球和皮肤。遇到这种情况时家长一般会采用"吹一吹"或"洗一洗"的方法帮助宝宝处理，其实这两种方法都不能很好地让异物离开宝宝的眼睛。那么家长到底应该怎么做呢？本节为大家提供一个简单方便又有效地小偏方，那就是——干咳，即让宝宝睁大眼睛，然后身体稍微前倾，教他（她）干咳几下，咳了两三下后，便可将异物震出来了。

　　干咳法是一种最简单易行的方法。但是平常的时候，宝宝眼睛里进了异物的时候，父母该怎么处理呢？首先要按住宝宝的双手：眼睛会因遭异物入侵而使宝宝产生不适感。宝宝难免会用手去揉眼睛，却因此可能造成更大的伤害，所以当怀疑宝宝因眼睛有"脏东西"而去揉眼时，首先需将宝宝的双手按住，以制止他再去揉眼睛。

　　眼睛是人五官当中比较脆弱的，父母对宝宝眼睛的健康要格外注意。当宝宝眼睛进了脏东西后，要在既不伤害宝宝眼睛的前提下把脏东西弄出来。清除宝宝眼睛异物的"三不"原则：① 不能揉眼睛。因为揉眼睛，不仅异物出不来，反而会擦破角膜上皮，使异物深深嵌入角膜，加重疼痛，并且揉眼时会把细菌带进眼里，引发角膜炎、角膜溃疡。揉挤还会使眼充血，结膜水肿。有些孩子会直接用手擦眼睑内膜，这也是错误的做法，因为手上有许多细菌，直接用手擦结膜时会把细菌带进眼里，引起炎症。② 不能用手帕或毛巾揉擦眼睛，用手帕揉擦眼睛可能会损伤脆弱而灵敏的角膜，造成角膜溃疡、感染，影响视力。生石灰进入眼睛不可用水冲。若是生石灰进入宝宝眼睛，父母千万不要直接用水冲洗，因为生石灰遇水会生成碱性的熟石灰，同时产生热量，处理不当反而会灼伤宝宝眼结膜或角膜。应用棉签或干净手绢一角将生石灰粉拨出，然后再用清水反复冲洗眼睛，至少30分钟。冲洗后还应去医院检查治疗。③ 不乱用眼药水。当宝宝眼睛进入异物时，父母会想到为孩子使用眼药水。但眼药水不是治疗眼病的万能药，不对症使用会走入误区。

　　有时在郊外游玩，灰沙、小虫很容易飞进宝宝眼中，可是在外面哪有冷开水和汤匙，所以，我们再教给家长两招应急的办法。

　　（1）如果异物进入宝宝眼睛，家长可用拇指和食指轻轻捏住上眼皮，向前提起，向眼内轻吹，刺激眼睛流泪，将沙尘冲出。

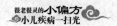

（2）先让宝宝眼睛向上看，家长用手指轻轻扒开下眼皮寻找异物，应特别注意下眼皮与眼球交界的皱褶处易存留异物。如果没有，可翻开上眼皮寻找。找到异物用湿的棉签或干净手绢的一角将异物轻轻粘出。

误食异物

症状： 恶心、呕吐、腹痛、呼吸急促、痉挛、昏迷、休克。

偏方：（1）误服的药物时间若在4～6小时之内，可立即采用催吐方法。
（2）误服化学剂若是酸性较强，可以吃生鸡蛋清、牛奶或植物油，以保护食管及胃黏膜。若误服碱性异物，则应立即食用稀释的米醋或柠檬汁（碳酸盐中毒时禁用），随后生服鸡蛋清或牛奶及植物油。

婴幼儿常会本能地把东西往嘴里塞，因意外误食而就医诊治或住院的幼儿更不在少数；其实，意外是可以预防的，父母只要用点心注意居家环境，便能减少许多意外的发生。假如意外不幸发生，如果能按照正确的处理方法，也是能将伤害减到最低。

幼儿会习惯性把东西放到嘴里，包括生理与心理两大因素。一般幼儿在4～5个月大时，就会开始进入口欲期，一直持续到3岁，因此幼儿会不断尝试抓取东西往嘴里放，而6个月大的幼儿即会吸吮与咀嚼，这时候的幼儿，手会不断抓握，并透过尝试、学习的过程，以寻求心理慰藉，满足安全感。此外，因为幼儿时期的视线还不清楚，所以会通过触摸来累积经验，以感觉东西的软硬、味道与大小等。幼儿在此学习当中，会慢慢地累积经验，对事物有更充分的了解。

要判断幼儿是否误食异物，可以从几个症状来观察。幼儿发生误食情况后，当异物进入气管，发作时会有咳嗽症状，同时亦会有想吐的感觉；如果异物吸进肺部，可能会出现哮鸣声。另外，父母也可从孩子的表情来观察，当幼儿脸色变差时，异物很有可能已经卡在气管间了。父母若怀疑孩子误食异物，应立即就医治疗，否则异物长期塞在气管，易引起溃烂，严重时，更可能导致支气管发炎，家长不可忽视其严重性。

误食有毒植物、杀虫剂、灭鼠药、农药等，可造成急性中毒，出现肝肾功能及神经系统损害，严重时可导致死亡。此外误食异物还可能导致消化道损伤，误食强酸、强碱可灼伤消化道黏膜，造成局部溃疡、穿孔、出血、形成瘢痕，甚至导致食道狭窄。幼儿误食药物可能会引起药物毒性反应，误食降压药可导致血压下降、昏迷；误食降糖药可因血糖降低而昏迷；误食避孕药可致女孩性早熟。

下面介绍一些家庭紧急处理法。

（1）要立即催吐，妈妈用棉签刺激宝贝的咽喉部位，使其呕吐。然后让宝贝喝水，再刺激咽喉呕吐，如此反复数次，减少有毒物质的吸收。

（2）一旦宝宝误服了以上药品或化学剂，在催吐的同时都要立即安排到医院进一步接受处理。

（3）确认误食的内容。妈妈尽量搞清宝贝误食的是哪种物质、误食了多少、什么时候误食的，这样便于医生进行有针对性的治疗，使伤害降到最低。

当家长怀疑幼儿吞食异物时，请先注意孩子的周围是否有疑似误食的物品，并用手电筒检查孩子的嘴巴及喉咙，是否看得到异物。如果能确定吞食的是什么东西，而且也当场取出，就不需要照 X 光。但如果是无法判断究竟有无误食异物，就医时医师会帮孩子照 X 光。X 光涵盖范围包括喉咙、胸部及腹部。

提醒家长，并非所有异物都能透过 X 光检查出来，金属类最容易显影，如果是塑料类、木头、玻璃等比较不容易显影的异物，就会对判断造成困难，因此 X 光片的结果不能完全排除幼儿误食异物。

另外，如果是透过 X 光检查、分析是相对无危险性的非尖锐性异

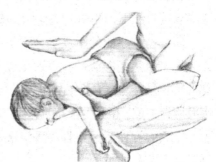

幼儿误食异物的急救方法。

物，如钱币、纽扣等，是可通过粪便排出的，只要多喝水，吃些帮助排便的蔬果，大部分一两天后都能排出。所以在事故发生后三天内的每次排便，请家长把便便留在便盆或容器里，耐心地用竹筷仔细翻开粪便检查，看看是否有异物排出。若异物没有排出，请再次带孩子就医诊治。

一般来说，直径小于 2 厘米（约 1 元硬币大小），长度小于 4 厘米的异物，若不是尖锐的，或有腐蚀性的物品，都可以通过粪便排出。但如果是异物大小超过此范围，或已经严重影响到呼吸或吞咽的情况，或者

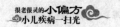

卡在任何一段消化道，超过可接受的观察期间，分析可能非常困难自行排出者，则需靠内视镜取出。

阻塞呼吸道及食道的异物，一定要尽快取出。纽扣电池虽然很小但具腐蚀性，也要尽快拿出。除此之外，一般而言80%～90%无危险性的异物都可自行排泄出来，10%～20%需通过内视镜取出，1%极少数所误食的无危险性异物，需经由开刀才能拿出来。

夏季中暑

症状: 体温升高，但不流汗、皮肤发红发热、头晕恶心，失去方向感，昏昏沉沉。

偏方: 穴位按摩;对关冲穴、中冲穴、太冲穴三个穴位进行按压和按揉。

中暑是指因高温引起的人体体温调节功能失调，体内热量过度积蓄，从而引发神经器官受损。一般的中暑只要采取一些小措施就能使中暑者的症状得到缓解，但重症中暑，是一种致命性疾病，病死率高。该病通常发生在夏季高温同时伴有高湿的天气。盛夏季节，人如果长时间暴露在高温的日光下，体内的汗排不出来，就有可能引起体温升高，导致中暑。

那么怎样才能判断宝宝是不是中暑了呢？中暑的最典型现象之一就是人感到很热但不流汗。其次是皮肤感到燥热，且发红；如果在夏季，您的宝宝量肛温或耳温超过39℃甚至40℃，表现出烦躁不安及哭闹，呼吸及脉搏加速，倦怠、甚至进入抽搐或昏迷状态。较大的宝宝会有头晕、恶心、失去方向感，而且昏昏沉沉的现象，就应采取相应的降温措施，同时带宝宝就医。

宝宝是中暑的易感人群。总的来说有以下几方面的原因。

（1）人类是恒温的动物，所以我们的体温调节中枢（位于视丘下部），会随着外界的温度，产生一些反应来维持正常的体温范围。然而宝宝体温的调节中枢尚未成熟，所以对于周遭环境温度的变化，适应性较差。

（2）宝宝单位体重的相对体表面积胜过成人，而且易于吸收环境中的热量。但其循环能力较差，不易将过多的代谢热量输送至体表散发出体外，如外界温度过高，就不能散热，反而会吸热。再加上宝宝的皮肤表皮薄、血管分布丰富，更容易受外界高温影响。所以，婴幼儿对高温高热的耐力不佳。

（3）宝宝的排汗功能差。汗水附在皮肤表面蒸发时，可吸收皮肤上的热量而降温(占人类散热量的20% ~ 25%)。但幼儿因皮肤汗腺数量少，且体内水分贮存量有限，所以此种散热方式就不太有用。

（4）幼儿的代谢速率较高，产热多，故需配合较大的体表面积及较快的呼吸气流进出方能排热以维持正常的体温，但如果周边环境的温度高过体温，吸入的是热空气，反而会促使体温升高。

面对可能已经中暑的宝宝，家长首先要做的就是尽快让宝宝远离暴晒，立即去阴凉通风的地方。除此之外，家长们还应学习一些简单的急救措施。本节我们为家长们提供的小偏方就是穴位按摩，下面我们就来介绍几种对缓解中暑症状比较有效的穴位及其按摩方法。

关冲穴：关冲穴位于无名指距指甲根0.1寸的地方，手背朝上，左手的关冲穴偏左侧，右手的偏右侧。中暑后，可用大拇指指腹按揉此穴，同时采用指甲尖掐、压，需要注意的是，按摩要有一定力度，感到发麻和胀痛后，持续按压半分钟到1分钟，然后再按压另一只手。

少冲穴：少冲穴位于小拇指距指甲角0.1寸的地方。按摩这个穴位时应采用正坐、手背朝上的姿势，用右手大拇指和食指轻轻夹住左手小指指甲两侧的凹陷处，以垂直方式轻轻揉捏此穴位。此穴是脑部的反射区，不要用蛮力，左右手可互相揉捏。

中冲穴：中冲穴的位置在中指距指甲根0.1寸地方的中间位置，中冲穴的按摩方式与关冲穴相同。

太冲穴：太冲穴位于双脚背面，处于正坐或仰卧的姿势，以手指沿跚趾、次趾夹缝向上移压，压至能感觉到动脉跳动，便是太冲穴。大人中暑后也可用左手拇指指腹揉按右太冲穴，3分钟后换右手拇指指腹揉按左太冲穴，反复做2 ~ 3次，共10 ~ 15分钟。

另外，轻度中暑还可取足三里、大椎、曲池、合谷、内关五穴，以单手拇指或双手指顺该穴经络走向，由轻至重在穴位上按压，缓慢疏推和点按穴位，反复进行3 ~ 5分钟，以局部产生酸、麻、痛、胀感为度。

另可增加人中、十宣、委中、阳陵泉、少冲五个穴位，以点掐、按压为主，每穴点掐、按压3 ~ 5分钟。经上述治疗后，若条件许可，给予清凉含盐饮料，或以银针针刺以上穴位，有增强疗效的作用。了解了

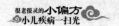

按摩穴位能缓解中暑的方法后，家长也不能过于大意。因为每个宝宝的体质有所不同，具体情况有所差异，无论哪种方法，都要密切观察，如果症状没有减轻需立即带宝宝就医。

尽管以上的偏方很有效，但作为家长，都想尽可能减少孩子受伤害的概率，所以预防宝宝中暑比治疗更重要，预防方法也很简单，最根本的就是要避开炎热的时间段带宝宝出行。

一般来说，夏天的上午 10 点到下午 4 点这段时间日照强烈，这段时间在太阳下行走极易中暑，尤其是皮肤娇嫩、身体脆弱的小孩子，家长应注意尽量避免让宝宝接受长时间的日照。如果在室外行走，家长应注意给宝宝遮光防护，如打遮阳伞，戴遮阳帽等，准备充足的饮料。

另外，家长要及时给宝宝补充水分：养成良好的饮水习惯，不要等宝宝口渴了才给他（她）喝水，因为口渴表示身体已经缺水了。平时要注意多给宝宝吃新鲜蔬菜和水果亦可补充水分。充足睡眠也很重要，夏天日长夜短，容易感到疲劳。充足的睡眠，可使大脑和身体各系统都得到放松，也是预防中暑的好措施。

在日常的饮食中父母要注意给宝宝增强营养。营养膳食应是高热量、高蛋白、高维生素 A、维生素 B_1、维生素 B_2 和维生素 C。宝宝平时可多喝番茄汤、绿豆汤、豆浆、酸梅汤等。另外父母带宝宝外出要随身携带防暑药物，如人丹、十滴水、藿香正气水、清凉油、无极丹等。一旦出现中暑症状就可服用所带药品缓解病情。

晕车晕船

症状：头晕恶心、呕吐、浑身乏力。

偏方：姜片或土豆片；取新鲜生姜一片，或鲜土豆一片，贴于肚脐。

晕车也称晕动症，是指人们在乘坐交通工具时，由于交通工具速度忽快忽慢，加之颠簸震动，超出了内耳平衡器官的适应能力，而产生头晕、头痛、恶心、呕吐、虚脱甚至休克的症状，一般还会伴有面色苍白、出冷汗、心动过速或过缓等症状。坐车坐船已经成为现代社会不可避免的事，但宝宝晕车晕船是让很多家长头疼的一件事。尽管这些症状一般在下车后会得到好转，但是晕车晕船带给宝宝的伤害是难免的。因此家长做好"防晕"方面的功课至关重要。

　　家长首先应该了解宝宝晕车晕船的原因。宝宝晕车晕船的原因之一是由其视觉引起的。由于车外静止的物体和车存在一个相对运动，宝宝看到车外的物体的快速运动时，就可能会晕车而且相对运动越快，宝宝发生晕车的机会就会越多。但一般来说由这个原因引起的晕车症状都比较轻。宝宝晕车的另外一个原因是其前庭平衡系统发育不够完善所导致，这也是大多数宝宝晕车的主要原因。由于宝宝的前庭功能正处于发育阶段，还不够完善，如果行驶中的车辆颠簸得厉害，就有可能导致宝宝的前庭器官的兴奋性增高，引起宝宝晕车。

　　下面我们就为家长朋友们提供一个预防宝宝晕车的小偏方"姜片贴肚脐眼"。这个小偏方的操作方法非常简单，在宝宝乘车前20～30分钟，将鲜生姜切成5分钱硬币大小、两毫米左右的姜片覆盖在肚脐上，用伤湿止痛膏或医用胶布固定即可。如果乘车时间超过10小时，可在中途更换一次。

　　这个小偏方之所以能够预防晕车，有两方面的原因：第一是生姜的功效。生姜经常被人们拿来治疗恶心、呕吐，从中医的角度来看，生姜性味辛温，有发表健胃、止呕解毒等功效。现代医学研究也证明，生姜中的姜酮、姜烯酮有很强的末梢性镇吐、镇静的作用。第二是肚脐的特殊位置有密切关系。肚脐是人体一个非常重要的穴位，中医将其称之为"神阙穴"。神阙穴和诸经百脉相通，起着调节各脏腑生理活动的作用。肚脐部表皮角质层薄弱，药物有效成分非常容易穿透弥散，且脐部给药有利药物循经直达病所，能更好地发挥疗效。因而上述有效成分可通过肚脐到达全身，进而起到防治晕车的作用。

　　不过这里需要提醒家长朋友们此偏方对脾胃虚寒者的预防效果最为明显，但并不适用于所有的宝宝，胃火较盛的宝宝并不适用此法。那这些宝宝们应该怎样预防晕车呢？不用担心，除了本节主推的小偏方之外，我们再给家长朋友们介绍其他一些预防宝宝晕车的有效方法。

　　（1）在乘车前让宝宝嘴里含酸味的东西，如话梅之类的食品。

　　（2）在乘车前1小时左右，将新鲜橘子皮表面朝外，向内对折，然后对准宝宝的鼻孔用手指挤压，皮中便会喷射出带芳香味的油雾。可让宝宝吸入10余次，这个方法简单易操作，在乘车途中也照此法随时吸闻。

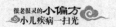

（3）风油精：乘车途中，将风油精搽于宝宝太阳穴或风池穴。也可滴两滴风油精于肚脐眼处，并用伤湿止痛膏敷盖。

（4）食醋：乘车前喂宝宝喝一杯加醋的温开水，途中也不会晕车。

如果家长知道自己的宝宝晕车，除了用一些小偏方预防之外，在乘车时多留心一些小细节也是能避免宝宝晕车的，比如：

（1）出门带宝宝乘坐公交车时尽量选择前排位置。因为前排相对比较平稳，没有后排颠簸得那么厉害，且车身的移动与车辆行进方向不同，不太容易导致晕车的发生。

（2）坐车时，引导宝宝注视车窗前方较远处的风景，不要看两旁快速移动的物体。

（3）坐车时，可以适当打开车窗，保持车内空气清新，且避免在车内吸烟，或携带气味较重的食品。可以使用空调来调节车内空气，但不要让车内温度太高。

（4）坐车前不要让宝宝吃得太饱太过油腻，但也不应空腹，以防加重晕车症状。

最后为了让宝宝彻底远离晕车，家长朋友们可以在日常生活中多让宝宝做一些加强前庭功能的锻炼。小宝宝可以抱着在原地慢慢旋转，注意不要摇晃太厉害，以免损伤脑子；年龄稍大的宝宝可以带他玩滑梯、荡秋千、旋转马等游戏。可以在乘车时设法转移宝宝的注意力，比如给宝宝拿玩具玩或是播放舒缓的音乐，给宝宝讲故事等。

儿童咽喉烫伤

症状：咽喉痛、吞咽困难、发音障碍等。

偏方：薄荷黄连桔梗水；中药大青叶、荆芥、薄荷、黄连桔梗、甘草各10克；将药材煎水服用。

有的宝宝性格急躁，在喝开水、喝汤，吃刚刚做好的食物等情况下很容易发生咽喉烫伤。2～4岁的宝宝常常难以辨认药物，如果家长存有浓酸、强碱、酒精等高浓度腐蚀性液体，若被宝宝误服，或在玩耍时吸入气化的药物，也可能会引起咽喉烫伤。

宝宝烫伤后，局部会很快发生水肿，在4～8小时内达到高峰，并伴有呼吸不畅、喘息、哭声嘶哑。

咽喉部损伤的程度，要根据宝宝所饮食物的温度、数量和作用时间而定。其症状表现咽喉剧痛，伴有吞咽痛，咽下困难，流口水，发音障碍等。严重的还会引起发热，甚至水肿遍及咽喉而阻塞气道，导致伤者窒息死亡。呼吸困难是因为烫伤导致宝宝喉部水肿及咽喉部分泌物滞留，堵塞了呼吸道。因此若宝宝咽喉水肿严重，呼吸严重不畅，家长应立即送医院诊治。

一般来说以下几个原因有可能引起宝宝咽喉烫伤。

（1）宝宝性情急躁。性子急的宝宝在感到口渴时，有可能倒出滚烫的开水就喝；也有可能在吃饭时喝了富有热油而无蒸气逸出的菜汤；吃汤圆过急粘贴在咽喉部等。由这些情况引起的咽喉烫伤常发生于学龄前的宝宝。

（2）喝了带有腐蚀性的液体。年幼的宝宝难以分辨药液。如有浓酸、强碱、酒精、氯液等高浓度腐蚀性液体，若被宝宝误服后，就有可能引起比较严重的咽喉烧伤。这些常见于 2 ~ 4 岁的幼儿。

不管宝宝是因为什么原因喉部被烫伤，家长都必须冷静下来，然后根据不同情况，做各种正确的针对性的应急处理，才能尽可能地降低烧烫伤对宝宝所造成的伤害。下面我们就给家长朋友们提供一个能有效地缓解宝宝喉部烫伤的小偏方——薄荷黄连。具体的操作方法是将薄荷、黄连、大青叶、荆芥、桔梗、甘草各 10 克，煎水，让儿童反复吞咽。

这个偏方的药理在于黄连具有清热燥湿，泻火解毒之功效。而薄荷具有疏散风热、清利头目、利咽、透疹、疏肝解郁之功效。现代医学常将其用于治疗风热感冒、头痛、咽喉痛、口舌生疮等症。

对于发生咽喉烧烫伤的宝宝的后期护理非常重要，如果宝宝的烧烫伤比较轻在家休养治疗即可。这时家长们需要注意，不能给宝宝吃硬、热食物，而应以软、凉食物为主；保证宝宝充足的休息时间，要尽量避免宝宝哭啼。如果宝宝咽喉水肿严重，已明显影响呼吸，或误服有毒液体并同时引起中毒反应者，应立即送医院诊治。

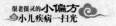

轻微食物中毒

症状： 发热，休克，腹泻，恶心与呕吐，腹痛，脱水等。

偏方： 蛋清加牛奶；先让宝宝喝下适量蛋清，然后用干净筷子刺激宝宝后舌根催吐，如果无法吐出，再喝适量牛奶催吐。

由于宝宝年幼不懂事，很容易在大人不注意的时候把一些乱七八糟的食物（如变质的食物等）放进嘴中边咬边玩，这样很容易引起食物中毒。因此，家长必须掌握食物中毒的紧急的救治方法——催吐。具体的操作方法如下：首先将鸡蛋的蛋清和蛋黄分离，让中毒的宝宝喝下鸡蛋清，然后用两根手指压他的后舌根让其吐出来。经过紧急处理后为保证安全，仍需带宝宝就医。

为什么要吃蛋清牛奶呢？这是因为大多数中毒都是重金属离子进入人体时会使构成人体器官和血液的蛋白质发生沉淀而失去作用造成的，而鸡蛋、牛奶富含大量蛋白质。蛋白质有个特点，碰到重金属离子，例如汞、铝等金属离子会发生沉淀，于是就减轻了中毒的毒性。

日常生活中家长怎样才能更好地预防宝宝食物中毒呢？以下几点值得家长参考。

（1）不让宝宝吃过期和腐败变质的食品和卫生部门禁止上市的海产品。

（2）买回来的蔬菜要在清水里浸泡半小时或更长时间，并多换几次水，要洗干净，以防农药对身体危害。

（3）生熟食品要分开，食物要生熟分开，工具刀、砧板、揩布等做到专用，餐具要及时洗擦干净，有消毒条件的要经常消毒；要确保有毒物品远离厨房和食品柜。

（4）教育孩子不要到无证摊贩处买食品，不买无商标或无出厂日期、无生产单位、无保质期限等商标不符合规范的罐头食品和其他包装食品。

（5）要培养孩子良好的卫生习惯，养成饭前、便后洗手的卫生习惯。外出不便洗手时一定要用酒精棉或消毒餐巾擦手。

需要提醒家长们注意的是如果发现宝宝误食剧毒食物，要马上用手压他的后舌根，让其把毒物吐出来，且越快做催吐越好。与此同时，应立即拨打120急救电话，尽快将宝宝送到医院进行相关等治疗。

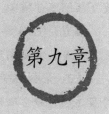

第九章

补益营养小偏方

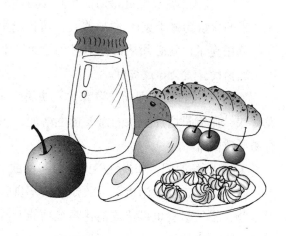

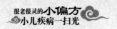

贫血

症状： 皮肤、黏膜苍白（嘴唇、口腔黏膜、牙床、眼睑、耳垂、手掌和指甲等部位明显）。伴有疲倦，肌肉无力，毛发干枯。身体发育缓慢，皮下组织水分增加，有虚胖感；有的宝宝还出现吃土块、墙泥等食异物癖。

偏方：（1）鲜猪肝 100 克，红枣 6 枚，小米 50 克，料酒、葱、姜、盐各适量，煮成粥。

（2）党参 15 克，红枣 20 克，莲子 30 克，粳米或大米 30 克，煮成粥。每日 1 剂，分 2 次服完。

小儿贫血中最多见的是儿童营养性贫血，其中最为常见的是小儿缺铁性贫血，这是一种小儿常见的营养缺乏症。缺铁性贫血，顾名思义，就是由于小儿体内缺乏储存铁而引起血红蛋白合成减少的一种贫血疾病。因为人体红细胞的主要成分是血红素，而血红素是由原卟啉和铁结合而成的。如果铁摄入不足或吸收障碍，都会影响血红素生成而造成贫血。

缺铁性贫血的主要原因有以下几点。

（1）摄入不足：胎儿最后 3 个月从母体获得的铁最多。正常新生儿体内铁的含量为每千克体重 70 毫克，可供出生后 4 个月内之用。一旦储存的铁用完了，就必须从饮食中获得。如果小儿此时还吃母乳或牛奶，不添加辅食，就会导致贫血。

（2）生长过快：婴幼儿发育快，铁的生理需要量也增加，由于生长发育快，血流量增加，铁的需要量也增加，如果饮食中铁摄入不足，就容易导致贫血。

（3）疾病原因，如慢性感染，引起食欲不振，使铁的供给不足及产生吸收障碍。长期腹泻也可导致铁吸收不良，造成缺铁性贫血；过食生冷食物，暴饮暴食也可造成消化系统功能紊乱，影响铁的吸收，导致缺铁性贫血。小儿缺铁性贫血不仅影响儿童的正常生长发育，还是感染性疾病的诱因。所以，家长一定要对小儿贫血引起注意。

补铁最好的方法就是在日常生活中多摄入一些含铁丰富的食物。含铁较多的食物包括动物的肝脏及血液、各种瘦肉、绿叶蔬菜。其中，动物肝脏富含各种营养素，每 100 克猪肝含铁 25 毫克，可加工成猪肝泥，便于小儿食用。芝麻酱也是一种非常好的婴幼儿营养食品，每 100 克芝麻酱含铁 58 毫克，同时富含钙、磷、蛋白质和脂肪等，可添加于多种婴幼儿食品中。木耳含铁量也很高，每 100 克木耳含铁 185 毫克，是补铁佳品。不过豆类、蔬菜、海藻等植物性食物中铁属于非血红素铁，机体吸收率低，而鱼、肉、蛋等动物性食物是优质补血剂，吸收率是非血红素铁的 5 ~ 10 倍，补铁效果要明显优于那些植物性食物。因为铁质在酸性环境中特别容易被吸收，可以在烹调时加入富含维生素 C 的食物，可增强植物性食物的铁吸收率。

这里推荐两款简单易做的补血食疗方——猪血红枣粥和党参红枣莲子粥。

猪血红枣粥

材料：猪血 100 克，红枣 6 枚，小米 50 克，料酒、葱、姜、盐各适量。

做法：猪血洗净，切成小块，汆烫断生后捞出备用；红枣洗净去核，葱、姜洗净捣碎；小米淘洗干净后放入砂锅中，加适量清水置火上用大火煮沸后放入红枣，改小火熬煮 1 小时；小米酥烂后，放入猪血块，再烹入料酒，放入葱、姜末，搅匀后继续熬煮 4 ~ 5 分钟，然后加盐调味即可关火。

功效：猪血和红枣都是补血养血的佳品，配合小米煮粥，具有健脾养胃、补血的功效，适用于缺铁性贫血的小儿。每日 1 剂或隔日 1 剂，一次或两次吃完，可长期食用。

党参红枣莲子粥

材料：党参 15 克，红枣 20 克，莲子 30 克，粳米或大米 30 克。

做法：党参切成片，红枣洗净去核，莲子打碎。将粳米或大米淘洗干净，与党参、红枣、莲子一起放入锅中，加清水适量，煮至米熟即可。每日 1 剂或隔日 1 剂，一次或两次吃完，食至贫血痊愈。

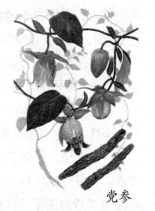

党参

功效：党参可补中益气，用于脾胃虚弱、中气不足等；还可养血生津，用于血虚萎黄或气血两虚，常与补血药同用。红枣养血安神，可用于血虚面色萎黄及心失所养、血虚脏燥者；还能补中益气，用于中气不足、脾胃虚弱所致诸证。莲子补脾，养心安神。三种食材共用，可达到补益气血的疗效。

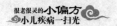

很多家长以为菠菜是补铁佳品，其实这是一种片面的认识，因为菠菜中99%的铁与本身的草酸结合，不容易被吸收。而且菠菜中的草酸还会干扰锌、钙的吸收，更不宜给孩子多吃。另外，牛奶虽然营养丰富，但是铁含量很低，喝牛奶不仅不能补铁，反而使铁吸收降低，这是因为食物中的铁为三价铁，必须在消化道中转化成二价铁才能被吸收。牛奶含高钙及磷，易与铁结合成不溶性含铁化合物，从而影响人体对铁的吸收。因此，患有缺铁性贫血的小儿，或正在服用补铁剂的小儿，不宜与牛奶一齐服用。

小儿免疫力差

症状：体质弱、容易生病。

偏方：炖肉蛋：将鸡蛋煮熟后，剥去蛋皮，用筷子在每个鸡蛋上扎几个眼孔，将猪肉洗净，切成薄片；炒锅置火上，下油，将姜丝、蒜片煸炒出香味，放入猪肉片、酱油、料酒、精盐、五香粉、白糖煸炒，待肉片呈酱红色后，下大料、葱段，注入清水1000克，再把鸡蛋放锅里，浸煮去皮鸡蛋；待汤汁沸腾后改用小火慢炖1小时，使鸡蛋入味，外皮呈酱肉一样的红褐色时，即可出锅食用。

"免疫力"是指人体对外来侵袭、识别和排除异物的抵抗力。宝宝的免疫力大多取决于遗传基因和环境影响两大方面，环境包括宝宝的饮食、睡眠、运动、外界压力等。

宝宝出生时，会从母体中获得了一定的免疫球蛋白，可以抵抗常见细菌和病毒的侵袭，所以6个月以内的宝宝一般较少发生疾病。但宝宝6个月之后，从母体获得带来的抗体逐渐减少，而自身的抵抗能力还没有完全建立，这时候的宝宝容易出现疾病。那么，如何提高宝宝抵抗力呢。

一般来说，提高宝宝的抵抗力有特异性和非特异性（即一般性）两种方法。特异性的方法就是预防接种，又叫计划免疫，即通过给宝宝接种减毒或灭活的菌苗或疫苗，使宝宝体内产生针对某一种细菌、毒素或病毒的抗体，来抵抗这种传染病。这种方法固然有效，但由于疫苗的种类毕竟很有限，不可能通过预防接种来防止一切传染病，而且体质弱的宝宝也不适宜接种过多的疫苗。"非特异性"一般是指宝宝患有某些疾病后自身产生的抗体免疫，或者由于宝宝自身成长发育增长的免疫力等。

为了促进宝宝自身免疫力的提高，在本节我们向家长朋友推荐"炖肉蛋"这一款膳食偏方。这一偏方的原理在于鸡蛋营养丰富，同时吸收了炖肉中的营养精华，有益于提高宝宝身体机能和提高免疫力。如果宝宝年龄较小，家长还可以将鸡蛋剁碎放入米粥或者其他日常食物中喂宝宝服用。

除了使用膳食偏方之外，对提高宝宝免疫力更加积极有效的方法是增强宝宝的体质，提高宝宝对传染病的抵抗力。家长可以参考以下方法来具体实施，帮助宝宝获得更好的身体。

1. 积极锻炼

锻炼要从宝宝很小的时候就开始，户外活动不仅可以使皮肤合成维生素 D，从而促进钙的吸收，而且对肌肉、骨骼、呼吸、循环系统的发育以及全身的新陈代谢都有良好的作用。经常运动还可以增强宝宝食欲。使孩子摄入足够的营养素，体质就会增强，抵抗力就会明显增加。这里要提醒各位家长，锻炼并不是指要让宝宝过分运动，例如满月后的宝宝，在夏天的时候在室外躺一会儿，冬天可开窗在室内呼吸新鲜空气，这都是合适的运动，可以从小培养宝宝适应较冷的环境，当气候发生变化时就不容易得感冒。

2. 饮食营养

本节偏方也是从"营养"的角度来提高宝宝免疫力，这是因为宝宝处于不断的生长发育阶段，对营养素的需要量相对较多，但这一阶段的宝宝消化功能未完全成熟，食谱往往也比较单调，故容易发生营养素缺乏的情况，导致抵抗力就比较差。例如，轻度的维生素 A 和维生素 C 缺乏是造成小儿反复呼吸道感染的一个常见原因，因此多吃一些富含维生素 C 的新鲜有色蔬菜和水果(其中所含的 β—胡萝卜素可以在体内转化为维生素 A)或补充一些多元维生素制剂确实能有效地增加孩子的抵抗力。

在为宝宝补充营养的时候家长要注意不能给宝宝吃太多，特别是晚饭或睡前。有些父母生怕宝宝吃不饱，总喜欢给宝宝多吃，吃过饭没多久就睡觉，未消化的食物可产生内热，导致胃肠功能失调，使宝宝抵抗力降低。

3. 保证充足的睡眠

科学家们研究发现，人体内有一种名为胞壁酸的物质，科学家们称

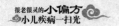

其为睡眠物质，因为它既能催眠，又可增强人体免疫功能。当宝宝发热患病时，多多睡觉就会使体内胞壁酸分泌增多，从而使人体的免疫功能增强。睡眠不良会让体内负责对付病毒的 T 细胞数目减少，随之生病的可能性增加。所以，专家建议成长中的宝宝每天睡 8～10 小时，充足的睡眠对宝宝的免疫力增强非常重要。

4. 对宝宝切勿随意使用抗生素

当感染不是很严重时，尽量不要给宝宝用抗生素，而是靠自身的抵抗力，使免疫系统得到锻炼。这样当下次再遇到同样的"敌人"时，已经训练过的免疫细胞便会产生出有针对性的免疫力，从而保护身体免受疾病侵害。

宝宝的免疫力低下虽然不是病症，但却和众多常见疾病息息相关，所以家长仍然应当给予适当的重视。如果发现宝宝经常感冒、精神不足、食欲不振等，就要开始注意为宝宝增强免疫力了。

生长痛

症状：生长痛。

偏方：猪蹄筋、鸡血藤；选用适量鸡血藤和猪蹄筋，加入食用调料后加水同炖至烂熟后，去药渣喝汤。

小儿生长痛，多发于 4～12 岁的宝宝，这一阶段的宝宝即使没有磕碰外伤，在下肢也会出现间歇性疼痛，家长无须过分担忧，这是一种正常的生理现象。

小儿生长痛的发病时间一般在下午或者夜晚，如果宝宝白天有大量运动，晚上发病概率会更高，发病部位在膝关节、大腿、小腿及腹股沟等部位，疼痛时间多在 10 分钟～1 小时。例如，有些宝宝在晚上睡前或者刚要睡着的时候，哭喊自己的腿部不适，需要家长揉腿或者捶腿才能安然睡着，但等到第二天睡醒后，疼痛就完全消失了。

在医学上还没有对小儿生长痛原因的明确定义，广泛认同的原因有以下两点。

（1）通常宝宝非常好动，且腰腿部的运动量较大，而运动代谢的乳酸很容易聚集在细胞组织中，当乳酸足够多时就会刺激神经末梢，宝宝自然会感觉到肌肉酸痛。

（2）宝宝发育时期下肢骨骼生长速度非常快，而与骨骼相连的关节囊、肌腱、韧带及周围神经纤维组织等生长的速度跟不上骨骼的生长速度，就会导致骨骼拉扯相关的组织，出现疼痛的现象。

针对宝宝生长发育时期出现的生长痛症状，中医认为食补的效果还是远远优胜于药补，所以本节推荐给广大父母一款比较实用的膳食偏方：蹄筋汤。

具体做法，选用30克的鸡血藤，100克的猪蹄筋备用，将鸡血藤用布包好，猪蹄筋洗净后泡软切段，将两者放入同一个锅中，加入适量的水炖烂，最后加入适量的盐、味精等调味即可。每周喝两三次，可养肝益肾，通络止痛。

此偏方基于中医理论，中医认为"小儿生长痛"是由于先天不足而后天调养不善，导致宝宝肾精不足，寒邪侵袭才会有疼痛的现象。偏方中鸡血藤性温，味苦，归心经、脾经，有扩血管、抗血小板聚集的作用，可活血舒筋、养血调经。猪蹄筋中含丰富的胶原蛋白质和弹性蛋白，有养血补肝、强筋壮骨的功效，对腰膝酸软、身体瘦弱者有很好的食疗作用，多吃有利于小孩生长发育。此方整体的作用为养肝益肾、通络止痛，针对小儿生长痛有非常显著的疗效。

这里特别提醒各位家长，在使用食补为宝宝调理生长疼痛的时候，还应该增加宝宝维生素C的摄取量。研究发现，维生素C有利于胶原蛋白的合成，所以家长可以在宝宝平日的饮食中增加柑橘、柚子、韭菜、菠菜、青菜等食物。除了饮食上的注意和食疗偏方之外，父母还可以用按摩的方式为宝宝缓解疼痛。每天晚上在宝宝睡觉前，爸爸妈妈可用热毛巾对宝宝疼痛部位进行按摩或热敷，按摩时，一定要注意揉捏力度，让宝宝在温柔的抚摸下入睡，这样一来就避免了宝宝因为疼痛而睡不着或者睡后易醒的情况。

消瘦（营养不良）

症状： 消瘦、精神状态不佳，易哭闹，皮肤松弛。

偏方： 桃仁、杏仁，生山栀各等份，冰片、樟脑少许。将三味药共研

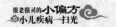

细末后，加入冰片、樟脑混匀备用。取药 15～20 克，用鸡蛋清搅拌成糊状，干湿适宜，敷于双侧内关穴，用纱布包扎 24 小时，每次间隔 2～3 天。

小儿营养不良是由于小儿膳食中蛋白质和热能的摄入不足引起的一种慢性营养缺乏症，又称蛋白质——热量不足性营养不良症。多见于 3 岁以下婴幼儿。

小儿营养不良有以下原因导致：① 先天营养不足：胎儿在母体内营养不良，造成出生体重过低、早产。② 喂养不合理：出生无母乳，或母乳不足，未能及时给小儿添加牛奶，有些人工喂养的小儿，长期以面糊或淀粉食物为主，蛋白质、脂肪、糖和热量均不能满足小儿的需要，同时导致小儿维生素和矿物质的缺乏。③ 不良的饮食习惯：小儿偏食，挑食，吃零食过多，不吃早餐等，均会引起小儿营养不良。④ 疾病因素：消化系统疾病，如慢性腹泻、迁延性肝炎、唇裂等，可导致营养不良。饮食习惯的突然改变，也会造成消化系统功能的紊乱。感染性疾病：反复呼吸道感染、结核病、长期发热等，可使小儿食欲减退，而由于小儿机体对各种维生素以及热量的消耗也在增加，最终导致小儿营养不良。

小儿营养不良会导致多种严重的并发症，如营养不良性贫血、各种维生素缺乏、龋齿、消化道疾病等多种疾病，严重营养不良的小儿，由于各系统均存在功能性或器质性病变，反应性降低，随时都会发生重大的病情变化。

消瘦型营养不良主要是由于能量供应严重缺乏导致的，主要症状为消瘦。小儿全身皮肤松弛，体弱无力，精神萎靡，易哭闹。

在此再为家长朋友推荐一款食疗方——桂圆肉鸡蛋汤，此汤可有效预防小儿营养不良。

材料：桂圆肉 50 克，红枣 15 枚，鸡蛋 2 个，白糖适量。

做法：桂圆肉、红枣洗净；锅置火上，加适量清水，放入桂圆肉、红枣，用文火煮至红枣熟烂；将鸡蛋打散，倒入锅中，加白糖调味即可。

功效：鸡蛋富含蛋白质、脂肪、钙、铁、锌以及维生素 A、维生素 E、维生素 D、B 族维生素等，桂圆肉除了含丰富的铁质外还含有维生素 A、B 族维生素和葡萄糖、蔗糖等。二者合用，可为小儿补充丰富的蛋白质以及维生素。

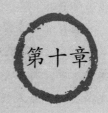

第十章

体质调理小偏方

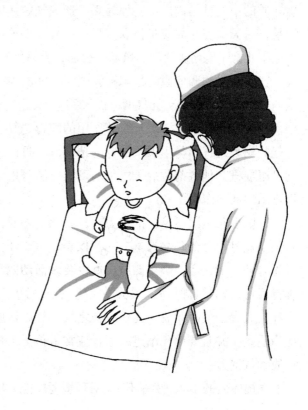

气虚体质

症状： 面色萎黄或淡白、易出汗、舌淡，小儿常感到头晕、自汗、乏力、便溏、腹胀、食欲不振、嗜睡、气短、胸闷、小便清长、夜尿频多等，易患感冒。

偏方：（1）按摩足三里、气海、关元、肾俞、脾俞、肺俞，每日 1 次。

（2）龙眼肉 300 克，蜂蜜、红枣各 250 克，谷芽、麦芽各 50 克，姜汁少量。将谷芽、麦芽洗净，烘干研成粉备用，然后将龙眼肉、红枣洗净去核，放入锅内加水煮至六成熟，然后将姜汁和蜂蜜、谷芽、麦芽粉倒入，搅匀，小火略煮片刻，捣烂成泥。每日服用 15 克。

气虚是指身体内气机的推动、统摄、防御等功能减退，各脏腑的功能和免疫力低下而导致的一系列症状甚至疾病。

气虚体质的小儿面色萎黄淡白，容易出汗，食欲不振，便溏，腹胀，天气变化的季节，特别容易感冒，懒言少语、疲乏神倦。一般来说，气虚体质的小儿性格内向、善惊易恐。造成气虚体质的原因有：先天禀赋不足，后天失养，如父母体弱、早产、人工喂养不当、偏食、厌食等。气虚小儿常不能耐受寒邪、风邪、暑邪，容易生病。

气虚体质的调理原则是培补元气，补气健脾。气虚体质的调养应当从调补后天之气和先天元气两方面入手。后天之气包括抵御作用的卫气、推动呼吸作用的肺气、综合营养作用的脾胃之气、维持心脏正常搏动的心气；先天之气指与生俱来的肾的精气以及丹田部的元气。通过补益脾气可以促进其他各部位后天之气的形成，滋肾培元则是调动体内元气发挥原始的推动作用。

气虚小儿卫阳不足，抵抗力差，易感受外邪，疾病缠绵难愈，所以家长要做好小儿的预防保健，注意保暖，不要汗出当风，免受外界风寒雾露等邪气的侵袭。脾主四肢，所以要多活动四肢，以流通气血，促进脾胃运化，改善气虚体质。过劳则气耗，在日常生活中注意避免过度劳累、大汗、大渴，气随津脱，耗伤脾肺之气。气虚体质者的体能偏低，运动应当适度，并且要循序渐进，家长应常带孩子去户外做运动，增强小儿体质和抵抗力。

气虚体质的小儿，腠理不密，对环境适应能力较弱，容易因季节交替、早晚温差过大感受风寒而致病，患病之后又不易痊愈以致反复受病，迁延不断。因此春秋两季应适时增减衣被，注意保暖，防止感冒或变生他病。春季多风，风性开泄，气虚小儿应当做好"春捂"工作，不要立刻增减衣被，防止汗出当风。春季万物生发，容易感受病毒性感冒、风疹、麻疹等流行性疾病，因此尤其应当做好防护工作，防止感冒，及时注射疫苗，生病后要及时就医，防止感冒加重难愈。盛夏时节天气炎热，气虚则肌表不固，大汗大渴之下容易伤津耗气，严重时可以产生心慌、头晕、中暑，甚则脱水、休克的严重情形。因此，夏季应当避暑，防止阳光暴晒，出汗后应当及时补充水和盐分，以防虚脱。另外，也不能过于贪凉，空调太凉反而易受风寒，饮食过量或饮食过于生冷油腻也会损伤脾胃之气。夏秋之交湿气较大，此时脾胃最易受邪，应注意饮食卫生，陈腐变质的食物不要食用，过夜或从冰箱中取出的食物应当加热后食用。这个时节尤其应当防止痢疾、肠炎的发生，久泻久痢均可损伤一身之气。秋季干燥，容易伤肺气，气虚体质者应当注意保肺，多吃一些水果蔬菜，防止感冒。冬季严寒，肌表腠理紧固，应注重闭藏，忌食辛辣发散的食物。

　　培补元气也可以靠饮食进行调养，元气调动起来，可以使整体的效率得到提高。脾胃是气血生化的源泉，后天之气的充足主要靠脾胃的运化功能。气虚者多脾胃虚弱，所以说凡是可以健脾益胃的食物都对补气有好处。可以补气的食物有：粳米、糯米、面、大麦、小米、薏米、扁豆、白菜、藕、红薯、南瓜、黑木耳、蘑菇、苹果、桃、莲子、芡实、红枣、栗子、核桃、畜肉、禽肉、鲫鱼、牛奶、蛋、红糖等。烹饪的时候宜久炖，熟透后方能固护脾胃之气。气虚体质的小儿不宜多食生冷苦寒、辛辣燥热等食物，也不宜食用过于滋腻、难消化的食品，以免产生"虚不受补"现象。

阳虚体质

　　症状：多为早产儿，面色苍白或晦暗、口唇色淡、舌淡、畏光。多白胖或清瘦，四肢并不健壮。平素畏冷、手足不温、喜热饮食、大便溏薄、小便清长。

　　偏方：（1）桂花3克（糖腌），莲子50克，红糖1勺。莲子洗净，去心，用清水泡透，放入锅中，大火煮沸后转小火煮至熟烂，放入糖桂花和红糖，煮沸即可。温中散寒，暖胃止痛。适用于脾胃虚寒所致的胃痛隐隐、泛吐清水、饭后腹胀、喜暖喜按、神疲乏力、四肢不温等疾病。

（2）按摩命门穴，饮食后和睡前，每日4次。

阳气就是人体中的能量或者热量。阳虚就是身体中阳气不足，失于温煦，以畏寒怕冷，肢体不温为主要特征的体质。

阳虚体质的小儿面色苍白或晦暗、口唇色淡、舌淡胖嫩、舌边有齿痕、毛发易落、易出汗、畏光。平时畏冷、手足不温、喜热饮食、大便溏薄、小便清长。一般来说，阳虚体质的小儿精神不振、少气懒言，性格内向沉静。造成阳虚体质的原因是先天禀赋不足，后天失养，孕育时父母体弱、早产、气虚过甚损及阳气等。阳虚体质的小儿体质较弱，不能耐受寒邪、耐夏不耐冬。

阳虚体质的调理原则是——温补脾肾，化湿通阳。阳虚体质的调养应当以温阳驱寒为主。阳气虚损可以导致人体脏器的功能受损，代谢受阻，从而寒湿之邪内生。肾是"先天之本"，脾胃为"后天之本"，温阳当从两个"根本"入手，推动阳气在体内生长、交通，使气血周流顺畅。人体好比一个火炉，应当把湿气驱除，燃料干燥充足，炉内通风良好生命之火才能旺盛。因此，改善阳虚体质不仅要"温"，还要"通"。

阳虚体质的人最难适应一年四季季节的更替，自然环境适应能力较差，尤其不耐严冬。冬季严寒，阳虚体质尤其畏惧寒冷，此时应少出门，保证室内温度达到舒适的程度，多加衣被，尤其应注意腰部和下肢部的保暖。如果要出门，应当保护好体内热量不要轻易散失，需要注意的是一旦有活动汗出，应当及时增减衣物，防止大汗，或汗出当风，避免进一步损伤阳气。"春夏养阳"，春季风多，昼夜温差较大，阳虚体质的小儿应注意"春捂"，应逐渐减少衣被，适当从事户外活动，接受阳光照射。饮食多用粮食蔬菜，增强抵御流行疾病的能力，家长尽量避免带小儿到人多聚集的地方活动，以防感染流行性疾病。夏日，阳虚体质之人大都可以耐受高温，应当避免电风扇、空调直吹。夏夜应慎用凉席，睡觉时应着衣被，防止夏夜寒风伤阳。户外活动时应避开酷日照射，避免大汗大渴。饮食宜清淡，切莫妄食生冷。注意固护脾胃以存阳。秋季寒凉，宜及时增添衣被。饮食宜进补，秋季气候凉燥，除注意服用温补食物之外，还应当兼顾滋阴，以免过于温燥。入冬天冷之前，家长应适当带孩子多做户外运动，为入冬打造良好的身体基础。

阳虚体质的人脾胃之气较弱，稍有不调即容易导致消化类疾病。饮食调养应以温胃健脾为主。温热的食物以去寒气，清淡的食物以护脾胃。脾胃消化得好，营养物质得到吸收，身体的能量才能充足。可以补阳的食物有：韭菜、茴香、茄子、辣椒、龙眼、牛肉、羊肉、狗肉、兔肉、红糖、大料、花椒、胡椒、肉桂、酒等。阳虚体质者，平时不宜多食生冷、苦寒黏腻之品，即使在盛夏也不要过食寒凉之品，如田螺、螃蟹、西瓜、黄瓜、苦瓜等。

经脉中督脉统领诸条阳经，命门是元阳的居所，精血之海，元气之根，反复按摩腰际命门穴可以助命门之火，壮一身阳气。饮食过后，临睡之前，用手在关元穴的位置反复摩腹，令小腹微热，也可调动身体的阳气生发。

阴虚体质

症状：体型瘦长，面色常潮红、两目干涩、皮肤干燥、舌红少津、脉象细数。手足心热、口燥咽干、大便干燥、渴喜冷饮，小儿性格常常比较急躁。

偏方：（1）百合30克，麦冬9克，桑叶12克，杏仁9克，蜜渍枇杷叶10克。加水同煮服用，每天一剂即可。养阴生津、润肺清心，适用于肺燥干咳、津伤口渴、心烦失眠、内热消渴及肠燥便秘等。

（2）百合30克，金银花20克，冰糖适量，加水1000毫升。煮沸后当茶饮。不方便煎煮的，取适量百合和金银花用开水闷泡10分钟也可。滋阴清热，安心去火。适用于"内火"旺盛的阴虚者。

阴虚体质的调理原则是——滋阴降火，调补肝肾。体内阴液的亏损，容易导致虚火的产生，这时如果单纯泻火，则会耗伤元气变生他病，适得其反。因此，调养阴虚火旺体质应以滋阴为主，体内阴液充足阳气有根，才不会变生虚火。另外，肝"体阴而用阳"，肝阴不足容易导致肝阳上亢，而产生暴躁易怒等症状。肾是"后天之本"，最易有虚证，肾阴亏虚也是常见证型，肾阴亏于下，肝火亢于上，则会产生眩晕耳鸣、面红目赤的典型症状。因此，调补肝肾也是调养阴虚体质的关键。

　　阴虚体质的小儿，应顺应四时变化，尤应重视"秋冬养阴"。秋季气候多干燥凉爽，阴虚体质喜凉爽恶干燥，此时开始滋补。秋季滋补应注意润燥，燥邪最易伤肺，多食用酸味的果蔬，"酸甘化阴"促进津液生成。一些滋补肺阴的食物，可以改善咽痒咳痰，皮肤毛发干燥的症状，比如鸭梨、百合、麦冬等。阴虚体质本身津液亏少，加之气候干燥尤其应当及时补充水分，活动饮水时应多次少饮，切莫大口畅饮。运动的环境场合应当湿润开阔，比如湖畔、海边、公园、植被茂盛的山等。阴虚体质可适当"秋冻"，初秋在不会感到寒冷的前提下，缓慢增加衣被，可促进虚火收敛，以养阴气。冬季，阴虚体质的小儿相对耐寒，但是阴虚是其基础，虚火是表象，过于忍受寒冷则会耗伤阳气。冬季也应注意保暖，着衣被以不出汗为度。冬季养阴，应以固藏阴精为主，多做室内运动，适当延长睡眠时间，饮食宜温热健脾。春季阳气生发，阴虚体质应避免阳气生发太过，也要避免过于耗散伤神。饮食上可以吃一些辛温发散的食物，如枣、豆豉、香菜、葱、姜等，或甘淡的食物以养脾胃。夏季炎热，阴虚体质较难耐受，应当重视避暑。尽量待在有空调的恒温室内，避免在烈日下暴晒。户外活动应防止出汗过多伤及阴液。饮食应以时令蔬菜、瓜果为主，绿豆汤是最好的解暑饮料。

　　阴虚体质者应当多吃一些滋补肾阴的食物，以达到滋阴潜阳的目的。能够滋阴的食物有糯米、芝麻、绿豆、黑豆、豆腐、各种蔬菜、水果、百合、银耳、燕窝、蘑菇、猪肉、猪蹄、猪骨髓、虾、牛乳、冰糖等。滋阴的食品多酸甘、性寒凉，应适当食用一些动物类的滋阴食品。很多清稀、稍黏稠、味道酸甜的液体也具有滋阴的功效，如各种果汁、汤、米酒、蜜膏、粥、羹等。过于滋阴的食物常常有碍脾胃的运化，而出现便溏的症状，因此滋阴不应太过，应同时注意健脾益胃，这样才能使身体更好地吸收。阴虚火旺者应忌食辛辣刺激性的食物，忌食温热香燥、煎炸爆炒以及脂肪含量过高的食品。

　　阴虚火旺体质多不宜灸，可选具有补阴活血的穴位按摩或针刺。足太阴脾经上的三阴交和足少阴肾经的太溪是补阴要穴，三阴交是三条阴经的交汇点，可以滋补肝、脾、肾阴，太溪则可以滋补肾阴。平时可以用手指或笔杆点按，每次 10 ~ 15 分钟，以酸胀为度，也可循经按摩。

痰湿体质

症状：体型肥胖，面色黄胖、油脂较多、易困倦、多汗且黏黄、舌体胖大、舌苔白腻、脉滑，嗜睡、汗多、腹胀、便臭秽、痰多、小便混浊、食欲不振。

偏方：（1）枇杷肉 500 克，冰糖 600 克。将冰糖入沸水中煮熬至化，加入枇杷肉继续煮至浓稠的膏状即可。润肺止咳，止咳化痰。适用于肺痿咳嗽、胸闷多痰患者。

（2）芡实 15 克，薏米、山药各 30 克，红枣（去核）10 枚。山药去皮，切成细条。然后把所有食材放入锅中，加入 1000 毫升清水用小火煮沸后，焖 20 分钟，然后空腹食用，每天两次。化痰祛湿、健脾益胃、益肾养肝、行气养血。适用于困倦疲乏、身重无力、肌肉松软等痰湿者。

（3）山药 300 克，枸杞 10 克，大米 100 克。熬粥趁热食用，每天两次。壮脾祛湿，补肾益气。适合体弱、容易疲劳的人食用。

（4）白术 10 克，茯苓 30 克，泽泻 18 克，旱半夏 10 克，橘红 10 克，白蔻仁 8 克，荷叶 30 克，香附 10 克，节菖蒲 10 克，郁金 10 克，栀子 10 克，莲子心 5 克，龙骨 10 克，甘草 3 克。水煎服。健脾豁痰祛湿，疏肝清热理气。对痰湿型肥胖尤为适合。

痰湿是体内黏滞重浊的非正常物质，是人体津液代谢障碍的病理产物。痰湿体质的人脏腑的水液代谢功能低减，因而水湿容易凝聚成痰。

痰湿体质由于先天遗传，后天过食肥甘、缺乏运动，导致水液内停，脾气无力运化聚集生痰，而痰湿相混，黏腻难解，又无处不到，所留之处均会阻碍各脏腑的功能，从而变生多种不适和疾病。痰湿留于肺，则阻碍肺气的宣发肃降，造成咳嗽痰多、喉中痰鸣、打鼾、喘促，甚则睡眠时呼吸暂停等症状，容易引起慢性支气管炎、慢性支气管哮喘、咳嗽等疾病。痰湿阻遏脾胃，可有痰多、食欲不振、腹部肥胖、易倦嗜睡、流涎、腹胀、大便黏腻等症状，易患单纯性肥胖等。

痰湿体质的调养法则是——健脾利湿，化痰降浊。痰湿的形成和脾的关系最为密切。脾可以把有用的津液运输到全身各部，把没有用的液体通过膀胱输送到体外。脾的功能强健，营养物质利用率就高，没用的物质就可以及时排出体外。脾的功能出现了障碍，营养物质得不到利用，一方面与废物一起被排除，造成"虚"的体质，一方面废物可能停留在体内，形成痰湿。痰湿是多种疾病的致病因素，许多怪病也是由于痰湿作祟。

　　春季万物复苏，天气转暖，春季昼夜温差较大，痰湿体质小儿应注意保暖，避免不慎感寒，衣着宜上薄下厚，遇大风天气应戴上口罩，避免感染流行性疾病。春季应当多吃绿色蔬菜，适当减轻体重。夏季痰湿体质小儿多难耐炎热，出汗过多时应注意补充水分，切莫贪凉损伤脾胃。慎吹空调，以免汗出不彻，壅遏生热。可以多食时令瓜果，饮食宜清淡，注意早晚切莫感寒。适当多做室内运动，多出汗，多饮水，避免烈日暴晒，伤津耗气。夏秋之交湿气较重，痰湿体质小儿容易滋生胃肠道疾病，所以饮食务必规律洁净，不食过夜食物，忌食生冷油腻，可以采取药膳或粥以调补脾胃。秋季凉爽干燥，痰湿体质之人应借天时，健脾养胃，益气化湿，可采取运动、饮食和药物多种调补方法。冬季痰湿者多可耐受寒冷，但饮食宜温热以护脾胃存阳气，即使不觉寒冷时也应注意保暖，规律作息，坚持室内外的锻炼不要间断，为来年打下良好的身体素质基础。

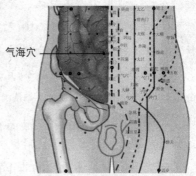

气海穴

气海穴位于下腹部，前正中线上。

　　痰湿体质的经络调养以健脾益气、利湿化痰为基础。可以健脾益气的穴位有脾俞、胃俞、足三里、气海，可以利湿化痰的穴位有中脘、足三里、丰隆，这些穴位都可以按摩、针刺或者艾灸。

　　痰湿体质者也可以手掌摩腹，每日睡前用手掌在脐下丹田，伴随均匀有深度的呼吸频率，反复按摩，直到小腹微热为佳。另外，还可艾条灸或隔姜灸足三里、气海，也可达到健脾益气的功效，每次15分钟，隔日一次为佳。

血虚体质

症状：体型偏瘦、肌肉薄软。口唇、颜面、肤色、爪甲苍白无华。头昏目眩、肢体麻木、身倦乏力，小儿睡眠不足，常伴有贫血。

偏方：（1）乌骨鸡1只，熟地10克，当归10克，白芍6克，川芎3克，米酒100毫升。鸡洗净，入沸水中滚烫一下，去除血水。将全部材料放入锅中，加适量水，先以大火煮滚，捞除浮沫后改为小火，炖煮约1小时即可。经常食用可改善贫血，促进血液循环。

（2）党参15～30克，大枣5～10枚。煎汤，代茶饮，4～6天为1疗程。健脾和胃，益气生血。适用于体虚，病后饮食减少，大便溏稀，体困神疲，心悸怔忡。

血虚就是血少不够用了，反映为身体血液的亏损或者血液不能营养脏腑，从而导致一系列的不适症状甚至疾病。

血虚体质的调养法则——健脾养肝，益气生血。血虚体质的调养应当以饮食调养为先，使脾胃消化功能健康旺盛，从而确保血液生成的来源。另外要养肝，养肝就是要保持身心舒畅的、乐观向上的精神状态，从而可以使肝脏正常的调节血液在身体中分布和运行总量。通过"益气"也可以达到促进生血的目的。除了补益脾胃水谷之气以外，还应当重视呼吸新鲜空气，以及锻炼身体提高自身的抵抗力。

小儿血液亏虚、对各脏腑的滋养不足会导致一系列的脏腑功能的失调，产生多种不适症状和疾病，以唇舌、颜面、皮肤苍白、爪甲不荣为外貌特征，甚则有眩晕、口唇肌肤麻木。

对于血虚体质的小儿来说，春季和夏秋之间的长夏时节最为重要。春季多风少雨，气候凉爽干燥，万物复苏。人体中的阳气在这个季节开始生发，但是还比较柔弱，外界环境较为不稳定，温度变化幅度很大，稍不注意就容易生病，这也是"春捂"的目的。在春季人体的肝气最为旺盛，也最容易被疾病侵染，养肝护肝在春天就显得尤为重要。肝又与情绪息息相关，精神愉悦了，心胸舒畅了就达到了养肝的目的。再配以滋养肝血的中药、药膳就可大大改善一些不适的症状。长夏时节天气闷热，气压低，湿气较重，晚上空气开始由热转凉，这个时候最容易滋生脾胃疾病，肠炎腹泻等消化类疾病多在这个时候发生。血虚体质小儿尤其应当保护脾胃，脾胃健康血的生成才有保证。因此，长夏时节应当注意饮食卫生，隔夜的食物不要吃，冰箱里的食物不宜久放，多吃一些面食。粥是最好的健脾良方，煲粥时可以加入几种补血中药，做成药粥服用。由于这个季节气候湿热，小儿的脾胃消化功能也受到一定影响，因此过于荤腥油腻的食物也应少吃，饮食应以清淡为佳。夏秋之间夜晚开始转

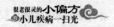

凉，凉席应该撤掉，睡觉也应注意保护小儿腹部不要受凉。另外，在夏季，由于天气炎热出汗较多，应当防止低血糖的发生，活动后应当及时补充水分、盐分和糖分，避免突然变换体位，以免出现眩晕的症状。避免户外阳光下的暴晒，少做户外运动，居室宜凉爽通风，多吃时令的瓜果、蔬菜，防止中暑。秋冬季节，血虚体质的人应当加强锻炼，每次运动至浑身上下感觉温暖，微微汗出为佳，以此可以增进全身气血的运行，促进生血。脾胃是气血生化之源，所以应当注重进补，一日三餐定时定量，主食以面食为主，养成喝粥的习惯，配合食用富含维生素的蔬菜水果，保证能量与营养物质的充足。

对于血虚体质的小儿来说，饮食调养是生血的首要问题。一方面要多吃一些可以生血补血的食物，保证血液生成的来源充足；另一方面还要增强脾胃的运化功能，保证其高效的工作，把食物源源不断地生成血所需要的营养精微。可以补血的食物有：黑米、芝麻、莲子、牛奶、乌鸡、猪肝、猪血、羊肝、黑豆、黑木耳、番茄、桂圆、海参、荔枝、桑葚、蜂蜜、红糖等。还有一些补脾的食物可以间接地起到补血的目的，比如鸡斗米（芡实）、山药、红枣、干烙饼等。另外，一些药膳，也可以帮助调养血虚体质。凡血虚者应忌吃辛辣刺激性食物。辛散之物，易动火耗血，不利阴血调养。

足太阳膀胱经、足太阴脾经以及足阳明胃经上的穴位可用来调补气血，循经按摩、敲打可以使气血得到疏通。其中，基本的补血穴位有膈俞、肝俞、足三里、三阴交，平时可以按揉。

过敏体质

症状： 先天禀赋不足、遗传因素、环境因素、药物因素导致，容易过敏，患哮喘、荨麻疹、皮肤瘙痒等症。

偏方：（1）黑芝麻9克，黑枣9克，黑豆30克。将着三种材料蒸熟后，打汁去渣。每日1剂，可常服。温肾健脾，增加免疫力。主要用于过敏体质缓解期。

（2）浓豆浆300毫升，食盐0.5克。将鲜豆浆600毫升，加热浓缩至300毫升。在浓豆浆中加入盐再煮沸即可。空腹1次饮完，每天早、晚各1次。具有抗过敏性哮喘的功效。长期坚持服用效果好。

（3）乌梅 15 克，黄芪 20 克，当归 12 克。放入砂锅中加水煎开，再用小火慢煎成浓汁，取出药汁后，再加水煎开后取汁，用汁煮粳米 100 克成粥，加冰糖趁热食用。养血消风，扶正固表。对于过敏体质、各种过敏性疾病都可以选用。

一般是将容易发生过敏反应和过敏性疾病，而又找不到发病原因的人，称之为过敏体质。

过敏体质的调养法则是——益气固表，养血消风。过敏通常是受到外界过敏源的刺激，自身产生的过于亢奋的应激反应或病理反应。身体抵御外界环境的影响靠的是"卫气"，体内正气足，卫气就强，对外界的适应力就强，肌表就坚固，所以过敏体质的调养当以益气固表为首。

造成小儿过敏体质的原因是复杂而多样的，可能是因为儿童皮肤比较娇嫩，风吹或被日光暴晒都可引起过敏。另外，适当注意小儿是否吃母乳。如果吃母乳，母亲饮食不注意，吃了鱼虾可以通过母乳引起小儿过敏，这样就需要大人注意饮食。因此处于哺乳期的妈妈要注意自己的饮食以免影响宝宝健康。

儿童过敏性疾病的发生与遗传有密切关系。父母都有过敏体质时，其子女有 70% 的可能性为过敏体质；单纯母亲是过敏体质，孩子有 50% 的可能性为过敏体质；单纯父亲是过敏体质，其子女有 30% 的可能性为过敏体质。因为小儿免疫系统尚未发育成熟，有可塑性，所以患有过敏性鼻炎、支气管哮喘的，治疗越早越好。在饮食方面，儿童对一些容易引起过敏反应的食品，如奶制品、蛋类、鱼虾、豆制品可少量食用，慢慢适应，还可食用能增强免疫力的初乳食品，因为初乳含免疫球蛋白 G，可保护儿童上呼吸道黏膜，减少因细菌、病毒感染而诱发的儿童支气管哮喘、水肿的发生；其中的免疫球蛋白 A 可减缓呼吸道和胃肠道过敏反应。易患过敏性疾病的儿童还要增加户外活动。

过敏体质者四季都应防止接触过敏源，但是在季节交替之时往往也是过敏反应的多发季节，比如春季，气候多风，万物复苏，柳絮、花粉随风飞散，对此过敏者往往防不胜防，因此出门应注意戴好口罩、纱巾，减少与过敏源的接触。风邪常裹挟湿气、温燥、疫疠之气，故过敏体质者多在春季汗出当风、肌表皮肤在户外暴露之时发生过敏反应，故过敏体质者春季应防止受风，尽量避免在户外活动。饮食应当忌食辛辣、腥膻发物,多食健脾益气的食物以增强身体免疫力和适应环境变化的能力。夏季过敏体质者除应避开过敏源之外,活动时应防止出汗太过、伤津耗气,要及时为身体补充水分。有秋冬季节易发过敏反应者,可以采用冬病夏治之法,借天时之利,去除顽疾。秋季气候转凉,易产生过敏性哮喘、过敏性鼻炎等症状,过敏体质者应注意及时增添衣物,避免在清晨及夜晚在户外活动。秋季可以适时进补,以健脾益气或滋阴润燥的食物为主,以利冬季的闭藏。冬季应注意保暖,尤其是对冷空气过敏者更应避免户外活动,早睡晚起,防止感寒。衣着应密实,但应透气,防止汗出着风,居所宜朝阳,室内温度恒定为宜。

过敏体质小儿饮食应避开容易导致过敏的食物,减少过敏反应发作机会,这些致敏食物因人而异,任何食物均有导致过敏的可能。一般来讲,过敏体质小儿的饮食应提倡清淡、补益脾气。这类食物可以使身体卫气充足,提高机体免疫能力,对过敏有一定的改善和抵抗作用。

过敏体质小儿的饮食调养,家长应做到因时、因地、因人、因病用膳,综合环境、体质和疾病因素,在平时多留意和记录。一些生冷、辛辣、肥甘油腻的食物和荤腥发物应当忌食,比如酒、鱼虾、海产品、辣椒、肥肉、浓茶、咖啡等。适宜的食物(个体过敏食物除外)有粳米、小米、小麦、大麦、薏米、荞麦、绿豆、红小豆、蚕豆、豇豆、蔬菜、水果、猪瘦肉等。

针对个体表现,可采用益气固表或清热凉血的经络调养方法。如足太阳膀胱经是"多气多血之经",经常敲打、按摩,长期坚持可以达到通行气血的效果;也可以手掌摩腹,每日睡前用手掌在脐下丹田的位置,伴随均匀有深度的呼吸频率,反复按摩,直到小腹微热为佳。

附录 1：好妈妈必备的宝宝用药全知道

怎样看药品说明书

在打开药品包装后，你是否只是粗略地看了一下服药量就给孩子吃药了？这是非常不正确的行为。因为药品说明书上还标有很多其他有用的事项，如果没有仔细阅读，就有可能导致孩子出现不良反应。仔细阅读药品说明书，是安全服药前的必经程序。药品说明书上会明示药品的名称、主治功能、用法与用量、不良反应、禁忌证、储藏条件、有效期、主要成分、药品性状、批准文号等内容。这些都是家长要留心查阅的，要知道，看药品说明书也是有学问的。

● 首先来看药品的主治功能，家长一定要针对孩子所患的疾病来看药品是否对症下药，以防取药师马虎出现意外；其次是要看药品的批准文号。有"准"字代表国家批准正式生产，有"试"字代表国家批准试生产。如果买到的药品批准文号有问题，就不要服用了，以免服用假药给身体埋下隐患；第三要看药品的用法用量，患者要严格遵照药品说明书服药，避免出现因为希望患儿尽早恢复健康，过量服药的现象。家长更不可擅自更改用量，一切都要按医嘱或说明上的规定去做。第四要看药物的保质期，有些药物即使在保质期内，其形状改变后，也不能服用，家长要留心查看。

● 是药三分毒，任何的药物都有可能产生不良反应。副作用是指服药后可能出现的不适反应，而毒性反应是指服药因过量或过久服用可能会造成的强烈不适症状。家长在给孩子服药时，不必因为惧怕不良反应而停止服药，不良反应只是有可能发生，因人而异，如果患儿在服药时出现不适症状，可以询问医生是否停药。

● 药品说明书上的禁忌证一定要仔细阅读，并严格按照说明去做，它能直接关系到患儿的人身安全。有禁用标志的就不要服用，有慎用标志的要谨慎服用，如有不良反应马上停用。药品的保存方法也有讲究。标有阴凉处储藏的则说明存放环境温度应在20℃以下；冷藏保存需要将药物存放在 2 ~ 8℃的环境中。服药后，瓶盖盖严，不能置放于空气中。

● 药品有效期并不是绝对的。如果药品在有效期内外观性状发生了

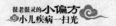

明显变质，也同样是不能使用了。

识别真假药的几种方法

家长在给孩子购买药物时，一定要到正规的药房或指定药品售卖处进行购买。在买完药物后，家长也要仔细查看药物的真假，以免误服，服用假药不仅对疾病没有治疗作用，很有可能还会导致孩子患上其他疾病。辨别真假药品有很多种方法，下面就来介绍一些简单易用的小窍门。

● 防伪标志：有些药品生产厂家为了方便用户辨别真假，会在药品包装上设置特殊的防伪标志，只要购买者稍加留心就能辨别真假。假药的包装上一般做不出防伪标志，即便有，也是粗制滥造，一眼就能看出区别。

● 包装外观：正规厂家出厂的药品包装精细，不管是从包装、标签还是从字迹、套色都整齐清晰、颜色鲜明。如果是假药，他们很难模仿到位，外包装上字迹浅淡、颜色不准、过度生硬、色块错位。

● 看生产厂家：根据国家药监局规定，规范药品说明书必须注明生产企业名称、地址、邮政编码、电话号码、传真号码、网址等，便于患者联系以辨真假。而假药对该类项目的标注内容往往不全。

● 药品质量：如果是假药，就算外包装制作得再精良，药品的质量也会让它露馅。家长可以将药品拿出，仔细观察它的外观和断面，如果是假药，就会出现不同形状。如果患儿需要用中药的浸膏片，家长可以取其断面，在上面哈气，出现水珠亮点就是真药，反之就是假药。

● 气味不正：药品在服用前家长最好先闻一下，如果有特殊的怪异气味应停止服用。当药物散发出怪味或没有应该有的味道时，要注意是否买到了假药。

● 时间不准：时间不准是指生产日期、使用年限的标志不准确。有些假药在外包装上不会明确注明这两项时间，有的只注明一样，家长在购药时一定要仔细查看。

● 说明详细：合法生产药品的说明书会详细地列出有关药品及服药的注意事项。如果没有详尽的说明，则有可能是假药。有些假药在说明书上会夸夸其谈，声称可以包治百病，甚至治疗癌症都不在话下，这种药品家长一定不要让孩子服用。

● 批准文号：查看标志药品外包装上都会有批准文号，含有"药"字样就说明是国家批准生产的，如果是其他字样则不要购买。

最佳服药时间

宝宝正处在生长发育时期，各个脏器发育不成熟，对药物的代谢和排泄功能、解毒功能较成年人低，耐受性较差，容易造成过量和中毒，用药剂量应严格按标准规定用量。目前，小儿用药常按体重计算剂量，方法是先测量出宝宝的体重，或按年龄推算出平均体重，再计算剂量。下面是刚出生至6岁小儿的用药剂量，仅供参考。

年龄与剂量

出生0～1个月：成人剂量的1/18～1/14；

2～6个月：成人剂量的1/14～1/7；

7～12个月：成人剂量的1/7～1/5；

1～2岁：成人剂量的1/5～1/4；

2～4岁：成人剂量的1/4～1/3；

4～6岁：成人剂量的1/3～2/5。

另外，对于相同年龄不同情况的宝宝用药还需结合具体情况，如宝宝年龄相同，身体发育正常，但病情不同，重者剂量可大些，轻者可小些。而大龄儿的剂量不能超过成人用量，即以成人剂量为限。服药时间一般在饭前30分钟至1小时进行，此时胃内已排空，有利于药物吸收和避免服药后呕吐；若是服用对胃有强烈刺激的药物，可在饭后1小时喂服，以免损伤胃黏膜。宝宝可在喂奶前或两次喂奶中间服药。新生儿在喂奶前1小时左右给药。

宝宝用药途径选择

● 口服给药：对于能喂奶的宝宝应尽量采取口服给药。药物经口服、胃肠道吸收可以在体内很好地发挥治疗作用，而且宝宝服用起来也很方便、没有痛苦，家庭自行给药也较安全。不足之处是这种给药方式作用缓慢，吸收量不规则，不适合急救。

● 局部给药：这种用药方法是将药物直接作用于患处，使局部保持较高的药物浓度，产生局部治疗的作用，这种方法包括涂擦、湿敷、含漱、

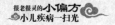

滴入、吸入等方法。

● 注射给药：这种给药方法用药量准确、作用快、排泄也快，比较适合年龄较大的宝宝，尤其是肌肉注射的效果较明显。对宝宝静脉给药时，一定要按规定速度给药，切不可过急过快，要防止药物渗出引起组织坏死。但是这种给药方法不适用于新生儿，因为新生儿皮下注射容量很小，给药会损害周围组织且易造成吸收不良。注射给药也有缺点：一是要求严格无菌的操作环境；二是操作技术要求较高，因此，对家庭来说使用起来不是很方便。

● 胃肠道途径给药：这种用药方法有舌下含服和直肠给药两种。前者作用较快、对黏膜没有刺激，如硝苯地平（心痛定）、硝酸甘油片等；后者不会对胃肠产生刺激，比口服给药作用快，如肛门栓剂、保留灌肠等。

给宝宝喂口服药的技巧

● 1～3个月：1～3个月的宝宝吸吮能力差，吞咽动作慢，喂药时要特别仔细。为了避免把宝宝呛着，可将他的头与肩部适当抬高。先用拇指轻压宝宝的下唇，使其张口；再将药液吸入滴管，利用宝宝的吸吮本能吮吸药液。服完药后再喂些水，尽量将口中的余药咽下。如果宝宝不肯咽，可用两指轻捏他的双颊，帮助其吞咽。服药后要记得把宝宝抱起，轻拍背部，以排出胃内空气。

● 4～12个月：给4～12个月的宝宝喂药时可让他斜坐在你的腿上（不要让头部过于后仰），先喂一口白开水润润口，再将药液从他的口角旁轻缓倒入，并把药液慢慢咽下（如果宝宝不肯张口，可以轻捏他的下巴）；待药液全部咽下后再把药杯（匙）拿开，以免宝宝把口中尚未咽下的药液全部吐出。

附录 2：各种常见病的辨识与护理

由于婴幼儿的免疫力系统未发育完全及抵抗力较差，婴幼儿的病症经常比较复杂并且难以确切诊断，本附录将婴幼儿的病症及其伴随病症加以系统总结分析，可以给新手爸爸妈妈一个比较完善全面的参考，当发现婴幼儿出现类似病状时，能够及时给予正确护理。

主要症状	伴随症状	具体表现	病症诊断	基本护理
发热	伴有恶心	剧烈呕吐并伴有腹泻	食物中毒	补充因上吐下泻所流失的电解质，如钾、钠及葡萄糖
		腹泻、呕吐、排尿不适哭泣	尿路感染	经常用清水冲洗阴部
		呕吐痉挛、意识不清、囟门肿大	脑膜炎	症状出现马上去急诊
	伴有咳嗽	咳嗽剧烈且时间长，四肢酸痛，疲倦无力	流行性感冒	注意休息、多饮水、增加营养，补充维生素，温盐水漱口，保持口鼻清洁
		咳嗽时间长，剧烈且出现呼吸困难	急性支气管炎	休息、保暖、多饮水，全身应用磺胺类或青霉素类等抗生素
		流鼻涕、呕吐、腹泻	麻疹	卧床休息，病室内应保持空气新鲜、通风，用温水擦浴（忌用酒精擦浴）
	咽喉肿痛	咽喉底部长有小水疱	疱疹性咽峡炎	卧床休息，物理降温，淡盐水漱口，患儿用过的食具一定要进行消毒，防止交叉感染
		口水增多，牙龈、口腔出现大量水疱	疱疹性口炎	保持口腔、皮肤清洁。饮食宜清淡，易消化为宜。忌食海鲜、香菜等发物。多饮水
		咽喉发红，不肯进食	扁桃体炎	扁桃体炎发作期以抗生素治疗为主，可以辅助一些清热解毒、减轻症状的中医药口服
	伴有耳痛	用手抓耳朵，哭闹不止	中耳炎	让患部靠在包裹着毛贴的热水袋上。头部疼痛的那一侧朝下，以便让耳朵的渗出液排出来
		耳朵下方肿大发亮	腮腺炎	用冷毛巾局部冷敷，使血管收缩，减轻炎症充血程度。保持口腔卫生，经常用温盐水漱口
	伴有痉挛	只痉挛数分钟即停止	热性痉挛	正当痉挛时，立即把身体翻成侧卧姿势，以免口腔的分泌物呛到气管内
		新生儿反复高热或低热并痉挛，不肯吃奶	败血症	尽量避免皮肤黏膜受损；及时发现和处理感染病灶

续表

		间歇性或经常阵发性痉挛	癫痫	如家里备有苯巴比妥针剂、地西泮针剂或灌肠剂，可给予一次药物，然后送往医院
		痉挛、发呆、呕吐、剧烈头痛	脑炎	病儿应隔离在有防蚊设施、凉爽、安静的室内。发热时应多补充水分。对高热多汗病儿应勤擦皮肤
咳嗽	伴有发热	高热持续4~5天，初为干咳，逐渐转为"呼噜呼噜"的声音	肺炎、毛细支气管炎	卧床休息，大量饮水
		发热持续5~10天，初为干咳、少痰、逐渐转为剧烈咳嗽	支原体肺炎	卧床休息，大量饮水
		突然发热，持续2~3周转为低热，干咳，夜间流汗	肺结核	隔离，补充电解质
		初为低热，出现病情加重的阵发性咳嗽，病程达100天	百日咳	保持室内安静、空气新鲜、温度适宜，注意避免诱发患儿痉咳的因素，注意补充各种维生素和钙剂
	剧烈呛咳	呼吸困难，面色发紫	支气管异物	及时送往医院
	犬吠咳嗽	声音嘶哑，出现感冒症状或呼吸困难，喉部有瘙痒，异物感	急性喉炎	保持室内卫生，尽量使患儿安静休息，减少哭闹，以免加重呼吸困难，立即就医
	伴有喉鸣	喉鸣，深夜或凌晨加剧，出现"呼噜呼噜"喘鸣，呼吸困难	支气管哮喘	保持环境安静，科学安排治疗、检查时间，保持患儿多休息
呕吐	伴有发热	脐周痛，后转移至下腹部	急性阑尾炎	在症状、体征消失后仍应用药一周，以巩固疗效，减少复发
		出现痉挛、出疹子	伤寒	注意维持水、电解质平衡。给予高热量、高维生素、易消化的无渣饮食，以免诱发肠出血和肠穿孔
		头痛、痉挛、前囟门肿胀	脑膜炎、脑炎	症状出现马上去急诊
		出水痘或流感后伴随高热，精神不振	急性脑炎	症状出现马上去急诊
		呕吐后有严重腹泻，蛋花汤样便	秋季腹泻	一定不能禁食，相反，要鼓励孩子多进食，可小量多餐。当孩子频繁呕吐、无尿，精神差时，需要到医院输液
		剧烈呕吐并且腹泻、高热	食物中毒	补充因上吐下泻所流失的电解质，如钾、钠及葡萄糖。
	伴有腹胀	上腹不适，饱胀消瘦、泛酸水	消化道溃疡、胃炎	饮食上以食用质地较柔和，质量高，易消化的食物为原则
	伴有黄疸	检查时肝功能异常	病毒性肝炎	发病早期宜给易消化，适合患者口味的清淡饮食，但应注意含有适量的热量、蛋白质和维生素

腹泻	伴有发热	发热、流鼻涕、咳嗽	感冒	保持居室通风，保持一定的湿度，保持衣物的清洁，保持饮食的均衡全面，自我防御，隔离消毒
		腹泻严重、高热、呕吐，粪便中有黏液或血	食物中毒	补充因上吐下泻所流失的电解质，如钾、钠及葡萄糖
		发热、恶心、呕吐，腹泻严重，粪便呈淘米水样偏白	秋季腹泻	一定不能禁食，相反，要鼓励孩子多进食，可小量多餐。当孩子频繁呕吐，少尿或无尿，精神差，需要到医院吊针补液
	伴有红疹	吃某种食物后全身或局部起疹子，腹泻	食物过敏	在每添加一种新食物时，要注意观察，一旦出现过敏反应，应停止这种食物，然后再试用
	伴有腹痛	肚脐周围绞痛或隐痛，出现夜惊、磨牙等症状	肠道蛔虫性腹泻	及时服用驱虫的药
	其他情况	服用或注射了抗生素药物后出现腹泻	肠道菌群紊乱	注意调节饮食，多饮水，补充电解质
		吃母乳、牛奶等奶制品或含高脂肪的食物后出现腹泻	乳糖不耐症或脂肪泻	较少进食含有脂肪类和含有乳糖类的食物
便秘	饮食不当	吃西瓜时连籽吞下或吃了较多芝麻	果壳类性便秘	注意饮食后便秘即可改善
		不喜欢吃含纤维素多的食物，喜欢吃高脂肪、多蛋白质的食物	肠动力不足	多吃水果、蔬菜后便秘即可消失
	肛门疾病	排便时哭闹不安，大便干硬，有血丝或鲜血，肛门有裂隙	肛裂	通过调整饮食、软化大便，促使裂口愈合。多吃蔬菜、水果，增加饮水，纠正便秘
		排便时哭闹，发热、拒食、呕吐；肛门两边有硬结、压痛、红肿	肛门周围脓肿	通过调整饮食、软化大便，促使裂口愈合。多吃蔬菜、水果，增加饮水，纠正便秘
		排便痛苦、困难、拉出大便较细，常在腹部触及粪块儿	肛门或直肠畸形	多食清淡饮食，宜多饮水。宜多食新鲜水果，以性味清凉为宜，如生梨、甘蔗、香蕉、荸荠等。及时就医
	身体异常	食欲不振、发育不良，检查内分泌有异常	甲状腺功能减退	适合食用性温和的食物，禁食寒凉食物，日常饮食一定要少吃盐
		宝宝期突然起病，烦躁、多饮、多尿，尿色淡、喜冷饮、食欲差	尿崩症	由于多尿、多饮，身边应备足温开水。注意预防感染，尽量休息，适当活动。保持皮肤、黏膜的清洁
		突然受精神刺激或环境改变	精神性便秘	通过调整饮食、软化大便，促使裂口愈合。多吃蔬菜、水果，增加饮水，纠正便秘
		服用抗癫痫药物、钙剂、十六角蒙脱石（思密达）等	药物性便秘	停药后便秘即会消失

续表

腹痛	伴有腹泻	突发腹痛，伴有呕吐	急性肠胃炎	患者常有呕吐、腹泻，失水较多，需补充液体，可供给鲜果汁、藕粉、米汤、蛋汤等流质食物，多饮开淡盐水
		腹泻并且发热	急性胰腺炎	禁食；胃肠减压；必要时置鼻胃管持续吸引胃肠减压，适用于腹痛、腹胀、呕吐严重者
		疼痛由上腹转移至右下腹	急性阑尾炎	在症状、体征消失后仍应用药一周，以巩固疗效，减少复发
		伴有血便，疼痛剧烈	肠套叠或细菌性痢疾	家长如发现孩子又出现阵发性哭闹、呕吐、烦躁不安等症状，应及时带孩子去医院就诊
	慢性腹痛	伴有低热、腹泻，营养不良	溃疡性结肠炎	注意饮食可以减轻症状，促进恢复，以清淡的软食为主，少吃多餐有助于肠黏膜愈合，减轻不适感
		经常觉得上腹疼痛，肚子饿的时候明显，伴有烧心	十二指肠溃疡、慢性胃炎	注意饮食可以减轻症状，促进恢复，以清淡的软食为主，少吃多餐有助于肠黏膜愈合，减轻不适感
		剑突下常出现钻心样痛，一会突然消失	寄生虫病	注意个人卫生，及时吃药打掉虫子
	腹痛明显	吃完油腻食物后右上腹疼痛，时有发热	急性胆囊炎	卧床休息、禁食，应静脉补充营养，维持水、电解质平衡，供给足够的葡萄糖和维生素以保护肝脏
		皮肤上有紫色斑点、便血、关节肿痛，一般在感冒后发生	过敏性紫癜	注意休息，避免劳累，避免情绪波动及精神刺激。防止昆虫叮咬。去除可能的过敏源
		伴有皮肤、眼睛发黄	先天性胆总管囊肿	经禁食、抗炎、解痉、利胆后可缓解
		肚脐鼓出，哭闹越厉害，肚脐鼓的越大	脐疝	手术后注意防止宝宝哭闹，保持良好情绪
		哭闹明显、肚皮鼓胀，没有大便也不放屁	肠梗阻	出现症状后及时送往医院治疗
皮肤出疹	出疹并发热	一般出疹第一天就出现红色疹子，然后变成水疱	水痘	忌吃辛辣鱼虾等食物。水痘患者应多喝水并供给营养丰富、容易消化的食物如牛奶、鸡蛋、水果、蔬菜等
		手、脚、嘴巴里出现米粒大小水疱或淡红色疹子	手足口病	加强营养、补液。并加强对症治疗，做好口腔护理
		伴有咳嗽、流鼻涕	麻疹、风疹	卧床休息，病室内应保持空气新鲜、通风，用温水擦浴（忌用酒精擦浴）
		全身皮肤发红，上面出现针尖大小疹子，像鸡皮，嗓子痛，舌乳头突出	猩红热	饮食应清淡，宜吃高热量、高蛋白质的流食。恢复期应逐渐过渡到高蛋白、高热量的半流质饮食

		烧退后出疹子，但宝宝食欲、精神都比较良好	幼儿急疹	要保持皮肤的清洁卫生，经常给孩子擦去身上的汗渍；多喝些开水或果汁水，以利出汗和排尿，促进毒物排出
	发热后出疹	伴有手足皮肤肿，双眼发红，唇红、干燥、皲裂	川崎病	川崎病的孩子在生病期间要注意多补充维生素C，按时，按剂量服用阿司匹林，避免搔抓患处皮肤
		出现大小不一的疹子	支原体肺炎	呼吸道隔离，休息，供给足量水分及营养
		嘴巴周围有小红斑样水疱聚集，有时发热，有时不发热	单纯疱疹	居住环境要安静，尽量保持患儿平静不哭闹，不要与其共同用一餐具，饭前便后要洗手，预防感冒发热
	其他情况	瘙痒明显，接触了一些物品或食用了海鲜和药物后起疹子	药疹	停药或停食引起过敏的食物后即可消失
		头上、脸上或身上出现红色疹子，瘙痒明显	小儿湿疹	皮肤保持清洁，避免刺激，如搔抓、日晒、风吹等；为防抓伤皮肤，应经常给小儿剪指甲。乳母注意饮食
水肿	伴有皮疹	下肢、臀部有出血点，大小不一，伴有关节红肿	过敏性紫癜	注意休息，避免劳累，避免情绪波动及精神刺激。防止昆虫叮咬。去除可能的过敏源
		面部蝶形红斑，日光过敏，发热，口腔溃疡	红斑狼疮	注意补充优质蛋白和多种维生素，少吃含高脂肪、高胆固醇的食物
		皮肤硬性水肿，有光泽感，颈淋巴结肿大，关节疼痛	川崎病	川崎病的孩子在生病期间要注意多补充维生素C，按时，按剂量服用阿司匹林，避免搔抓患处皮肤
	病性水肿	伴有乏力、黄疸、食欲不佳、腹胀、尿量少	各种肝病造成的水肿	要吃清淡的食物，不能吃太咸的食物，应适当控制水分的摄入。少吃或不吃难消化和易胀气的食物
		尿中有红细胞、蛋白	各种肾病引起的水肿	要吃清淡的食物，不能吃太咸的食物，应适当控制水分的摄入。少吃或不吃难消化和易胀气的食物
		腹胀、腹水，腹壁静脉曲张，脾大	下腔静脉回流阻塞综合征	要吃清淡的食物，不能吃太咸的食物，应适当控制水分的摄入。少吃或不吃难消化和易胀气的食物
		伴有心悸、呼吸困难，颈静脉怒张	心性水肿，各种心脏病造成的心功能衰竭	要吃清淡的食物，不能吃太咸的食物，应适当控制水分的摄入。少吃或不吃难消化和易胀气的食物